Afram

Vom Wochenbett zum Workout

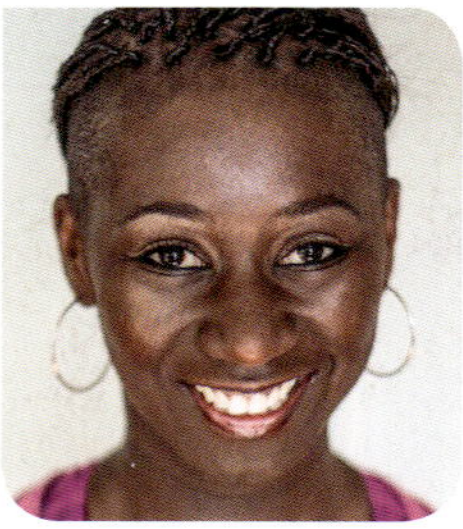

Juliana Afram ist zweifache Mutter und seit fast 20 Jahren in der nationalen und internationalen Fitnessszene zu Hause. Ganz besonders am Herzen liegen ihr die Themen Prä- und Postnatales Training sowie die Arbeit mit Frauen nach Geburtsverletzungen. Als zertifizierte Beckenbodentrainerin hat Juliana »The Center Fitness, Health & Family« gegründet – eine Online-Plattform für Mütter, die über alle Themen rund um Schwangerschaft und Geburt informiert sowie unterschiedliche Fitnessprogramme für Schwangere und Mütter anbietet. Ihr Motto: »Bewegung heilt. Nicht nur den Körper, sondern auch die Seele und den Geist. Menschen darin zu bestärken, ihren innersten Kräften zu vertrauen, die eigenen vermeintlichen Schwächen anzuerkennen und daraus etwas Positives zu ziehen, ist die Essenz meines Unterrichts. Die Freude über die Verwandlung meiner Schüler bestärkt mich, in meiner täglichen Arbeit alles zu geben, und erfüllt mich mit großer Dankbarkeit.«

Juliana Afram

Vom Wochenbett zum Workout

Fit nach der Geburt mit Juliana Afram

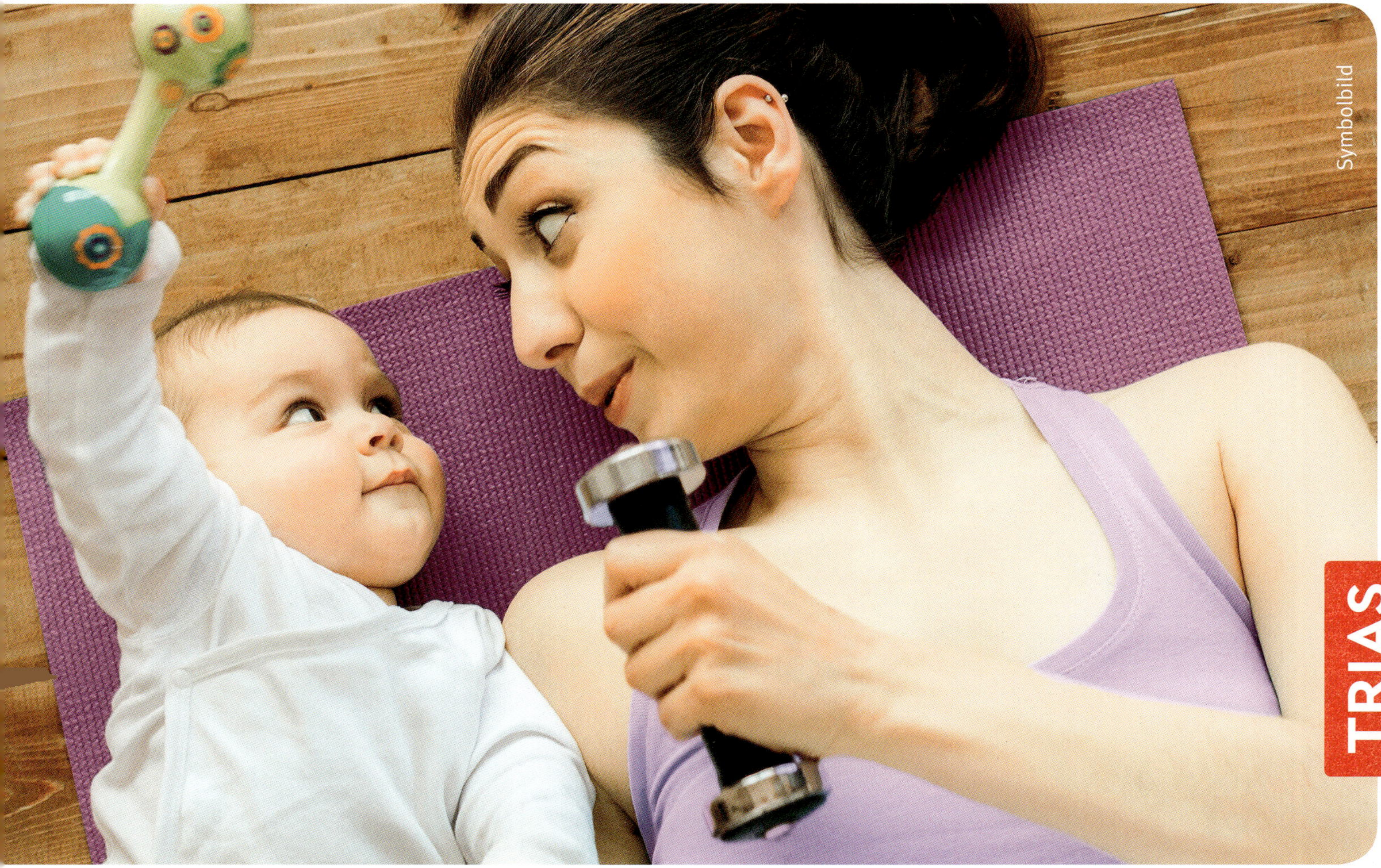

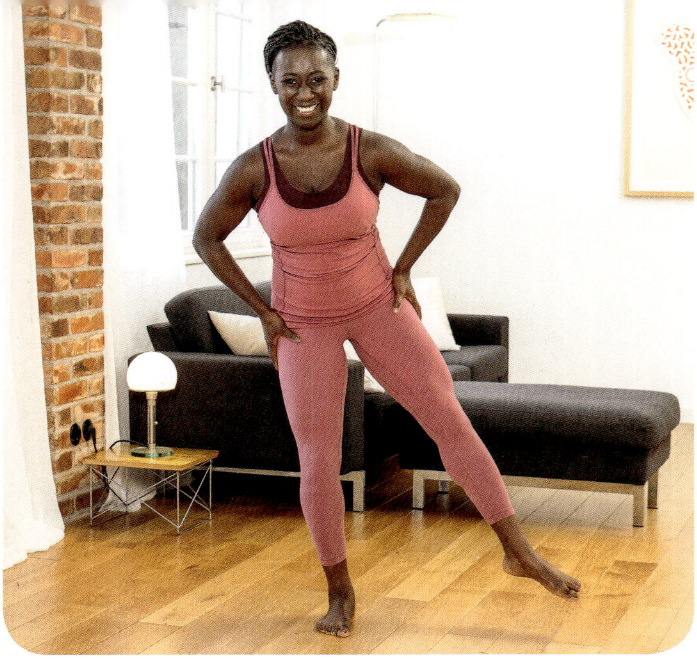

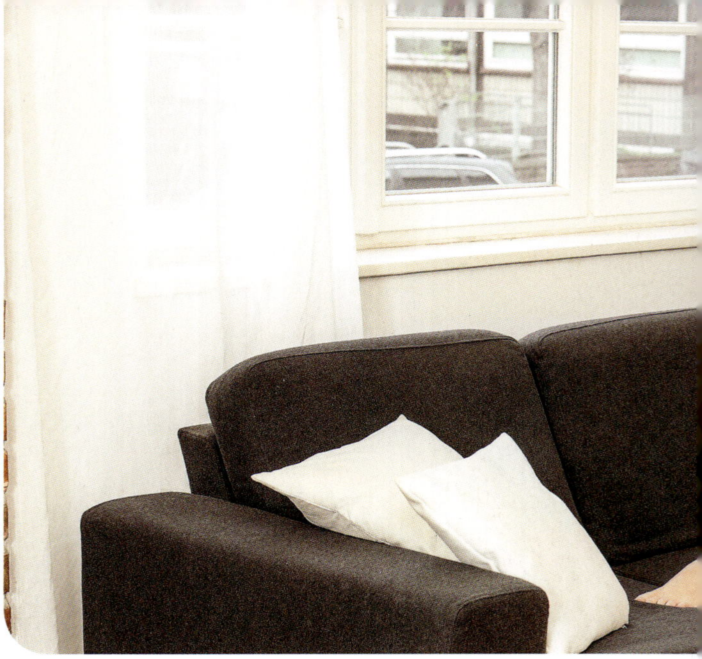

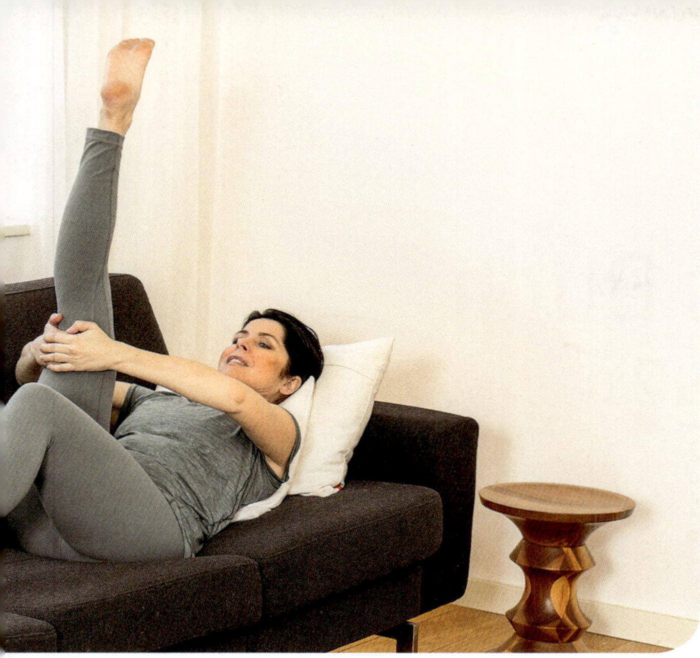

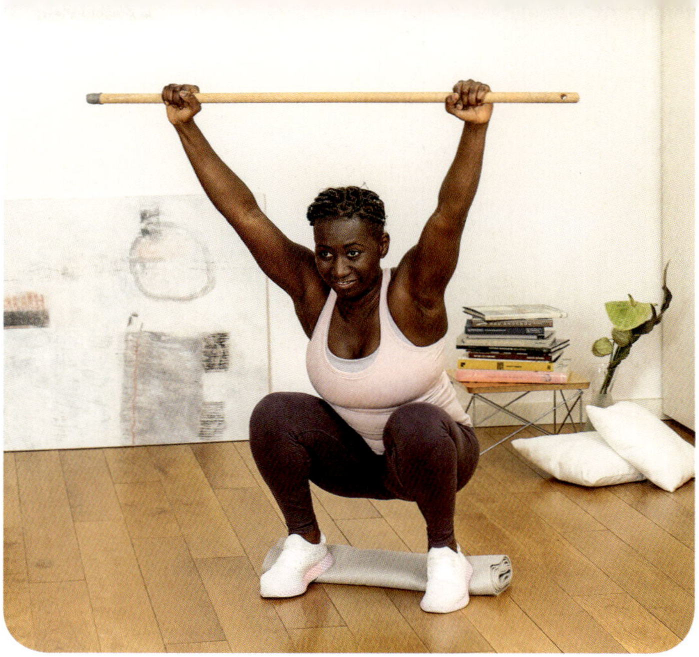

Exkurse

Warum ich dieses Buch geschrieben habe?

Weil mir mein Frauenarzt vor 9 Jahren bei der Kontrolluntersuchung 6 Wochen nach der Geburt meines ersten Kindes ganz nett sagte: »Frau Afram, Sie sind jetzt wieder fit und können alles machen. Abnehmen sollten Sie auf jeden Fall, machen Sie einfach ein bisschen Sport …« Ich guckte ihn leicht irritiert an, wackelte mit meinem instabilen Becken und dem Kleinen unter dem Arm aus der Praxis. Als ich im Auto saß, fielen mir 100 Gründe ein, warum dieser Ratschlag nicht der richtige war. Ich hätte weder joggen gehen können, noch war mir nach Abnehmen. Ich fühlte mich pudelwohl in meiner Haut, auch wenn ich in der Stillzeit ordentlich zugelegt hatte.

5 Jahre später … Nach einem Symphysenriss in der 2. Schwangerschaft, einer Blasensenkung, einer Inkontinenz und einer persistierenden Rektusdiastase bat ich meinen Frauenarzt um Hilfe, da ich mit Training und Therapie nur geringe Fortschritt erzielte. Ich bekam zur Antwort: »Das bildet sich doch von allein zurück, machen sie sich mal keine Sorgen …« Hmm, unwahrscheinlich 1,5 Jahre post partum.

Ich verließ die Praxis ohne konkrete Hilfestellung und beschloss mein bereits vorhandenes Wissen zu vertiefen und mir eine individuelle Strategie für meine Bedürfnisse zu erarbeiten. Ich befragte andere Mütter, besuchte zahlreiche Fortbildungen im In- und Ausland, unterhielt mich mit Gynäkologen, Urologen, Beckenbodentherapeuten, Physiotherapeuten, Osteopathen, Sportwissenschaftlern und Trainern und machte ein Praktikum in der Geburtshilfe der Asklepios-Klinik in Hamburg Barmbek. Und ich trainierte unzählige Frauen und immer wieder hörte ich von verzweifelten Müttern genau die gleichen Fragen, die ich gehabt hatte.

Die Einsicht, dass mit der Geburt die Fürsorge für den eigenen Körper nicht aufhören sollte und dass das Wochenbett enorm wichtig für unsere Regeneration ist, hat zur Entstehung von **The Center** beigetragen und ist auch der Grund für die Geburt dieses Buches.

Deine Juliana

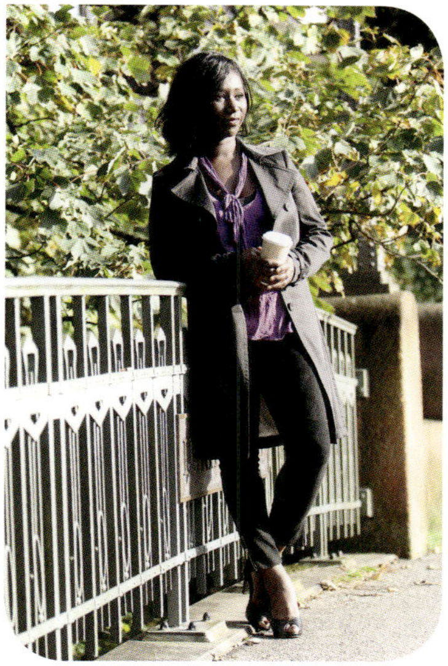

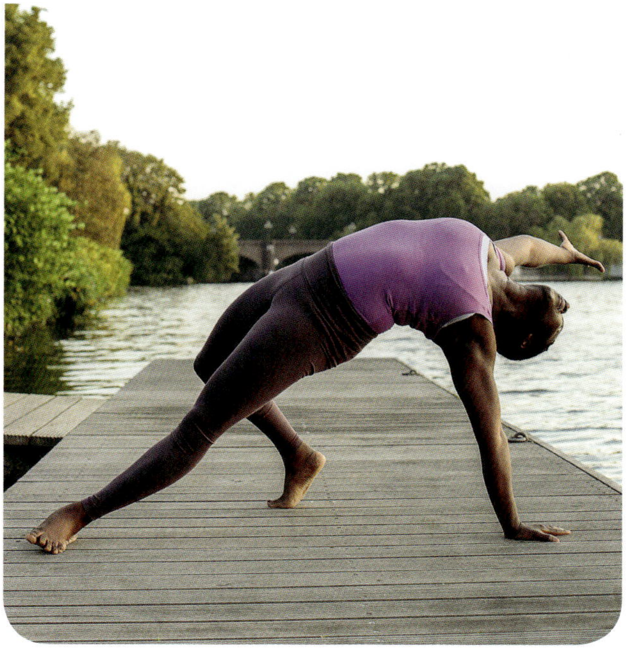

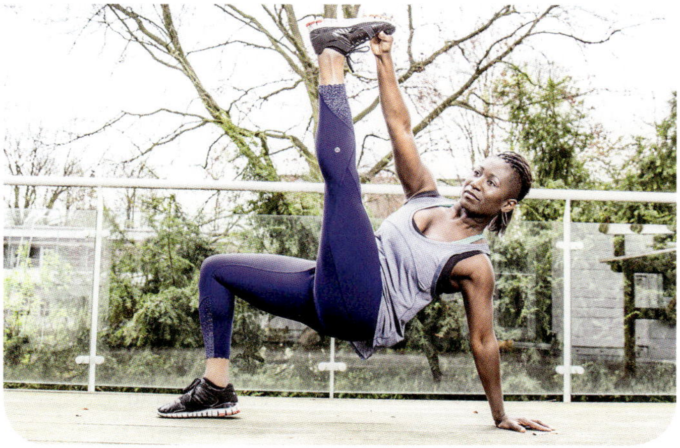

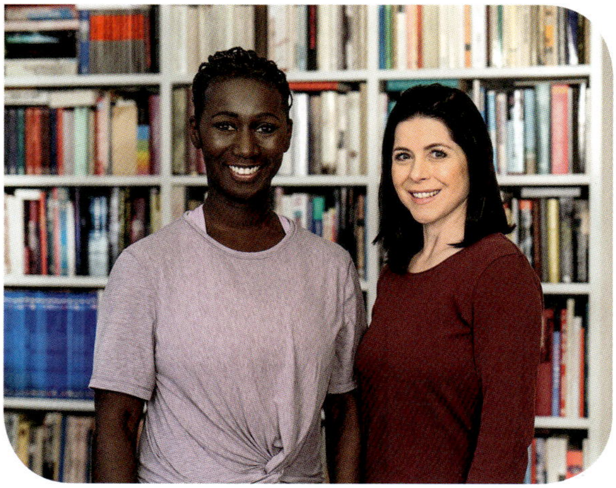

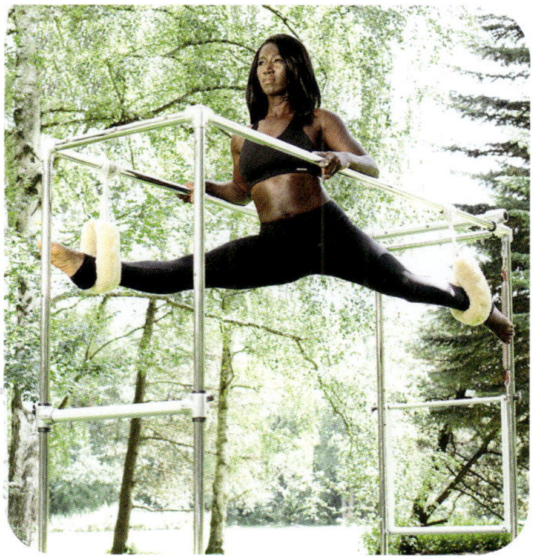

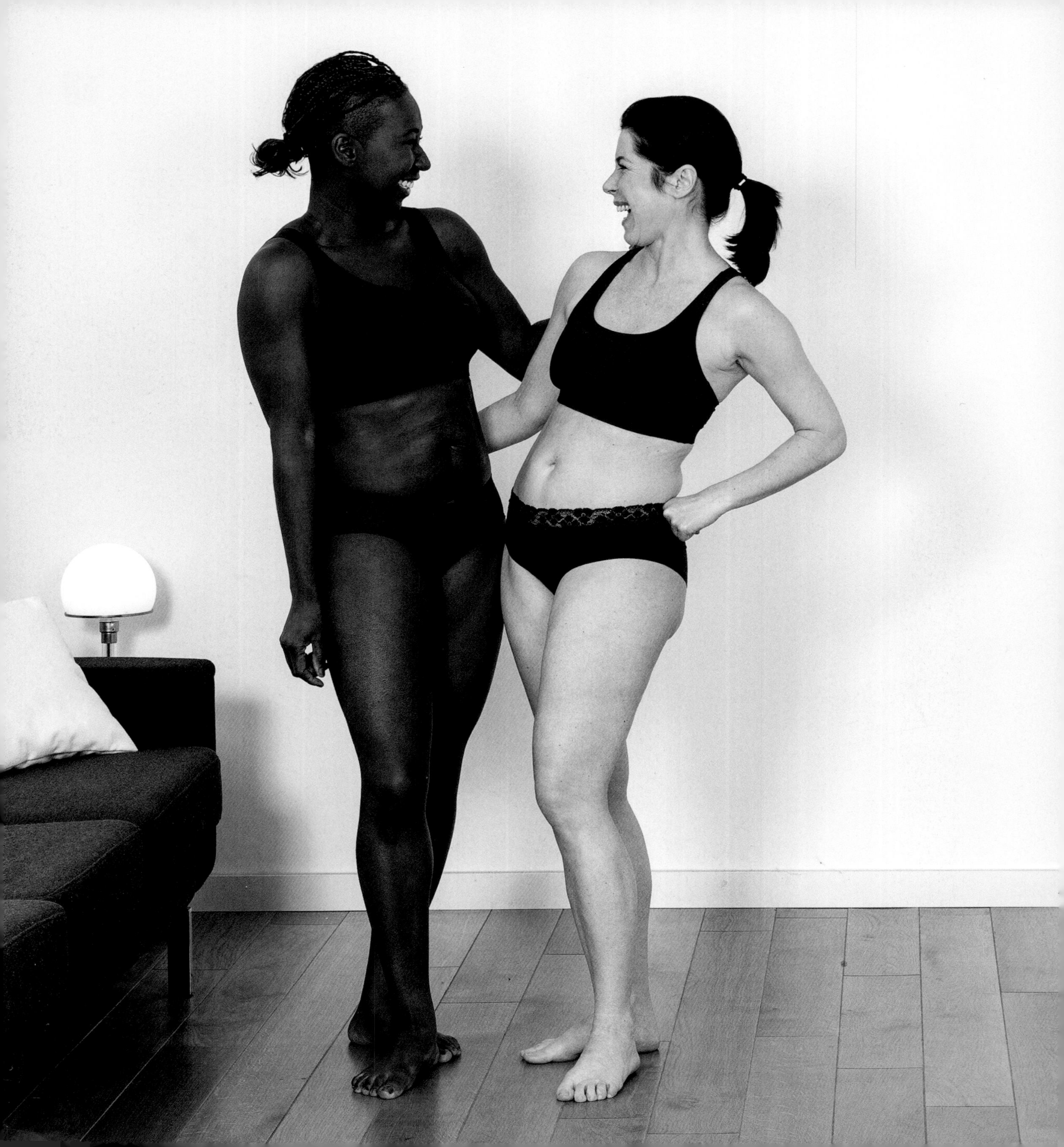

Lerne deinen Körper kennen

Nach einer Schwangerschaft und Geburt macht dein Körper viele Veränderungen durch. Das Wissen um die physiologischen Abläufe und anatomischen Hintergründe gibt dir hierbei Sicherheit.

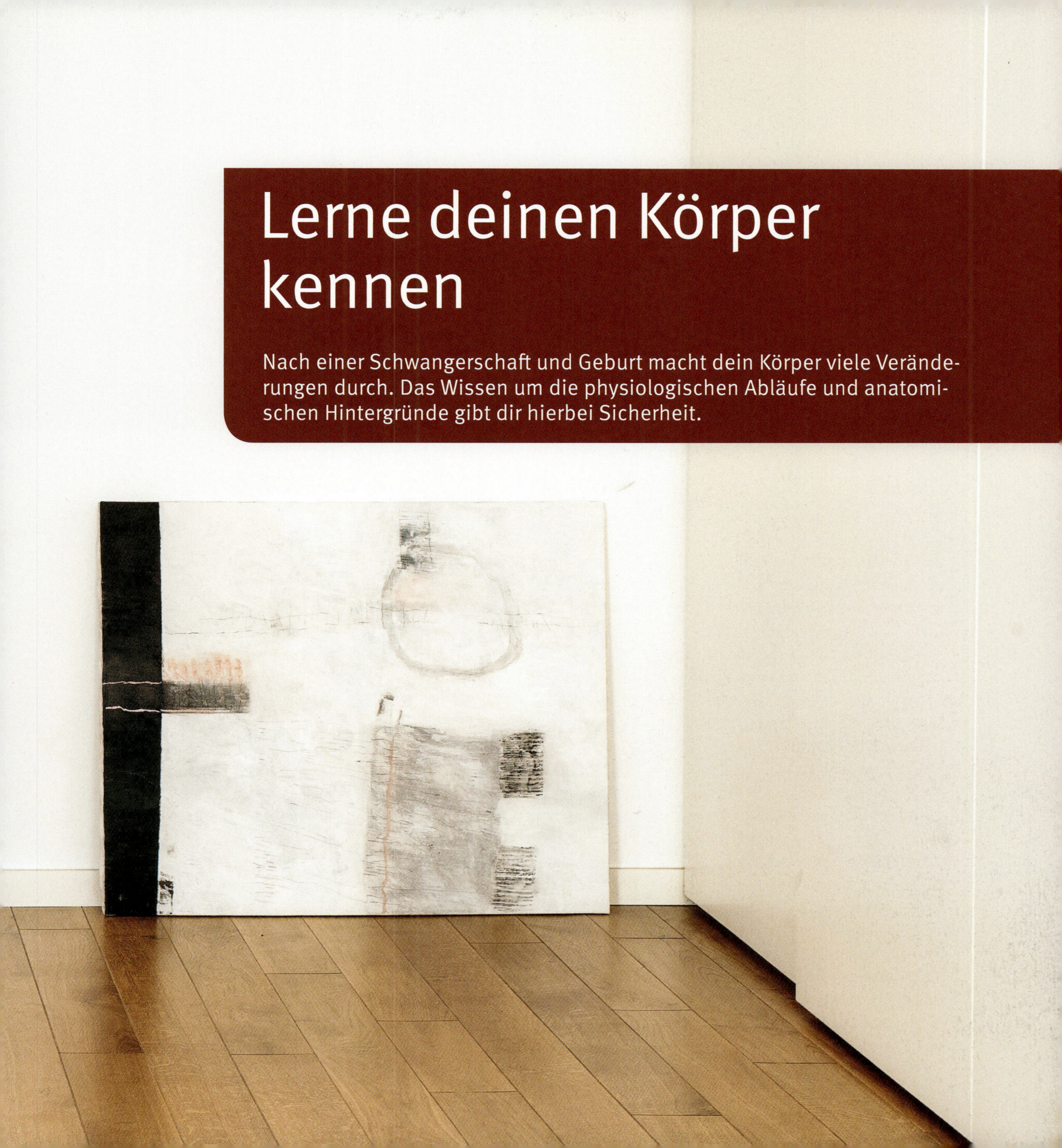

Dein Körper während der Schwangerschaft und der Geburt

Es ist die selbstverständlichste Sache der Welt – und trotzdem ist es immer wieder ein Wunder, was der weibliche Körper vom Beginn der Schwangerschaft bis zur Geburt und auch darüber hinaus zu leisten vermag.

Das Schwangersein und die dadurch bedingten körperlichen Veränderungen haben zahlreiche Auswirkungen auf dich. Am offensichtlichsten ist, dass dein Bauch immer größer wird und dass gegen Ende der Schwangerschaft deine Bewegungen immer beschwerlicher werden. Hier gilt jedoch auch, dass jede Frau anders ist. Was die eine überhaupt nicht tangiert, stresst die andere umso mehr. Fakt ist, dass alle Frauen diese Veränderungen durchmachen. Das Schöne daran ist, dass die Natur es so eingerichtet hat, dass sich der Körper mit der Empfängnis den neuen Gegebenheiten automatisch anpasst. Die Veränderungen sind einerseits physiologischer Natur und betreffen die inneren Organe, das Herz-Kreislauf-System und die Hormonproduktion. Die anatomischen Veränderungen bewirken, dass sich sowohl die äußere Erscheinung als auch die Körperstatik verändern.

Veränderungen in der Schwangerschaft

Physiologische Veränderungen

Das Flüssigkeitsvolumen ist bis zur 34. Woche um ca. 50 % gestiegen. Zusätzlich ist die Blutgerinnung beeinträchtigt, was ein erhöhtes Thromboserisiko mit sich bringt.

Dadurch, dass die Hormone auf den gesamten Körper wirken und das Gewebe insgesamt weicher machen, ist natürlich auch der Herzmuskel oder z. B. der Darm betroffen. Durch den Anstieg des Blutvolumens, die weitgestellten Gefäße und die verringerte Kraft des Herzmuskels muss das Herz-Kreislauf-System vermehrt arbeiten. Das kann bei zu großer Anstrengung zu Kurzatmigkeit und Erschöpfung führen. Hinzu kommt, dass mit zunehmender Größe des Uterus die inneren Organe zur Seite gedrängt werden.

Wassereinlagerungen können bei Schwangeren gerade gegen Ende der Schwangerschaft auftreten, was dazu führt, dass Beine, Arme, Finger und manchmal auch das Gesicht anschwellen. Verantwortlich dafür sind die Hormone. Die geweiteten Blutgefäße sind durchlässiger und Flüssigkeit kann einfacher ins Gewebe gelangen. Auch wenn sich die Wassereinlagerungen unangenehm anfühlen und Ringe und Socken

tiefe Abdrücke hinterlassen, verschwindet das überschüssige Wasser nach der Geburt relativ schnell und wird ausgeschieden.

Die Atmung ist während der Schwangerschaft ebenfalls ein wichtiges Thema. Der Bedarf an Sauerstoff während der Schwangerschaft ist erhöht, da Mutter und Baby versorgt werden müssen. Hinzu kommen die anatomischen Veränderungen des Brustkorbes und der Zwerchfellhochstand gegen Ende der Schwangerschaft, die das Atmen erschweren.

Anatomische Veränderungen

Diese betreffen u. a. das Becken, das durch das Lockerwerden der Bänder – hierfür ist u. a. das Hormon Relaxin verantwortlich – einen Shift nach vorn erfährt. Das führt zu einer verstärkten Krümmung der Lendenwirbelsäule nach vorn (Lordosierung). Mit zunehmendem Bauchumfang verlagert sich der Körperschwerpunkt weiter nach vorn, was die Rücken-, Gesäß- und Oberschenkelrückseitenmuskeln schwächt bzw. stark beansprucht. Gleichzeitig wird auf der Körpervorderseite die Hüftbeugemuskulatur dauerhaft stark beansprucht, was zu einer Verkürzung führt, und die Bauchmuskulatur ist stark geschwächt.

In Anbetracht der Tatsache, dass der weibliche Körper im Stande ist, mehrmals solche Leistungen zu vollbringen, dürfen alle Frauen mit Stolz auf die vergangenen Monate ihrer Schwangerschaft zurückblicken. Ein liebevolles, »Hast du gut gemacht« und »Ich werde auf dich achtgeben und dir die nötige Zeit, die du zum Heilen brauchst, geben« wäre das Mindeste, was wir unserem Körper entgegenbringen sollten.

Hier die signifikantesten Veränderungen, die dein Körper erfährt:

- Die inneren Organe werden verschoben und zusammengedrückt.
- Das Zwerchfell, unser Hauptatemmuskel, wird nach oben geschoben und kann sich weniger bewegen.
- Die Rippenbögen weiten sich, um Platz für das Baby zu schaffen, und beeinflussen somit die Funktion des Zwerchfells.
- Der Beckenboden muss dem stetig wachsenden Gewicht von oben standhalten und wird stark belastet. Auch bei einem Kaiserschnitt war der Beckenboden der Belastung während der Schwangerschaft ausgesetzt.
- Die Bauchmuskeln werden stark gedehnt und verlassen ihre anatomische Zugrichtung.
- Die Rückenmuskulatur muss die fehlende Kraft der Bauchmuskeln kompensieren, um das zusätzliche Babygewicht zu halten. Hier findet quasi ein zeitweiliges Umfunktionieren der Rückenmuskulatur statt, was häufig zu übermäßig hoher Spannung der Muskeln führt.
- Das zusätzliche Babygewicht, das weiche Bindegewebe und die lockeren Bänder führen häufig zu einem Rundrücken.
- Hormone beeinflussen das Gewebe, machen den Körper »weich« und instabiler.
- Entwicklung des Brustdrüsengewebes
- bis zu 50 % mehr Flüssigkeitsvolumen
- vermehrte Herzleistung
- Schlafentzug
- evtl. psychologischer Stress

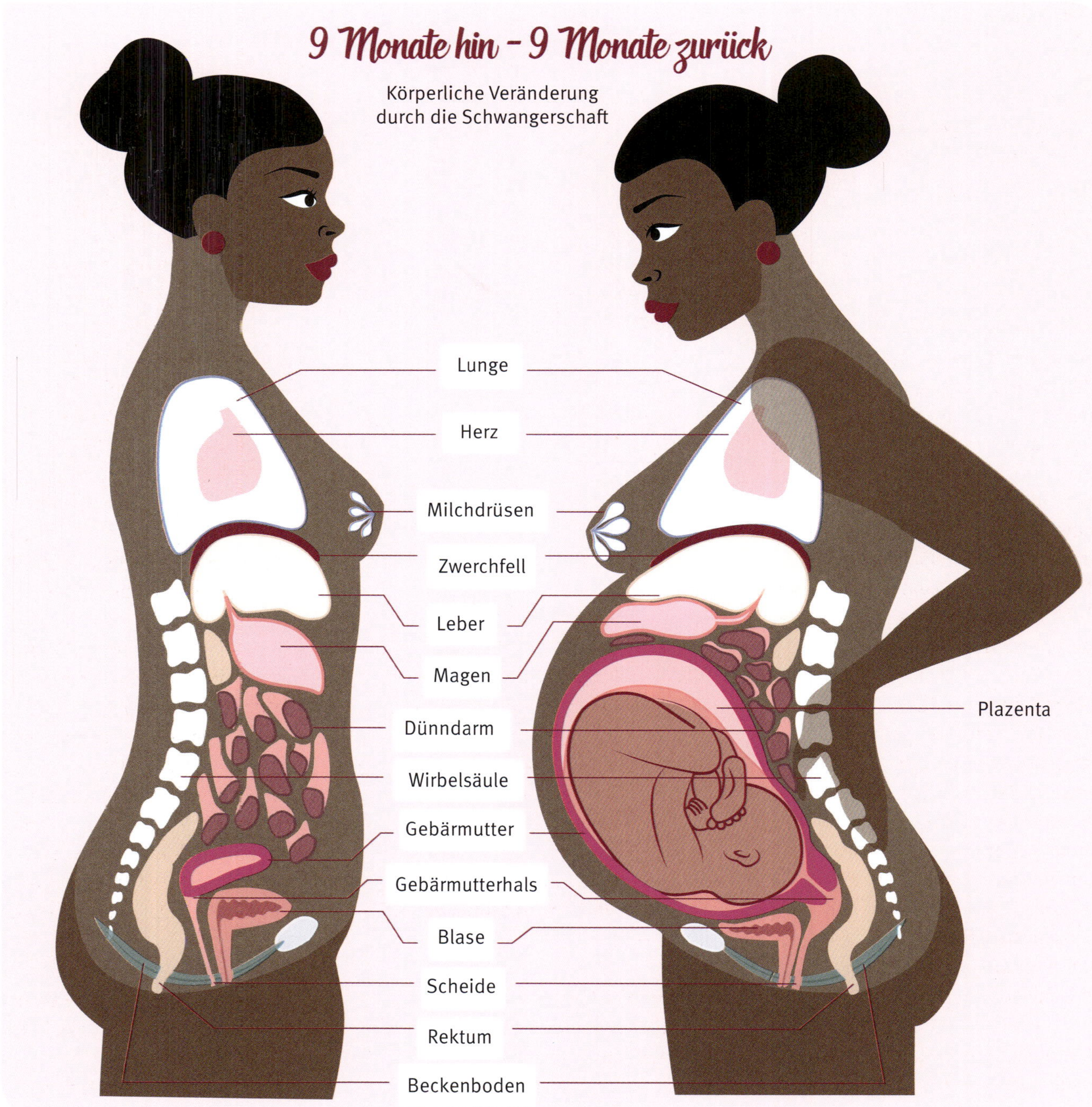
9 Monate hin – 9 Monate zurück
Körperliche Veränderung
durch die Schwangerschaft
Lunge
Herz
Milchdrüsen
Zwerchfell
Leber
Magen
Plazenta
Dünndarm
Wirbelsäule
Gebärmutter
Gebärmutterhals
Blase
Scheide
Rektum
Beckenboden

Dein Mama-Körper

Die Schwangerschaft, die mit der Geburt beendet ist, ist ein prägendes Ereignis für jede Frau. Körperlich und seelisch gibt es eine Menge zu verarbeiten. Und auch nach der Geburt erwarten dich jede Menge Veränderungen.

Die Geburt

In der Schwangerschaft haben die Hormone das Gewebe bereits aufgelockert und vorbereitet. Ist eine Frau unter der Geburt sehr entspannt, dann weitet sich der Muttermund durch die Wehenkraft und zieht sich zurück, sodass das Kind seine Reise durch das knöcherne Becken von der Gebärmutter in den Gebärmutterhals bis in die Scheide fortsetzen kann.

Die Scheide ist in Falten gelegte Haut. Der Kopf tritt durch und die Falten wälzen sich aus. Die aufgelockerte Beckenbodenmuskulatur wird beim Austritt des Köpfchens extrem gedehnt. Besonders der Musculus bulbospongiosus wird belastet. Die letzte Kontraktion der Gebärmutter stößt die Plazenta aus, womit es zur abrupten Hormonumstellung kommt und die Rückbildungsprozesse in Gang gesetzt werden.

« Vergleich von Körper und Körperhaltung im schwangeren und nicht schwangeren Zustand

Wichtige Hormone

Prolaktin fördert das Brustdrüsenwachstum in der Schwangerschaft und führt in der Stillzeit zur Milchproduktion. Während der Stillzeit verhindert der angestiegene Prolaktinspiegel im Blut den Eisprung und hat somit eine verhütende Wirkung. Verlassen sollte man sich darauf aber nicht und zusätzlich verhüten, wenn man die nächste Schwangerschaft noch nicht plant.

Oxytocin wird auch gerne als das Kuschelhormon bezeichnet, denn es wird bei angenehmem Hautkontakt ausgeschüttet (u. a. beim Kuscheln mit deinem Kind), macht absolute Glücksgefühle und lässt einen euphorisch werden. Der Saugimpuls des Neugeborenen beim Stillen erhöht die Ausschüttung des Oxytocins. Das Hormon sorgt dafür, dass sich die Muskeln der Milchgänge zusammenziehen, so kann die Brust Milch abgeben. Ein weiterer wichtiger Faktor ist, dass das Hormon die Rückbildung der Gebärmutter anregt.

Das Wochenbett beginnt

Mit der Geburt der Plazenta beginnt das Wochenbett offiziell. Auch die Behandlung von eventuellen Geburtsverletzungen gehört in diese Phase. Das Wochenbett (insgesamt 6–8 Wochen) wird in Früh- und Spätwochenbett unterteilt. Wobei die ersten 10 Tage das Frühwochenbett darstellen.

Was wir Mütter uns vor Augen halten sollten, ist die Tatsache, dass die Geburt der Plazenta eine große Wunde (bis zu 10 cm Durchmesser) im Uterus hinterlässt. Diese große Verletzung muss ausheilen. Deshalb ist es wichtig, vorerst zu ruhen.

Durch die Ausschüttung von Oxytocin und Prostaglandin unter der Geburt wird, die Milchbildung angeregt. Die Vormilch, das sogenannte Kolostrum, wird gebildet und reicht dem Säugling anfänglich aus. Als Neumutter kann man ganz beruhigt sein, denn auch wenn man vor der Geburt noch keine Milch hatte, wird die Produktion spätestens unter der Geburt angeregt.

Zahlen und Fakten rund um die Geburt

- 5–8 kg Gewichtsverlust durch die Geburt des Kindes
- 2–4 kg Gewichtsverlust durch Wasserverlust nach der Geburt

- 1 kg Gewichtsverlust durch Wochenfluss
- Temperaturanstieg bei Milcheinschuss
- Die muskuläre Elastizität des Herzens geht in den nächsten drei Monaten um bis zu 30 % zurück. Bis dahin ist der Blutdruck eher niedrig.

Dein Baby ist jetzt da und nicht nur emotional, auch körperlich fühlt sich alles ganz anders als vor der Schwangerschaft an. Gerade wenn das dein erstes Kind ist, bist du vielleicht verwundert, dass du anfangs möglicherweise leicht schwankst beim Gehen, weil dir das Gewicht des Bauches fehlt. Dein Bauch, dein Gewebe sind ganz weich von den Hormonen und evtl. ist deine Haut etwas wellig und du entdeckst deine neugewonnenen Mama-Streifen. Wenn du Geburtsverletzungen davongetragen hast, wirst du anfangs Schmerzen im Unterleib spüren und bei einem Kaiserschnitt wird deine Narbe zu Beginn schmerzhaft und noch längere Zeit empfindlich sein und das Gewebe drumherum vielleicht taub. Im Krankenhaus hat man dir gezeigt, wie du richtig aufstehst, um zur Toilette zu gehen, und worauf du beim Waschen des Unterleibs achten musst, um keine Infektion davonzutragen. Dein Wochenfluss ist anfangs stark und von leuchtend roter Farbe. Mit der Zeit wird die Farbe immer bräunlicher, dann hellgelb, bis der Wochenfluss von allein versiegt.

Der Fundusstand nach der Geburt

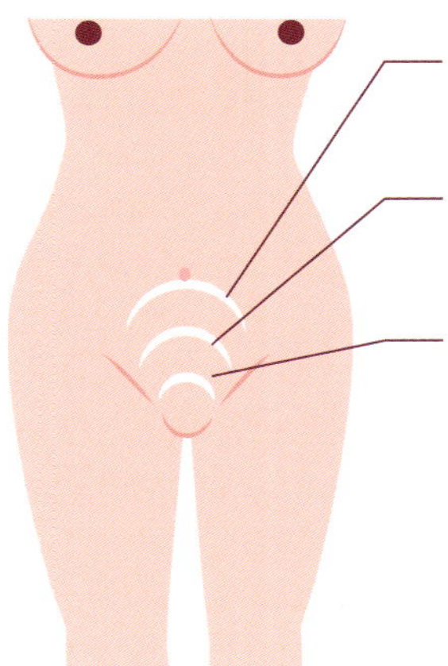

Die Rückbildung deines Uterus

O. k., der Körper einer Frau ist einfach nur unglaublich genial. Wusstest du, dass dein Uterus im nichtschwangeren Zustand ca. 60 g wiegt und 7–9 cm lang ist? Wenn du in der 40. Woche schwanger bist, hat deine Gebärmutter es auf ca. 30 cm geschafft und wiegt ungefähr 1000 g. Das ist mega, sowas schafft halt nur eine Frau. Da versteht es sich von selbst, dass die Rückbildung etwas Zeit braucht.

Deine Hebamme kontrolliert die Rückbildung anhand des Fundusstandes:

- Am 1. Tag nach der Geburt schrumpft dein Uterus ungefähr bis auf Bachnabelhöhe.
- Am 5. Tag sollte sich der Uterus zwischen Bauchnabel und Symphyse befinden.
- Am 7. Tag reicht er ungefähr 2 Querfinger über die Symphyse.
- Am 10. Tag sollte er nicht mehr tastbar sein.
- 4–6 Wochen nach der Geburt sollte sich der Uterus komplett zurückgebildet haben.

Nach einer Kaiserschnittgeburt ist die Rückbildung des Uterus etwas verzögert. Das sollte dich aber nicht stressen, denn das ist normal. Solltest du beunruhigt sein, dann frage deine Hebamme oder deinen Gynäkologen.

Dein Uterus ist an vielen Bändern aufgehängt, die während der Schwangerschaft bis auf das 3–4-Fache gedehnt werden. So kann der Uterus trotz seines Wachstums stabilisiert werden. Die Rückbildungszeit der Bänder ist mit dem Wochenbett nicht abgeschlossen. Im nichtschwangeren Zustand ziehen die Bänder den Uterus nach vorne und halten ihn in Position. Während der Rückbildungszeit können die überdehnten Bänder allerdings nur schwer ihre Funktion übernehmen. Die unterlagerte Bauchlage und auch die Knie-Ellenbogen-Lage sind daher hervorragend geeignet, dem Uterus dabei zu helfen, wieder an seinen Platz zu kommen, und den Wochenfluss zu unterstützen.

Die Nachwehen

Auch wenn man kurz nach der Geburt erstmal keine Lust mehr hat auf Wehen, begleiten einen die Muskelkontraktionen noch eine Weile. Dein Uterus ist ein Muskel, der sich zusammenziehen kann. Nach der Geburt deines Kindes, wenn die Rückbildungsprozesse in Gang gesetzt werden, wirst du in den nächsten Tagen/Wochen immer wieder das Zusammenziehen des Uterus in deinem Inneren wahrnehmen. Das Hormon Oxytocin, das beim Anlegen deines Babys an der Brust freigesetzt wird, unterstützt dieses Zusammenziehen. Daher wirst du beim Stillen immer wieder Wehen wahrnehmen. Das Ziehen fällt unterschiedlich schmerzhaft aus und kommt so lange vor, bis die Rückbildung deiner Gebärmutter vollkommen abgeschlossen ist.

Der Wochenfluss

Der Wochenfluss, der direkt nach dem Abstoßen der Plazenta beginnt, ist nichts, was sich schönreden lässt. Wer hat schon Lust, dauerhaft zu bluten und unangenehm im Schritt zu riechen? Aber Mädels, seht es positiv, mit der Zeit verändert sich der Wochenfluss und signalisiert die Heilung und dass die Rückbildung in vollem Gang ist bzw., wenn der Wochenfluss stoppt, es zu Unterleibsschmerzen kommt, sich die Farbe ändert oder es unangenehm riecht, dann sind das Anzeichen dafür, dass etwas nicht stimmt. Bitte konsultiere umgehend deine Hebamme, eine Doula oder deine Ärztin.

Die Vagina

Deine Vagina ist Teil des Geburtskanals und bildet sich zurück, wird aber den Zustand, den sie vor der Schwangerschaft hatte, nicht mehr ganz erreichen. Deine Scheide besteht aus vielen kleinen Falten, die unter der Geburt sozusagen ausgestülpt werden. Es dauert ca. 3–4 Wochen, bis sich diese wieder zurückgebildet haben. Gleiches gilt für Ödeme und Schwellungen.

Die Schamlippen und der Scheideneingang sind nach der spontanen Geburt weit geöffnet. Eventuell spürst du beim Wasserlassen ein Brennen. Das ist meistens ein Zeichen für Hautabschürfungen. Lass ein bisschen lauwarmes Wasser oder Kamillentee über die Vulva laufen, während du Pipi machst. Nach ein paar Tagen sind Scheideneingang und Schamlippen bereits wieder geschlossen.

Tipps, um den Wochenfluss zu unterstützen

- Lege dir ein Kissen unter den Bauch.
- Lasse dir von deiner Hebamme eine Bauchmassage zeigen.
- Gehe regelmäßig zur Toilette, um Blase und Darm zu leeren.
- Dynamisches Gehen – mit Abrollbewegung über den Ballen.
- Auch Stillen hilft.

Der Damm

Die Durchblutung in diesem Bereich ist gut, daher heilen Verletzungen relativ schnell ab. Schon nach 1–2 Wochen ist eine Besserung eingetreten. Bei genähten Dammverletzungen ist es wichtig, die Narbe trocken zu halten, um Wundheilungsstörungen zu vermeiden. Der Damm ist ein wichtiger Knotenpunkt. Hier treffen sich alle Muskeln deines Beckenbodens. Bei Ver-

Was du wirklich im Wochenbett brauchst:

- ausreichend Wasser
- ganz viel Schlaf
- nahrhaftes Essen
- leckeren Kräutertee
- sanfte Wochenbettgymnastik
- gemütliche Kleidung
- Creme gegen wunde Brustwarzen
- Stilleinlagen und einen passenden Still-BH
- ein Backup / jemanden, der sich um dich kümmert, kocht, einkauft und auch mal das Baby für dich schaukelt.
- Vorlagen und Ooshi Period Panties

Was auch dazugehört:

- plötzliche Stimmungsschwankungen
- evtl. anfängliche Stillschwierigkeiten
- wunde Brustwarzen
- Erschöpfung
- unrasierte Beine und Achseln

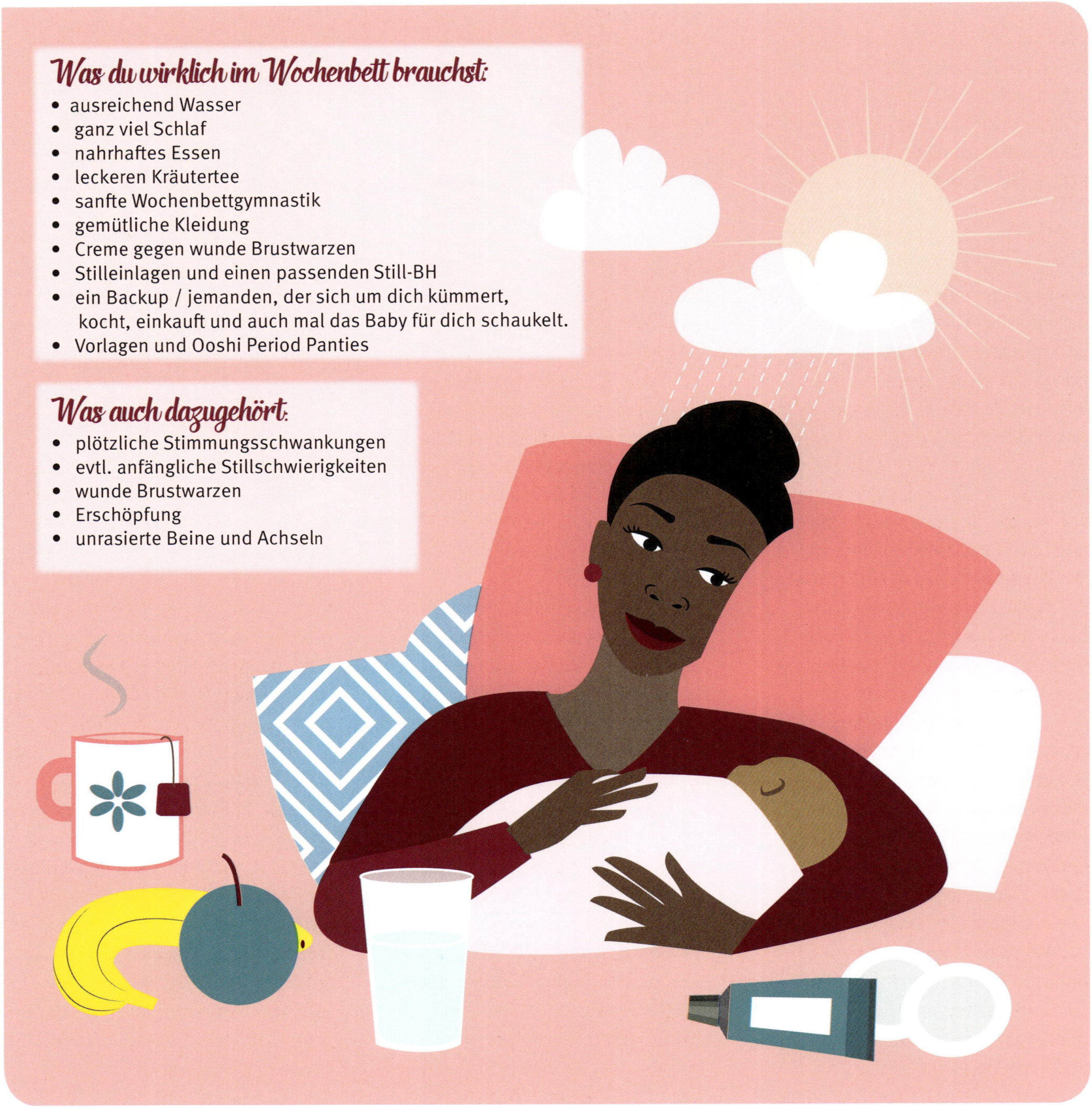

letzungen helfen Sitzbäder und Beinwellsalbe. Bevor wieder trainiert wird, müssen die Phasen der Wundheilung beachtet werden. Bitte beachte, dass deine Beckenbodenfunktion längere Zeit vermindert sein kann.

Die Bauchmuskeln

Vielleicht bist du erschrocken darüber, dass dein Bauch evtl. aussieht, als wäre das Baby noch drin. Das ist normal. Die Bauchmuskeln wurden aus ihrer Zugrichtung gebracht und die Muskelbäuche sind stark gedehnt und kaum funktionsfähig. Die Rückbildung der Funktion deiner Bauchmuskulatur ist stark abhängig von einer regelmäßigen funktionellen Wochenbett- und Rückbildungsgymnastik.

Die Eierstöcke

Das Eintreten der ersten Menstruation nach der Schwangerschaft ist u. a. abhängig davon, ob du stillst oder die Flasche gibst. Das Stillen unterdrückt den Eisprung durch den hohen Prolaktinspiegel im Blut. Es kann 4 Monate oder länger dauern bis zum ersten Eintreten deiner Regel. Es kann aber auch früher sein. Das Stillen sollte man nicht als Verhütungsmittel verstehen. Es ist schon oft vorgekommen, dass eine Neumutter, mit der ich trainiert habe, nach wenigen Wochen geschockt von einer erneuten Schwangerschaft berichtete. Mamas, die das Fläschchen geben, bekommen ihre Regel wesentlich früher.

Wie du gut durchs Wochenbett kommst

Das Wort »Bett« impliziert bereits, dass sich die junge Mutter anfangs vorwiegend in der Horizontalen aufhalten sollte, um den Beckenboden zu schonen. Um den Abfluss des Wochenflusses zu unterstützen, kannst du dich mehrmals täglich bis zu 30 Minuten bäuchlings auf ein dickes Kissen legen und den Uterus so in seine natürliche Position bringen.

Durch die überdehnten Bauchmuskeln und den jetzt kleineren Uterus hat deine Blase sehr viel Platz. Es kann sein, dass du gar nicht merkst, wenn du auf die Toilette musst. Um das zu vermeiden, setze dir anfangs Zeiten, für die du das Wasserlassen einplanst. Auch eine ausreichende Menge an Flüssigkeit ist wichtig für deinen Körper und die Milchbildung. Trinke z. B. vor und nach jedem Stillen ein großes Glas Wasser. Essen ist ebenso wichtig. Hormonell gesehen, befinden wir Mütter uns in der Verliebtheitsphase. Das bedeutet, dass wir nur wenig Appetit haben und der Hunger ausbleibt.

Im Spätwochenbett begibt sich der Körper langsam wieder in den nichtschwangeren Zustand. Was aber nicht bedeutet, dass der Körper den vorgeburtlichen Zustand wiedererlangt. Ein Sprichwort besagt, dass es neun Monate bis zur Geburt dauert und auch neun Monate wieder zurück zum alten Körper. Wobei es auch hier Unterschiede gibt und es durchaus 1–2 Jahre dauern kann, bis der Körper annähernd seine alte Form zurückgewonnen hat.

Alltagsfreundliches Verhalten

Diese Tipps helfen dir bei der Regeneration im Wochenbett und dabei, deinen Beckenboden im Alltag zu entlasten.

Aus dem Bett oder vom Boden aufstehen: Wenn du aus der Rückenlage in den Stand möchtest, rolle dich immer über die Seite auf. Lass deinen Kopf dabei unbedingt abgelegt, sodass deine Bauchmuskeln nicht überlastet werden.

Beim Husten und/oder Niesen (1): Spanne bewusst deinen Beckenboden an, drehe dich mit angehobenem Ellenbogen zur Seite über eine Schulter weg, stelle dir vor, du hustest in dich hinein, spanne dein Gesäß dabei an. So vermeidest du zu viel Druck auf den Beckenboden.

Vom Sitz in den Stand: Setze dich ganz nach vorn an die Stuhl-/Bettkante, stelle deine Beine etwas breiter als hüftbreit auf oder in Schrittstellung. Atme ein und spanne beim Ausatmen den Beckenboden und die tiefe Bauchmuskulatur an, bevor du den geraden Oberkörper etwas nach vorne bewegst und mit kraftvollen Beinen aufstehst.

Vom Boden aufstehen (2): Komme auf beide Knie. Stelle dann einen Fuß so nach vorne, dass Knie und Sprunggelenk eine Linie bilden. Dann stelle den hinteren Fuß auf, stütze dich mit beiden Händen auf deinem vorderen Oberschenkel ab. Atme ein. Spanne beim Ausatmen das Muskelkorsett an und drücke dich nach oben in den Stand.

Etwas vom Boden aufheben (3): Aus dem aufrechten Stand begibst du dich in Schrittstellung. Dein Oberkörper bleibt gerade. Atme ein und spanne beim Ausatmen das Muskelkorsett an. Bringe das hintere Bein gebeugt zum Boden. Das vordere Knie bleibt über dem Sprunggelenk.

Auf dem Bauch liegen: Lege dich mehrmals täglich für bis zu 30 Minuten bäuchlings auf dein Stillkissen/einen Kissenberg. Dabei liegst du mit dem Becken und deinem Bauch erhöht. Lass dir die Position im Krankenhaus oder von deiner Hebamme zeigen, sodass du es bequem hast und die Brust nicht im Weg ist. Diese Position eignet sich auch für das bewusste Atmen in die hinteren unteren Lungenflügel.

Auf die Toilette gehen: Wenn du Pipi machen gehst, setze dich mit aufrechtem Oberkörper auf die Toilette. Die Beine hüftbreit geöffnet. Deine Füße sind geerdet. Bitte ab sofort kein Pipi mehr herausdrücken, sondern ganz entspannt laufen lassen. Wenn du den Toilettengang beendet hast, dann ziehe mit der Hose auch gleich den Beckenboden hoch. So bekommt dein Beckenboden täglich ein kleines Extratraining.

Beim Stuhlgang ist es ähnlich, Drücken ist passé. Das schadet deinem strapazierten Beckenboden sehr. Bringe den Po ins Klo und lehne dich mit leicht gerundetem unterem Rücken nach hinten an die Toilette an und erde deine Füße. Ausatmend z. B. mit einem »Haaa« schiebst du den Stuhl aus dir heraus. Für mehr Support kannst du mit der Hand oder mit einer Vorlage Druck auf den Damm bringen. Zur zusätzlichen Unterstützung beim Druckaufbau nach einem Kaiserschnitt kannst du deinen Bauch etwas anheben und festhalten. Das alles hört sich an, als ob der erste Stuhlgang nach der Geburt eine riesige Sache wäre. Muss er aber gar nicht sein. Vielleicht gehst du auch einfach auf die Toilette, als wäre nichts gewesen.

Richtig tragen

Der Gang zur Trageberaterin lohnt sich definitiv. Sie kann dir nicht nur bei der Wahl der Babytrage/des Tragetuchs helfen, sondern dir wird neben der richtigen Handhabung auch der korrekte und schonende Sitz deiner Trage gezeigt. So werden Nacken und Beckenboden nicht unnötig belastet. Eine zu locker sitzende Trage hat außerdem zur Folge, dass dein Baby nicht richtig sitzt und die Hüftgelenksstellung nicht dafür sorgt, dass die Gewichtsverteilung und die Wirbelsäulenstellung des Kleinen optimal ist.

Trage dein Baby nie mit dem Gesicht weg von dir. Denn dann hängen die Beine in den meisten Tragen einfach herunter. Für dein Baby ist es ungefähr so, als würdest du auf der Fahrradstange deines Fahrrads sitzen und nicht auf dem Sattel, mit den Füßen auf den Pedalen. Es wird in eine Streckhaltung gebracht, die es noch gar nicht ausführen kann.

Beim Tragen geht es auch um die Regulation deines Bauchinnendrucks. Eine schonende Variante für dich ist das Tragen auf dem Rücken. (4) Gerade, wenn du öfter das Gefühl einer Schwere im Beckenboden hast, kannst du so deinen Beckenboden schonen. Das Tragen auf der Hüfte ist allseits beliebt. Hier sollte man die Seite aber möglichst ab und zu wechseln. Wenn du natürlich beidhändig veranlagt bist, dann ist das kein Problem. Achte beim Tragen auf der Hüfte darauf, dass du aufrecht bleibst und immer wieder deine Grundspannung aufbaust.

Wenn du bereits größere Kinder hast, dann brauchst du eine Technik für das Hochheben und Absetzen der Kleinen.

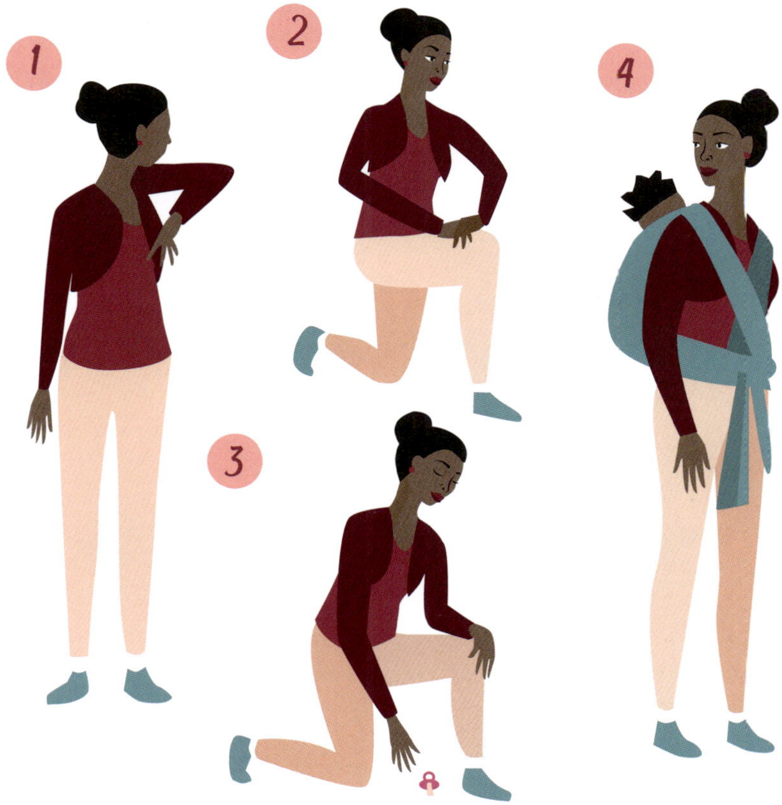

Sport im Frühwochenbett

Gerade die Sportlichen unter uns kommen wahrscheinlich auf den Gedanken, dass auch kurz nach der Geburt »ein bisschen Gymnastik ja wohl nicht so schlimm sein kann«. »Ein bisschen« ist aber ein dehnbarer Begriff. Wenn man bedenkt, dass bei einer natürlichen Geburt der Beckenboden maximal gedehnt wird und bei einem Kaiserschnitt die Bauchdecke und der Uterus durchtrennt werden, ist es sinnvoll, sich zu erholen und neue körperliche Belastungen für längere Zeit auf das Gewicht des Babys zu beschränken. Um es ganz deutlich zu sagen: Die veränderte Körperstatik, das noch weiche Gewebe und der stark beanspruchte Beckenboden bzw. die noch frische Kaiserschnittnarbe schließen eine sportliche Betätigung im Frühwochenbett aus!

Es ist allerdings ratsam – wenn du dich nach der Geburt gut fühlst –, direkt mit der bewussten Atmung zu beginnen. Den Link für ein Video hierzu findest du im Serviceteil (Seite 178). Da deine Atmung in direkter Verbindung zu deinem Beckenboden steht, wird dieser durch die dreidimensionale Atmung aktiviert und durchblutet. Ebenso sind Beckenbodenwahrnehmungsübungen im Frühwochenbett erlaubt und erwünscht. Übertriebener Ehrgeiz wirkt sich kontraproduktiv auf die Genesung aus und kann zu bleibenden Schäden führen.

Übungen zur Thromboseprophylaxe (Seite 84) gehören auch zum täglichen Programm im Frühwochenbett.

Stillen

So schön die erste Zeit des Stillens ist, so anstrengend kann sie sein. Scheue dich nicht davor, dir helfen zu lassen, sei es beim Stillen selbst von deiner Hebamme bzw. einer Stillberaterin oder im Alltag von Familie und Freunden.

Der Anfang ist das Wichtigste Auch wenn es nicht sofort klappt, bedeutet dies nicht automatisch, dass die Flasche gegeben werden muss. Es ist nur wichtig, zu reagieren und die richtigen Maßnahmen zu ergreifen.

Bonding – Die erste Berührung bleibt unvergessen Du hast bestimmt schon davon gehört, dass der Hautkontakt direkt nach der Geburt nicht nur eine unbeschreibliche, wundervolle erste Begegnung mit deinem Baby ist, sondern auch dafür sorgt, dass ein biochemisches Feuerwerk entzündet und u. a. die Ausschüttung des Hormons Oxytocin (Seite 13) gefördert wird.

Wenn du und dein Baby direkt nach der Geburt getrennt werdet, besteht trotzdem die Möglichkeit, eine gute Stillbeziehung aufzubauen. Dein Partner kann für dich einspringen und euer Baby auf seine nackte Haut legen. Diese erste Kontaktaufnahme und ebenso das Rooming-in fördern die Bindung und sorgen dafür, dass euer Baby sich willkommen und geborgen fühlt. Die erste Stunde nach der Geburt ist hierbei besonders wichtig und regt dein Baby an, sich suchend auf den Weg zu deiner Brust zu machen. Stillen ist eine erworbene Fähigkeit, d. h., es beruht nur zum Teil auf angeboren Reflexen. Dass das Stillen klappt, ist also nicht selbstverständlich. Du und dein Baby, ihr dürft zusammen lernen. Wobei du deinem Baby zeigen darfst und auch sollst, worauf es ankommt.

Stillbeginn und Stillfrequenz Anfangs trinkt dein Baby das sehr proteinhaltige Kolostrum. Zwei bis vier Tage nach der Geburt kommt es zu einer Schwellung der Milchdrüsen – ein Zeichen dafür, dass sie ihre Arbeit aufnehmen. Um eine gute Milchbildung zu fördern, ist es wichtig, dein Baby in den ersten Tagen oft anzulegen. Eine Stillfrequenz von acht Mal in 24 Stunden sollte nicht unterschritten werden. Die Nachfrage bestimmt in diesem Fall das Angebot. Wenn du und dein Baby aus irgendeinem Grund keine acht Mal in 24 Stunden schaffen, hast du auch die Möglichkeit, eine Milchpumpe zu verwenden oder die Brüste mit der Hand zu stimulieren.

Für Neumamas ist das eine ganz schöne Ansage, wenn man bedenkt, wie schnell die Kleinen beim Nuckeln an der Brust wieder einschlafen. Eine gute Stilldauer liegt bei ungefähr 10 Minuten aktiven Saugens während einer Stillmahlzeit.

Schmerzen beim Stillen Gerade am Anfang kann das Stillen unangenehm sein. Auch das Zusammenziehen deines Uterus beim Stillen ist unangenehm, zeigt aber, dass deine Rückbildung voll in Gang ist.

Wunde Brustwarzen können ein Zeichen für eine noch nicht ganz ausgefeilte Anlegetechnik sein. Lasse ganz viel Luft an deine Brustwarzen, beträufle den Warzenvorhof mit etwas Muttermilch oder besorge dir eine allergenfreie Lanolinsalbe. Bitte wende dich im Zweifelsfall an eine kompetente Stillberaterin, wenn möglich, an eine mit der Zusatzbezeichnung IBCLC. Weitere Infos bekommst du im Serviceteil (Seite 178) dieses Buches.

Hab Geduld, achte darauf, dass dein Baby beim Stillen wach ist und bleibt, und lerne, die ersten Anzeichen von Hunger wahrzunehmen. Dein Baby sucht, schmatzt, öffnet und schließt den Mund und nuckelt an seinen Händchen, bevor es anfängt zu schreien. Warte wenn möglich nicht so lange, weil dein Baby jetzt richtig Hunger hat und sich nicht mehr gut konzentrieren kann und die Brust schwerer findet.

Formulamilch Dass Stillen das Gesündeste für Mutter und Kind ist, ist längst erwiesen, was aber nicht bedeutet, dass Formulamilch keine gute Alternative ist, wenn du nicht stillen möchtest oder kannst. Auch hier gilt: Lass dich noch im Krankenhaus beraten oder frag deine Hebamme.

Sport und Stillen Sport ist per se gut für dich und trägt eine Menge dazu bei, dass du gesund bleibst. Es gibt aber ein paar Dinge, auf die es sich zu achten lohnt. Deine Kleidung, im Speziellen dein Sport-BH, sollte gut stützen. Hüpfende Brüste und Reibung am BH können sehr unangenehm sein. Außerdem solltest du dich nur so weit anstrengen, dass du beim Sport noch ganz normal sprechen kannst, ohne zu japsen.

In der Regel ist ein heftiger Muskelkater nicht das, was für deine Regeneration nach der Geburt förderlich ist. Solange du noch in der Rückbildungsphase bist, ergibt es Sinn, deinen Körper zwar herauszufordern, aber nicht zu überfordern. Außerdem empfiehlt es sich, dein Baby vor dem Sport zu stillen. Dann ist es bereits satt und bis zur nächsten Stillmahlzeit ist noch ausreichend Zeit. Wenn du geschwitzt hast, wasche deine Brustwarzen mit klarem Wasser ab, sodass sie nicht zu salzig schmecken.

Stillen und Stress »Lass dich nicht stressen« ist immer einfacher gesagt als getan. Vorgaben von außen, die eigenen Erwartungen und der sich manchmal nicht sofort einstellende Still-Erfolg bergen ein hohes Stresspotential gerade in der Anfangszeit. Wenn du merkst, dass du stark gefordert bist und allein nicht weiterkommst, hole dir kompetente Hilfe, die dich unterstützt. Bedenke bitte immer, dass auch wir Mamas das Stillen erlernen müssen. Du kannst davon ausgehen, dass ihr – du und dein Baby – euch nach einer Weile eingroovt und das Stillen besser klappt.

Ein hoher Stresslevel bedingt einen erhöhten Kortisolspiegel, was sich negativ auf die Heilungsprozesse in deinem Körper auswirkt und somit auch auf die Rückbildung. Versuche, Dinge, die dich zu sehr unter Stress setzen, auszublenden bzw. von anderen regeln zu lassen.

Fühle dich stark in deinem Körper

Wissen ist Macht. Je mehr du über deine Körpermitte weißt, desto besser kannst du auf die Bedürfnisse deines Mama-Körpers eingehen und ihm dabei helfen, zu regenerieren.

Der Beckenboden, dein Freund und Helfer

So, liebe Mama, bevor wir uns an die Übungen machen, möchte ich ausführlich auf den Beckenboden eingehen. Vor der Schwangerschaft haben nur die wenigsten eine Idee, worum es sich bei dieser so wichtigen Muskelschicht handelt. Wir sehen sie nicht, denn sie ist tief im Inneren verborgen und wir spüren sie in der Regel, wenn alles in Ordnung ist, auch nicht.

Dann kommt die Schwangerschaft und so langsam lichtet sich das Dunkel. Spätestens mit dem ersten Schwangerschaftsyoga- oder -pilateskurs, wenn wir stündlich auf die Toilette müssen oder beim Stolpern ein paar Tropfen Urin ins Höschen rutschen, wird uns klar, dass wir etwas für den Beckenboden tun müssen.

Nach der Geburt und nach der Schwangerschaft ist diese sehr dünne, aber extrem wichtige Muskulatur (sehr) in Mitleidenschaft gezogen worden. Das Gerücht, dass dein Beckenboden bei einer Kaiserschnittgeburt weniger belastet wird, ist einfach nur ein Gerücht. Studien haben ergeben, dass die Belastung der vorangegangenen 9 Monate ausschlaggebend für einen funktionsfähigen Beckenboden nach der Geburt ist. Die natürliche Geburt ist sozusagen nur das i-Tüpfelchen. Daher bitte ich dich, diesen Part des Buches ganz besonders aufmerksam zu lesen.

Achtsamkeit ist das A und O

Dein Beckenboden ist die Basis für deinen gesunden und funktionsfähigen Mama-Körper. Ein achtsamer Umgang mit dir ist die Voraussetzung für eine vollständige Genesung. Eine Geburt ist eine toughe Angelegenheit und dein Körper ist nicht mehr der gleiche wie vor der Schwangerschaft. Man könnte meinen, das sei eine schlechte Nachricht. Ist es aber nicht, denn du hast die Möglichkeit, mit regelmäßigem Training und kurzen Einheiten zu Hause, stärker und bewusster mit dir umzugehen als jemals zuvor.

Mir ist auch klar, dass Beckenbodenübungen auf einer Spannungskurve ganz am Anfang stehen oder noch nicht mal auftauchen – je nachdem wie sportlich aktiv du vorher warst. Aber lass dir noch einmal gesagt sein: Die Wochenbettzeit ist nicht für extremes Training gemacht. Auch wenn du dich nach der Geburt fit fühlst und unbedingt wieder zum Training möchtest, ist dein Gewebe – egal ob nach Kaiserschnitt oder Spontangeburt – noch weich, weshalb du z. B. nie mehr als das Körpergewicht deines Babys tragen solltest. Wenn du deinen Beckenboden zu früh zu stark belastest, kannst du bleibende Schäden davontragen. Der Beckenboden ist mit weniger Schmerzrezeptoren ausgestattet als unsere oberflächlichen Muskeln. Das ist einerseits schlau von der Natur eingerichtet, weil wir so die Geburt mehr oder weniger gut aushalten können. Andererseits bedeutet das aber auch, dass uns der Beckenboden bei Überbelastung und/oder Schmerz kein gutes Feedback gibt. Das verleitet uns dazu, zu früh zu viel zu tun, was uns dann Jahre später auf die Füße fällt.

Dennoch lohnt es sich, diese kurze Zeit der vermeintlichen sportlichen Langweile auszuhalten und dir die Vorteile dessen, was dich bei regelmäßigem Training erwartet, freudig vor Augen zu halten. Ich meine, so ein flacher straffer Bauch, phänomenaler Sex oder einfach nur das Gefühl von Freiheit zu genießen, das ist doch was. Wer hat schon Lust auf Inkontinenz, einen Gebärmuttervorfall oder eine Rektusdiastase, die einen auch noch ein Jahr nach der Geburt aussehen lässt wie im 6. Monat schwanger?

Für ein besseres Verständnis und für die Visualisierung, die auch für die Übungen wichtig ist, findest du nachfolgend Informationen zur Anatomie und Funktionsweise des Beckens und der dazugehörigen Muskeln. Dieses Wissen hilft dir später, die Bewegungen richtig auszuführen.

Das Becken

Das weibliche Becken spielt in vielerlei Hinsicht eine tragende Rolle während der Schwangerschaft. Der knöcherne Beckenring ist eine zentrale Andockstelle für Muskeln, Sehnen und Bänder. Er bietet Schutz für die inneren Organe und er schützt das Baby in unserem Körper. Das Becken ist über das Kreuzbein mit unserer Wirbelsäule verbunden und ist das Verbindungsglied zwischen unserem Oberkörper und den Beinen. Das Becken ist die Heimat unseres Beckenbodens, welcher es nach unten hin abschließt.

Das knöcherne Becken

Für die Übungen im Wochenbett und später für die Rückbildung und darüber hinaus ist es gut, wenn du einige Punkte am Beckenboden ertastest. Das weibliche Becken ist etwas weiter als das männliche Becken. Die Beckenschaufeln sind weniger steil angeordnet als die des Mannes. Das Becken einer Frau ist zum Gebären gemacht. Wobei es hier die unterschiedlichsten Ausprägungen gibt.

Das Becken besteht nach oben hin aus den Darmbeinknochen, welche sich im Hüftgelenk mit dem Sitzbeinknochen und dem Schambeinknochen verbinden.

Auf der Rückseite verbindet das Kreuzbein den rechten und linken Darmbeinknochen miteinander. Oben auf deinem Kreuzbein sitzt

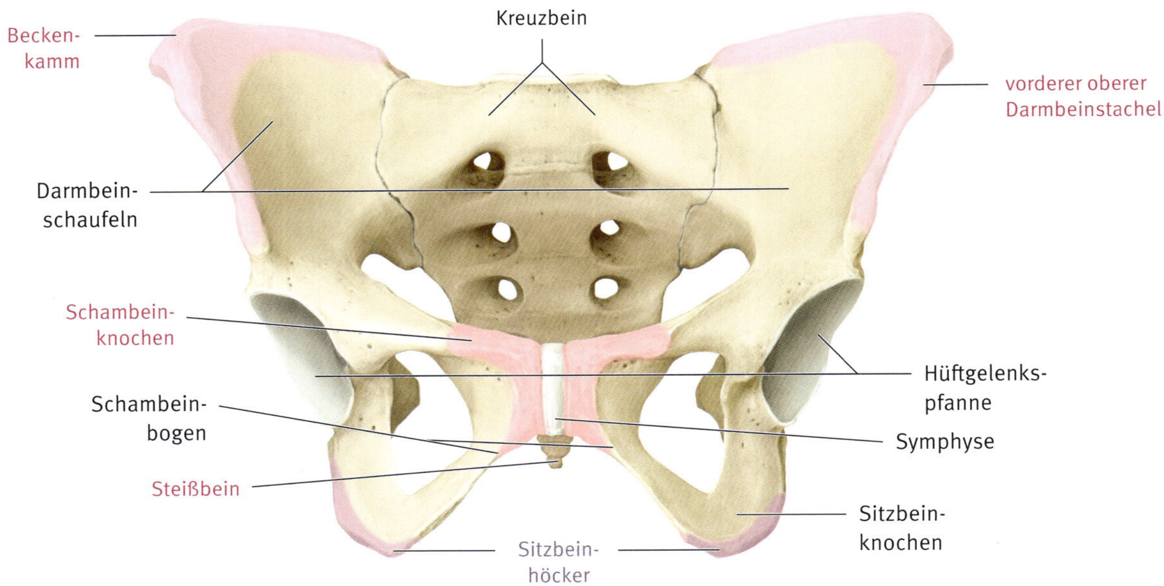

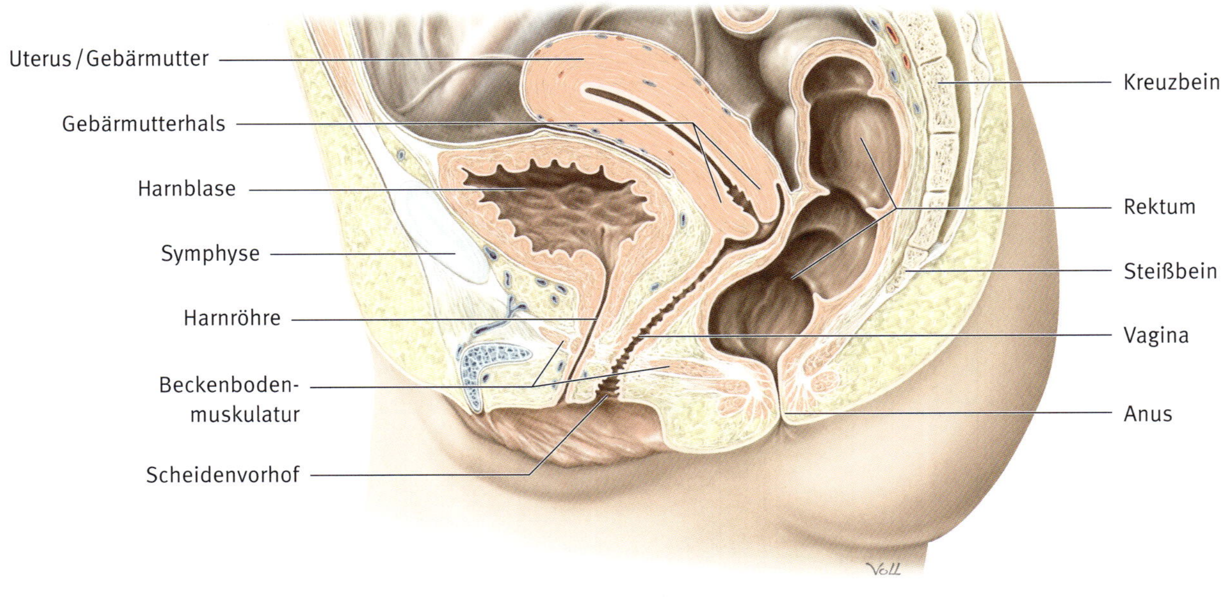

Schünke M, Schulte E, Schumacher U. Prometheus. LernAtlas der Anatomie. Allgemeine Anatomie und Bewegungssystem. Illustrationen von M. Voll und K. Wesker. 5. Aufl. Stuttgart: Thieme; 2018

« Das knöcherne Becken mit Palpationspunkten
« Das Becken von der Seite mit Beckenorganen

die Wirbelsäule und nach unten hin ist es mit dem Steißbein verbunden. Der Bereich zwischen den Darmbeinschaufeln nennt sich großes Becken und ist der Ort, wo der Darm sitzt, welcher sich bis ins kleine Becken fortsetzt, wo unsere weiblichen Reproduktionsorgane liegen.

Die Beckenorgane

Deine Beckenorgane sind im kleinen Becken verankert und werden von faszialen Aufhängungen an ihrem Platz gehalten. Direkt hinter dem Schambein liegt deine Blase, die am Schambein sowie bandhaft im Bauchnabel verankert ist. Direkt dahinter liegt dein Uterus mit den beiden Eileitern und Eierstöcken. Der Uterus ist im nichtschwangeren Zustand nach vorne geneigt und liegt direkt auf der Blase und gibt zusätzlich Halt. Der Uterus ist ebenfalls mit Bändern versehen, die ihm Halt geben. Der Darm grenzt von hinten an den Uterus. Er liegt direkt vor dem Kreuz- und Steißbein.

» Die oberflächlichen Beckenbodenmuskeln (M. bulbospongiosus mit Damm)

Die Beckenbodenmuskulatur

Wenn wir uns den Aufbau der inneren Organe im kleinen Becken anschauen, dann wird schnell klar, dass der Beckenboden vielschichtige Aufgaben übernehmen muss, um unseren inneren Organen Halt zu geben. Die muskulären und bindegewebigen Schichten, die das Becken nach unten hin abschließen, haben nämlich drei Austrittslöcher: eins für die Harnröhre zum Wasserlassen, eins für die Scheide für den Geburtsvorgang und eins für den Darm für die Defäkation. Dagegen hat das männliche Becken nur zwei Austrittslöcher im Beckenboden. Auch haben Männer 70 % mehr Bindegewebe-Anteil im Beckenboden, was für eine erhöhte Festigkeit sorgt.

Beckenbodenfaserverläufe

Die Faserverläufe des Beckens sind in unterschiedlichen Richtungen angeordnet. Ältere Erklärungsmodelle sprechen von Schichten, die übereinanderliegen. Wichtig ist, dass deine Beckenbodenfaserverläufe untrennbar miteinander verbunden sind und dass dein Beckenboden keine flache Muskelschicht ist. Im Inneren bildet sie eine staffelförmig angeordnete Struktur, die vom Schambein zum Steißbein und quer zwischen den Sitzbeinhöckern und dem Schambein verläuft.

Die äußeren Beckenbodenmuskeln
Die ersten und oberflächlichsten Muskeln verlaufen vom Schambein zum Steißbein und sehen von außen aus wie eine 8. Die Stelle in der Mitte ist der Damm. Diese Muskeln verschließen deinen After sowie

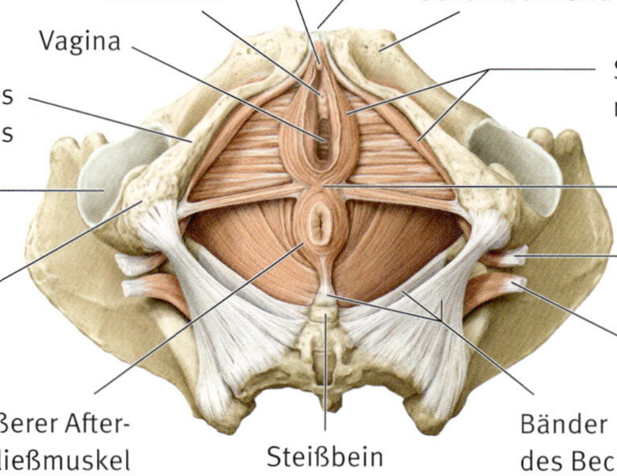

Schünke M, Schulte E, Schumacher U. Prometheus. LernAtlas der Anatomie. Allgemeine Anatomie und Bewegungssystem. Illustrationen von M. Voll und K. Wesker. 5. Aufl. Stuttgart: Thieme; 2018

die Harnröhre und verengen deine Scheide. Wenn diese Muskeln bewusst angespannt werden, dann schnüren sie sich wie ein Tunnelzug um deine Körperöffnungen. Um es dir besser vorzustellen, setze dich auf einen Stuhl und fasse mit der einen Hand hinten an deine Steißbeinspitze und mit der anderen Hand vorne an dein Schambein. Ziehe diese Punkte einatmend ganz leicht voneinander weg. Atme aus, spanne deine Muskeln dazwischen an und stelle dir vor, wie du sie aufeinander zuziehst.

Die mittleren Beckenbodenmuskeln
Die weiter innenliegenden Beckenbodenfasern verlaufen in einer Art Dreieck von einem Sitzbeinhöcker zum anderen und zum Schambein. Sie werden von einem querverlaufenden Muskelstrang verstärkt, der das Spannungsverhältnis reguliert. Die Muskelfasern verlaufen in Form eines Dreiecks. Die Vagina und die Harnröhre sind hier verankert. Und auch der Harnröhrenschließmuskel befindet sich in unmittelbarer Nähe. Gemeinsam mit den Muskeln der Oberfläche und denen der tiefliegenden Fasern treffen sich alle Muskeln am Damm. Diesen Bereich zwischen Anus und Vagina kannst du unter der Haut ertasten bzw. du kannst fühlen, wie sich die Muskeln leicht anheben, wenn du dir vorstellst, die Sitzbeinhöcker zusammenzuziehen oder deinen Beckenboden in den Bauchraum hochzuheben.

Die inneren Beckenbodenmuskeln
Noch etwas weiter innen verlaufen die Muskeln, die eine hebende und auch nachgebende Funktion haben. Sie verlaufen z. T. in U-Form vom Schambein ins seitliche kleine Becken bzw. bilden um den Darm eine Schlinge. Andere Teile wiederum laufen zum Steißbein und zum Kreuzbein.

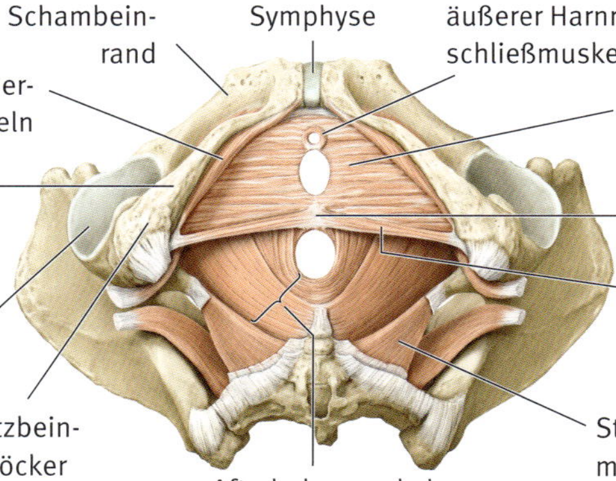

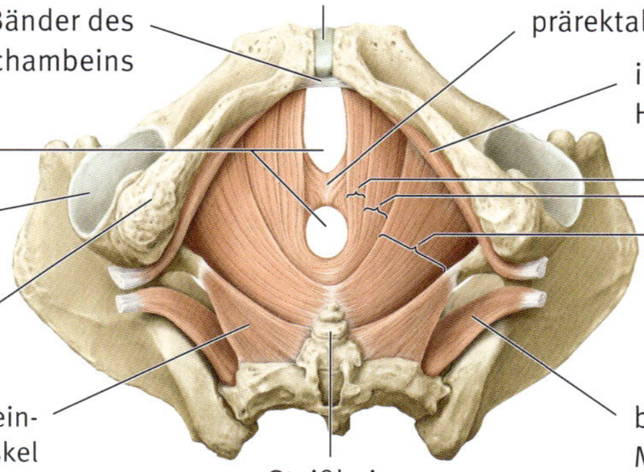

Schünke M, Schulte E, Schumacher U. Prometheus. LernAtlas der Anatomie. Allgemeine Anatomie und Bewegungssystem. Illustrationen von M. Voll und K. Wesker. 5. Aufl. Stuttgart: Thieme; 2018

« Die mittleren Beckenbodenmuskeln
« Die inneren Beckenbodenmuskeln

Aufgaben des Beckenbodens

Die Beckenbodenmuskulatur ist ein komplexes Gebilde und ist an nahezu all unseren Bewegungen beteiligt. Diese dünne Schicht bildet den untersten Abschluss des Beckens und sorgt dafür, das ankommende Kräfte und Druck im Körper gleichmäßig weitergeleitet und verteilt werden. Der Beckenboden stützt die innersten Organe, verschließt die Harnröhre und den After reflektorisch (verhindert ungewollten Urin- und/oder Stuhlverlust). Und der Beckenboden muss die Fähigkeit haben, nachzulassen und zu entspannen. Am deutlichsten wird das bei einer spontanen Geburt, bei der der Beckenboden maximal gedehnt wird.[1] Nach einer natürlichen Geburt wird der Beckenboden zu einem Schwachpunkt für Blase, Uterus und Darm.[2] Die unterschiedlichen Aufgaben des Beckenbodens stellen unterschiedliche Anforderungen an die Muskulatur. Es gibt Muskelfasern für die Haltearbeit, die über eine große Ausdauer verfügen, und es gibt Muskelfasern, die sehr schnell reagieren müssen. Zum Beispiel beim Husten, Niesen, Springen.

Liebeskugeln und Beckenbodentrainer

Jede Drogeriekette hat heute Liebeskugeln im Sortiment und macht uns glauben, dass sie das Allheilmittel für einen malträtierten Beckenboden sind. Wenn abgeklärt ist, dass du einen zu schwachen Beckenboden hast, können sie dir helfen, ihn zu kräftigen. Wichtig ist, dass sie richtig in die Vagina eingeführt werden. Trainiere bewusst und nur 10–15 Minuten täglich. Wenn du größere Probleme hast, kläre den Gebrauch ärztlich ab. Allerdings ist ausschließliches Krafttraining nicht ausreichend und kann schädlich für den Beckenboden sein.

Ein funktionelles und individuell angepasstes Beckenboden- und Rückbildungstraining beinhaltet immer alle vier Komponenten (Kraft, die Fähigkeit zu entspannen, Ausdauer, Reaktivität). Je nach Trainingsziel sind die Anteile am Training unterschiedlich. Wer ein Fan von Beckenbodentrainern (Seite 178) ist, dem kann ich nur empfehlen, sich ein gescheites App-gesteuertes Gerät zuzulegen, das dies leistet.

Die Vorteile eines elastischen, gut funktionierenden Beckenbodens:

- Die inneren Organe werden gehalten und bekommen Stabilität.
- Der Rücken wird entlastet, denn der Beckenboden ist ein wichtiger Teil unseres Stützkorsetts.
- Die Körperhaltung ist besser.
- Bei Blasenschwäche und/oder bei Lageveränderungen der Beckenorgane, können die Symptome verbessert werden.[3][4]
- Verstopfung und/oder Stuhlinkontinenz kann verbessert werden bzw. abgehende Winde können gehalten werden.[5]
- Mit gesteigerter Nervenreizleitung und verbesserter Durchblutung erhöht sich die Empfindsamkeit des Beckenbodens, wodurch das sexuelle Verlangen gefördert werden kann.

Schonung für den Beckenboden

Mamas nach unkomplizierter vaginaler Geburt und nach einem Kaiserschnitt dürfen vom ersten Tag an bewusst ins Becken atmen und Wahrnehmungsübungen machen, z. B. Die Seerose (Seite 90). Kräftigungsübungen sind kontraindiziert und können die Wundheilung stören. Je nachdem, wie du dich fühlst und wie sich euer Alltag entwickelt, empfehle ich, dass du mit deiner Rückbildung zwischen dem 2. und dem 30. Tag post partum (nach der Geburt) beginnst. Nach einem Kaiserschnitt steht einem leichten Anspannen der Muskulatur nichts im Wege. Es ist trotzdem Vorsicht geboten, denn du hattest gerade eine Bauch-OP. Deine Narbe muss verheilen. Das Training der Bauchmuskulatur ist für die nächsten Wochen kontraindiziert. Besprich mit deinem Arzt, wann du mit der Rückbildung beginnen darfst.

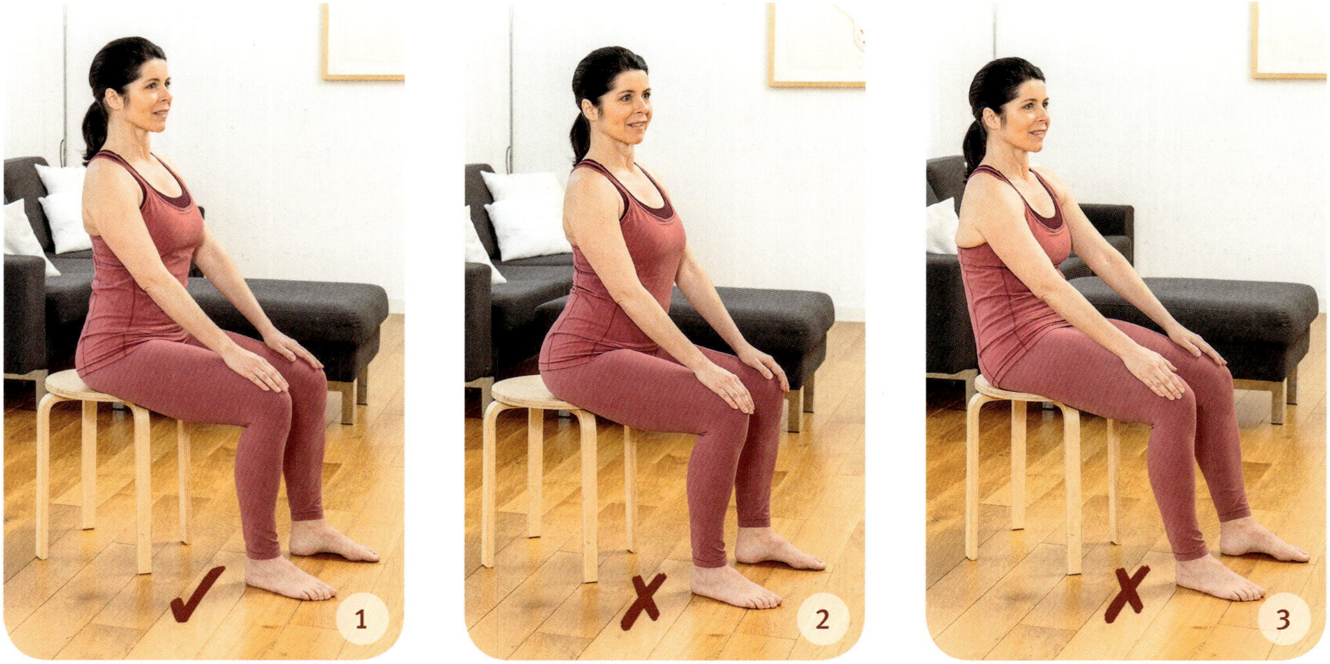

Achte bei allen Beckenbodenübungen auf Folgendes:

- Dein Becken befindet sich in der neutralen Position. (1) Es ist weder nach vorn gekippt (2) noch nach hinten. (3)
- Deine Gesäßmuskeln und die Oberschenkelmuskulatur bleiben entspannt.
- Lasse Kiefer, Gesicht und Schultern immer entspannt und weich.
- Spanne deinen Beckenboden mit der Ausatmung an, wenn du in die Übungen gehst.
- Das Heben deines Beckenbodens in dich hinein ist wichtig! Bitte nicht nur das Verschnüren deiner Körperöffnungen üben. Das kann zu Verspannungen im Beckenboden führen.
- **Wichtig** Sobald du deine quer verlaufenden Beckenbodenfasern aktivierst, werden deine tiefen Bauchmuskeln aktiv.

Solltest du Druck oder eine Schwere im Beckenbodenbereich wahrnehmen, dann pausiere bitte und lasse die Übung aus. In diesem Fall ist es ratsam, einen Gynäkologen aufzusuchen, um Senkungsproblematiken auszuschließen.

Deine oberflächlichen Beckenbodenmuskeln

Ausgangsstellung + Bewegungsanweisung: Aufrechter Sitz auf einem festen Hocker oder Stuhl. Die Knie sollen etwas unterhalb der Hüfte sein und in Richtung der zweiten Zehe schauen. Weite einatmend deinen Brustkorb in alle Richtungen. Atme auch in den Bauch, sodass sich deine Bauchdecke hebt. Verschnüre ausatmend After, Scheide und Harnröhre. Kannst du die Spannung für ein paar Sekunden halten und kontrolliert lösen?

Vorstellungshilfen:

- Stelle dir einen Tunnelzug vor, den du langsam und sanft verschließt.
- Stelle dir vor, du verkürzt den Abstand zwischen deinem Steiß- und Schambein.

Spiegelkontrolle:

- Setze dich aufrecht mit dem Rücken gegen eine Wand, stelle deine Beine auf und öffne sie. Schau mit einem Spiegel deine Vagina an und führe die eben beschriebene Bewegung aus. Du siehst, wie sich deine Muskeln bewegen und leicht nach innen ziehen.
- Du kannst deine Schamlippen bewegen. Stelle dir vor, du kannst sie wie beim Klatschen der Hände aufeinander zubewegen und wieder lösen.
- Beim Anspannen deiner inneren Muskeln kannst du auch Bewegungen am Damm wahrnehmen und sehen, wie er sich leicht nach innen zieht.

Tipp: Führe diese Übung zu Beginn des Wochenbetts im Liegen aus.

Beachte: Lasse deine Gesäßmuskulatur und die Oberschenkelmuskeln entspannt. Halte deinen Kiefer locker. Deine Zunge liegt entspannt am Gaumenboden. Atme fließend.

Lerne die tieferen Beckenbodenmuskeln kennen

Ausgangsstellung: Aufrechter Sitz auf einem festen Hocker oder Stuhl. Die Knie sollen etwas unterhalb der Hüfte sein und in Richtung der zweiten Zehe schauen. Ziehe deine Gesäßmuskeln etwas nach hinten oben, sodass du deine Sitzbeinhöcker spürst. Platziere jetzt deine Handrücken direkt unter den Sitzbeinhöckern. (Das kann ein bisschen unangenehm sein, legt sich aber relativ schnell.) Deine Schultern ruhen auf dem Brustkorb, welcher direkt über dem Becken platziert ist.

Bewegungsanweisung:

- Atme in den Brustkorb, Rücken und Bauch hinein. Ziehe ausatmend deine Sitzbeinhöcker aktiv zusammen. Stelle dir dabei vor, wie dein Damm noch etwas weiter nach innen in den Bauchraum zieht.
- Um die weiter innen liegenden Muskeln zu aktivieren, hebst du deinen Beckenboden noch ein wenig weiter nach innen hinein.

Tipp:

- Führe diese Übung zu Beginn des Wochenbetts im Liegen aus.
- Stelle dir anfangs nur die Bewegungen vor, ohne dass du deine Muskeln aktiv nutzt. Gehe gedanklich zu den Innenseiten deiner Sitzbeinhöcker und zur Innenseite deines Schambeins. Stelle dir vor, wie die Muskeln von einer Seite zur anderen Seite der Sitzbeinhöcker ziehen.

Vorstellungshilfe:

- Stelle dir das Dach eines Zirkuszelts vor, wie es in der Mitte nach oben zieht. Während die Spitze des Zirkuszelts weiter nach oben zieht, verlängere dich vom Scheitelpunkt bis zum Nacken.
- Stelle dir vor, du hebst ein Tuch vom Boden nach oben.

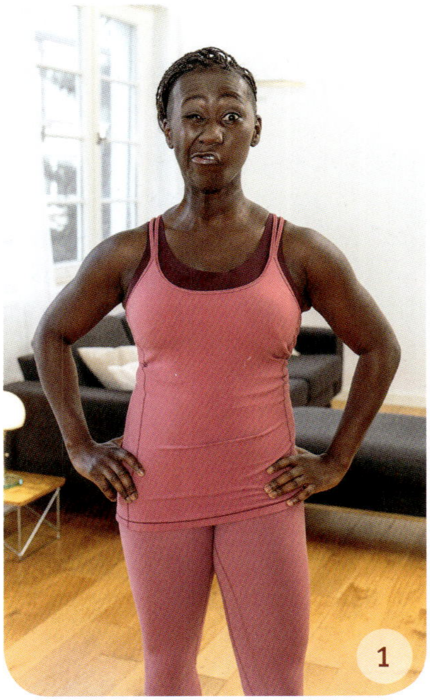

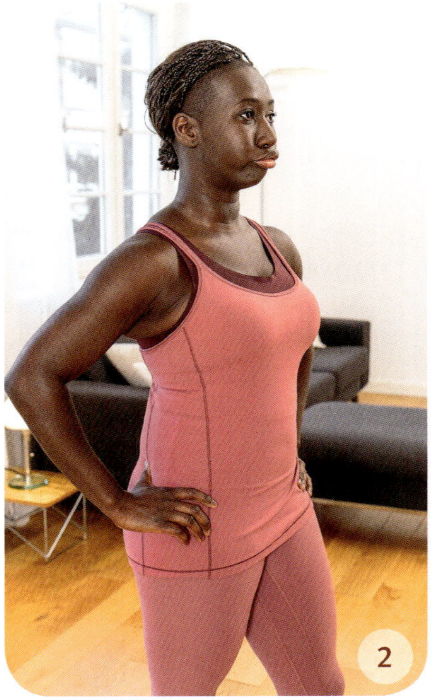

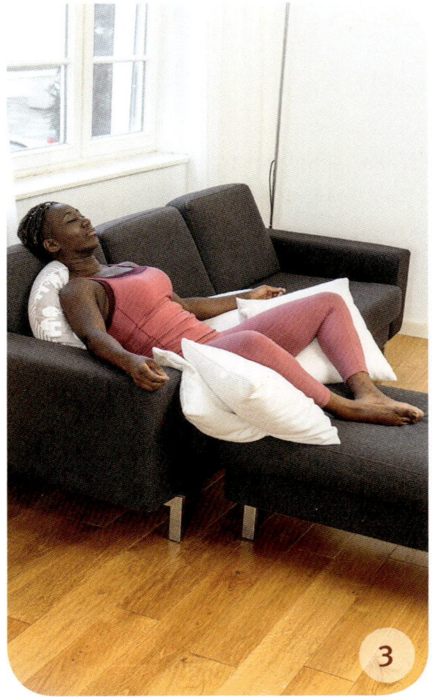

Den Beckenboden entspannen können

Ich möchte dir hier nochmal nahelegen, wie wichtig es ist, deinen Beckenboden bewusst zu entspannen. Auch wenn du nach der Geburt vorerst mit dem Kräftigen, der Ausdauer und der Reaktivität beschäftigt bist, ist es wichtig, dass du deinen Beckenboden bewusst und kontrolliert entspannen kannst. Studien haben belegt, dass eine Inkontinenz nicht nur entsteht, weil der Beckenboden zu schwach ist, sondern weil er oftmals einen viel zu hohen Tonus hat und die Verspannungen ihm die Fähigkeit nehmen, zu reagieren. Das Beckenbodentraining fängt im Mundraum an. Daher ist ein entspannter Kiefer von großer Wichtigkeit für dein Training. Zusammengebissene Zähne, eine Zunge, die fest an den Gaumen drückt, oder angespannte Gesichtszüge erschweren die richtige Ansteuerung deiner Beckenbodenmuskeln.

Übe für dich zwischendurch immer wieder, dass du deine Beckenbodenmuskeln beim Einatmen sanft weitest und beim Ausatmen keine Kraft aufwendest, um deinen Beckenboden willentlich anzuspannen. Daher probiere nachfolgende Übung, bevor du mit deinem Beckenbodentraining startest.

Beachte

Um deine Beckenbodenmuskeln anfangs besser spüren zu können, hilft dir die Rückenlage. Für ein funktionelles und effektives Beckenbodentraining eignen sich aufrechte Positionen besser.

Funny Faces

Diese Übung kannst du quasi immer und überall machen. Vielleicht nicht gerade mitten im Gespräch, es könnte leichte Irritationen bei deinem Gegenüber auslösen. Wenn dir das nichts ausmacht, natürlich auch dann.

Was hat mein Gesicht mit meinem Beckenboden zu tun? Das erschließt sich in der Tat nicht so einfach, denn Beckenboden und Gesicht sind recht weit voneinander entfernt. Dennoch gibt es einen wichtigen Zusammenhang. Wenn du zum Beispiel die Zähne zusammenbeißt, kommt es zu einer reflektorischen Anspannung in der Beckenbodenmuskulatur. Probiere es einmal aus und eventuell kannst du wahrnehmen, wie es im Becken zuckt. Das Gleiche gilt für die Zunge. Bist du eine Kandidatin, die gerne die Zunge an den Gaumen presst? Das passiert z. B. bei Stress und innerer Anspannung. Auch hier spannt dein Beckenboden an. Ziehst du häufig die Stirn in Falten oder die Stelle zwischen den Augenbrauen? Bingo, auch das triggert deinen Beckenboden. Wenn wir diese Haltungen häufig unbewusst einnehmen, sorgen wir für Dauerspannung im Becken.

Die Funny-Faces-Übung hilft dir, deine Gesichts- und Kiefermuskeln bewusst zu entspannen und zu lockern. Let's go!

- Bewege deinen Mund und Kiefer in alle Richtungen. Lasse deinen Kiefer dabei etwas geöffnet, deine Zunge ruht am Gaumenbogen. (1)
- Lippenbremse: Lass die Luft auf »Brrr« zwischen deinen Lippen herausströmen. (2)
- Strecke die Zunge heraus, und zwar richtig in alle Richtungen im und gegen den Uhrzeigersinn.
- Wiederhole jede Übung 3–5-mal.

Adductor Release

Bei den Muskeln der Oberschenkelinnenseite handelt es sich um eine große und sehr starke Muskelgruppe, die bedingt durch ihren Verlauf und ihre Funktion großen Einfluss auf den Spannungszustand des Beckenbodens ausübt. Die folgende Übung sorgt für eine Dehnung der Oberschenkelinnenseiten-Muskulatur und wirkt insgesamt entspannend. Du benötigst drei große Kissen für diese Übung.

Ausgangsstellung: Lege dir ein großes Kissen, z. B. ein Stillkissen, in den Rücken, sodass du ungefähr im 45°-Winkel sitzt. Dann lege beide Knie jeweils nach rechts und links außen auf den anderen beiden Kissen ab. Deine Fußsohlen berühren einander. (3)

Bewegungsanweisung:
- Drücke die Fersen und Fußsohlen aneinander und spanne die Oberschenkelinnenseiten an.
- Halte die Anspannung für 15–20 Sekunden[6] und löse diese auf. Nimm wahr, wie sich deine Muskulatur mit jedem neuen Zyklus weiter entspannt. Nach 15–20 Sekunden der Entspannung fange von vorn an.
- Wiederhole den An- und Entspannungszyklus 4–6-mal.

Deine Atmung

Deine Atmung ist ein elementarer Teil deiner Rückbildung. Ein freier tiefer und allumfassender Atem bedeutet ausreichend Sauerstoffzufuhr, eine gesunde Wirbelsäule und ist ein Schlüssel zu deiner Beckenbodengesundheit. Atmen entspannt, belebt und unterstützt die Heilung. Dein Hauptatemmuskel, das Zwerchfell, ist, bedingt durch die körperlichen Veränderungen während der Schwangerschaft, in seiner Funktion eingeschränkt. Der immer größer werdende Bauch sorgt dafür, dass sich dein Zwerchfell nicht mehr vollständig absenken kann. Auch dein Brustkorb wird breiter und der epigastrische Winkel zwischen den Rippenbögen steht weiter auseinander.

Das hat zur Folge, dass dein Zwerchfell sich zwar noch bewegen, aber nicht voll in seiner Einatembewegung entfalten kann. Das führt zu einer kurzen und flachen Atmung. Dadurch wird die Beweglichkeit der Wirbelsäule beeinflusst und die Körperhaltung verändert sich. Um dich wieder zurück ins Lot zu bringen, ist es wichtig, bewusst mit dem Atem zu arbeiten. Wenn du eine unkomplizierte Spontangeburt hattest und auch nach dem Kaiserschnitt, kannst du noch im Krankenhaus mit sanften Atemübungen erste Impulse zur Regeneration setzen.

Brustkorb im nicht schwangeren Zustand

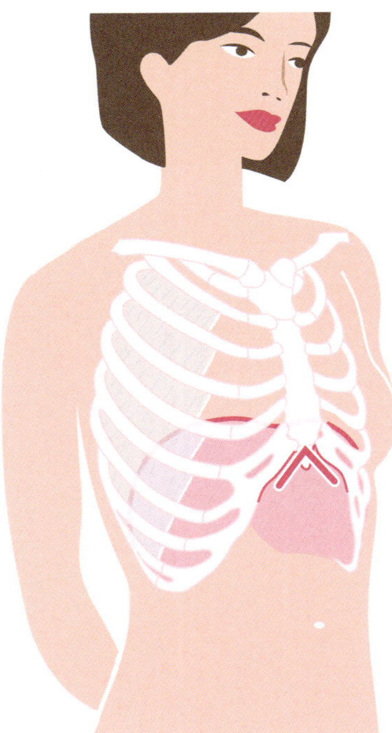

Brustkorb im schwangeren Zustand

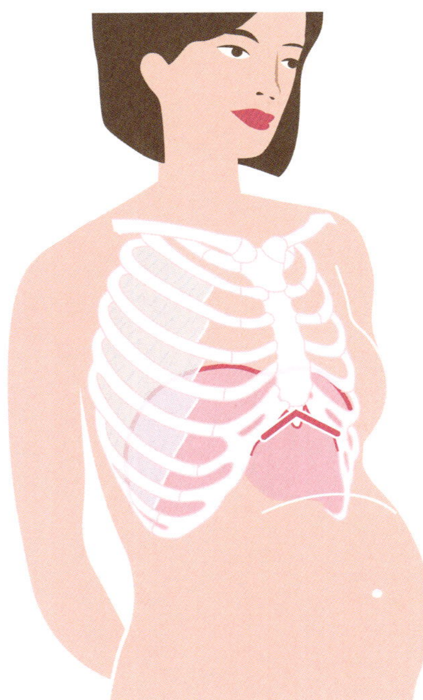

Aufbau und Funktion des Zwerchfells

Dein Zwerchfell ist ein Kuppelförmiges Muskel- und Sehnengeflecht, das den Bauchraum vom Brustraum trennt. Es hat drei Durchtrittslöcher: für Speiseröhre, untere Hohlvene und Aorta. Im kopfwärts gelegenen Teil, liegt auf der linken Seite das Herz mit dem Herzbeutel darum. Auch die Lungen befinden sich oberhalb des Zwerchfells. Während Magen, Darm, Beckenorgane, Nieren und Leber unterhalb liegen. Das Zwerchfell ist an der Innenseite der 7.–12. Rippe, innen am Brustbein und bauchwärts an den ersten beiden Lendenwirbelkörpern befestigt. Alle Muskelfasern verlaufen von dort zu einer zentralen Muskelplatte.

Beim Einatmen spannt sich das Zwerchfell an und sinkt ein paar Zentimeter nach unten. So bekommen die Lungen mehr Raum und Sauerstoff strömt ein. Die inneren Organe werden etwas nach unten geschoben. Der Beckenboden reagiert reflektorisch auf den von oben kommenden Druck und gibt nach. Beim Ausatmen entspannt sich das Zwerchfell und zieht an den ursprünglichen Platz zurück und dein Beckenboden kontrahiert.

Diesen natürlichen Mechanismus machst du dir während der Rückbildung zu Nutze. Beim Einatmen weiten sich die Rippen und auch der Beckenboden darf nachgeben. Beim Ausatmen aktivierst du den Beckenboden, indem du den Abstand zwischen Steißbein und Schambein sanft verkürzt, die Sitzbeinhöcker aufeinander zubewegst und deine innersten Muskeln in den Bauch hebst. Du kannst dir auch vorstellen, dass dein Unterbauch ganz flach und breit wird. Gleichzeitig wird die Taille schmal, indem du deine Rippen aufeinander zubewegst und die Wirbelsäule lang machst. Diesen zweiten Teil übst du bitte erst dann, wenn du das Prinzip »Körperöffnungen verschnüren und Beckenboden heben« umsetzen kannst. Die Rippen einfach zu schließen, also die Taille schmal zu machen, ohne den Gegenhalt deiner Beckenbodenmuskulatur zu haben, übt zu viel Druck auf die Beckenorgane aus und fördert ein Ungleichgewicht in der Stützmuskulatur.

Die Bauchpresse

Eine Ausnahme in der Arbeitsweise gibt es bei der Bauchpresse. Sie kommt häufig dann zum Einsatz, wenn wir schwere Dinge heben, tragen, beim großen Geschäft auf der Toilette, beim Husten, Erbrechen und bei der Geburt. Hierbei wird eingeatmet, die Luft angehalten und das angespannte Zwerchfell gleitet nicht nach unten, sondern bleibt angespannt am Platz. Gleichzeitig spannt sich der Beckenboden an. Für den Alltag ist die Bauchpresse nicht geeignet, weil sie den Beckenboden sehr belastet.

Für die Regeneration im Wochenbett ist die Atmung so wichtig, weil die physiologische Atembewegung dafür sorgt, dass das verletzte Gewebe sanfte Impulse zur Heilung bekommt. Wenn du mal keine Zeit für dein Rückbildungstraining findest, dann versuche, deine Atmung bewusst beim Stillen, Essen oder unterwegs einzusetzen.

Den Atem erfahren

Um deinen Atem bewusst zu erfahren, helfen Mobilisationsübungen. So kannst du die Wirbelsäule geschmeidiger machen, wodurch dein Zwerchfell besser schwingt.

Zwerchfell-Beckenboden-Bewegung bei der Einatmung

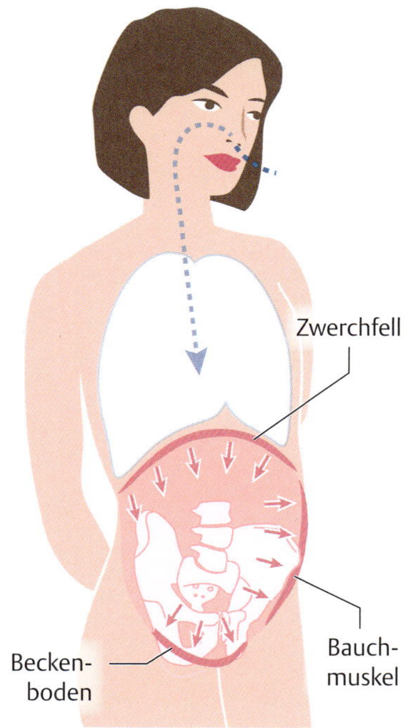

Zwerchfell-Beckenboden-Bewegung bei der Ausatmung

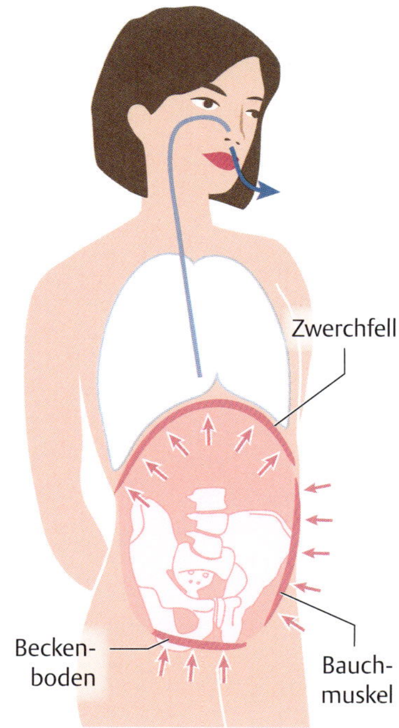

Das Zifferblatt

Ausgangsstellung: Komme in die Rückenlage und stelle die Füße hüftgelenksbreit auf und verankere deine Großzehen, Kleinzehenballen und die Ferse im Boden. Deine Wirbelsäule ist lang und der untere Rücken ist in seiner natürlichen Krümmung. Die Hände liegen auf dem Unterbauch. Stelle dir vor, auf deinen Unterbauch ist ein Ziffernblatt gemalt. Dein Bauchnabel ist die »12«, dein linker Hüftknochen ist die »3«, dein Steißbein die »6« und dein rechter Hüftknochen ist die »9«. (1)

Bewegungsanweisung:

- Bewege dein Becken zwischen der »12« und der »6« ganz bewusst hin und her. Lasse deinen Kiefer dabei ganz locker, sodass sich die Bewegung bis zu deinem Kopf sanft fortsetzt.
- Dann bewege das Becken von der »3« zur »9« und wieder zurück. Dabei verkürzt sich die jeweilige Taillenseite und wird wieder lang.
- Jetzt verbinde alle Zeiten auf dem imaginären Ziffernblatt. Bewege dich erst im Uhrzeigersinn, dann dagegen.
- Führe jede Bewegung 3–5-mal durch.

Beachte: Atme fließend weiter. Lasse deine Schultern locker am Boden

Drehung der mittleren Wirbelsäule

Ausgangsstellung: Lege dich auf den Rücken. Stelle das rechte Bein auf und lasse das linke Bein gestreckt und locker auf dem Boden. Strecke beide Arme zur Decke aus und halte die Hände geschlossen. Dabei befinden sich deine Hände direkt über dem Brustbein. (2)

Bewegungsanweisung: Atme in alle Richtungen ein. Atme aus, beginne dabei die Bewegung bei den Augen. Diese wandern zuerst nach links, dann folgt dein Kopf mit der Halswirbelsäule, dein Brustbein und zuletzt die Schultern mit den Armen. (3) Komme den gleichen Weg wieder zurück, bis beide Schultern und der Kopf wieder auf der Matte sind. Das bitte 3–5-mal pro Seite wiederholen. Dann wechsle auf die andere Seite.

Beachte: Drehe dich nur so weit, dass dein Becken am Boden bleiben kann. Halte deine Handflächen die ganze Zeit geschlossen.

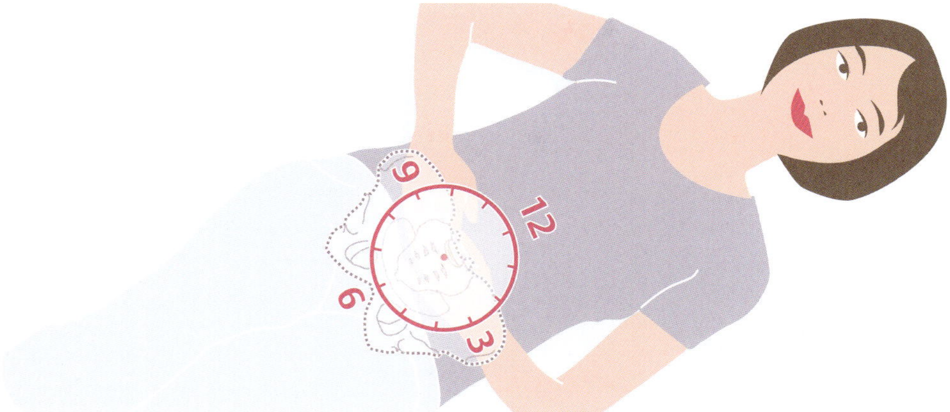

1

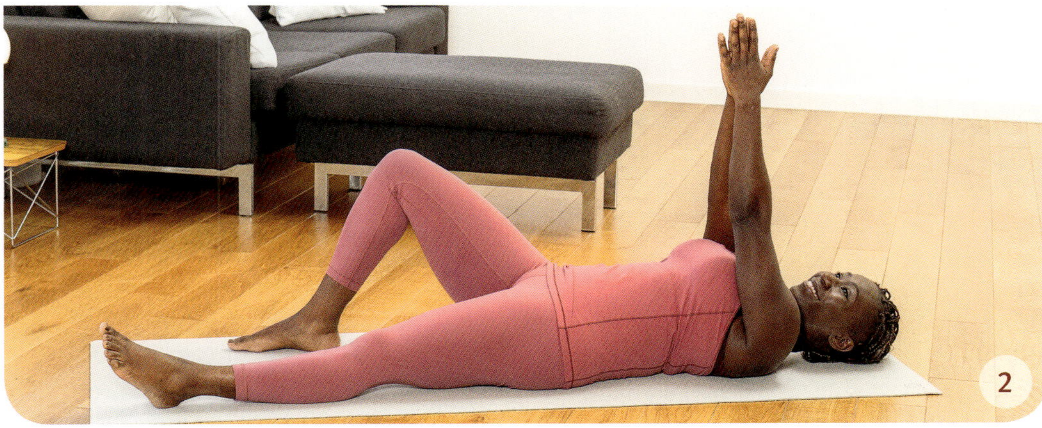

2

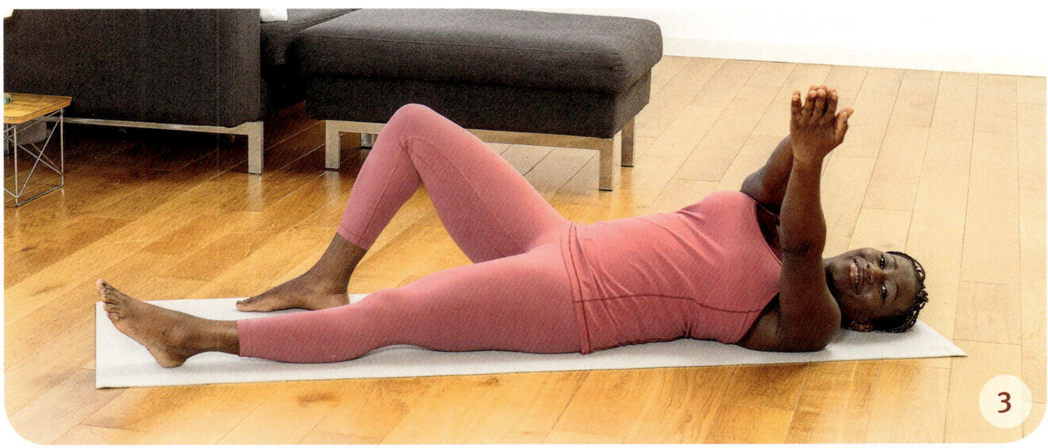

3

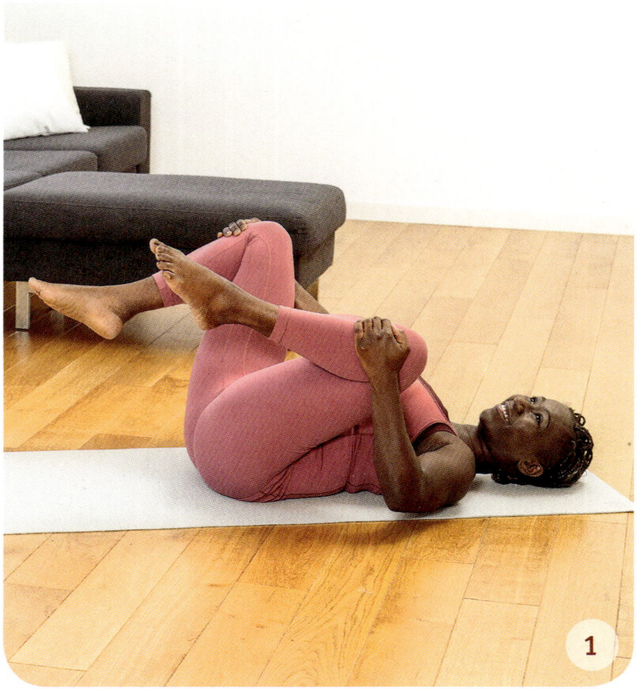
1

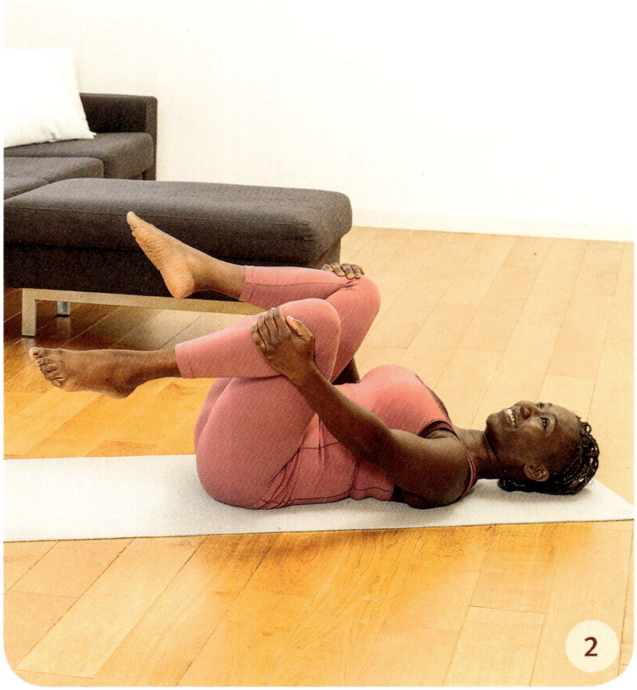
2

Geschmeidige Hüftgelenke

Ausgangsstellung: Du liegst auf dem Rücken und ziehst ein Bein nach dem anderen zur Brust. Lege deine Hände jeweils an die Außenseite eines Knies und lasse das Gewicht deiner Beine in die Hände fallen.

Bewegungsanweisung: Ziehe das eine Knie dichter zu dir heran. Das andere Knie zieht weiter weg vom Oberkörper. (1) Dann beginne, mit beiden Knien gleichzeitig Kreise in die gleiche Richtung, im Hüftgelenk zu zeichnen. (2) Dabei führen deine Arme die Bewegung, damit deine Beine ganz entspannt in den Händen liegen können.

Variation: Lasse deine Sprunggelenke kreisen, während du die Beine kreisen lässt. Beschreibe mit deinen Beinen eine liegende 8.

Vorstellungshilfe: Stelle dir vor, du rührst mit deinen Oberschenkelknochen im Hüftgelenk wie mit einem Löffel in einer Tasse Tee.

Jetzt wo der Körper etwas durchbewegt wurde, ist es einfacher den Atem erfahrbar zu machen.

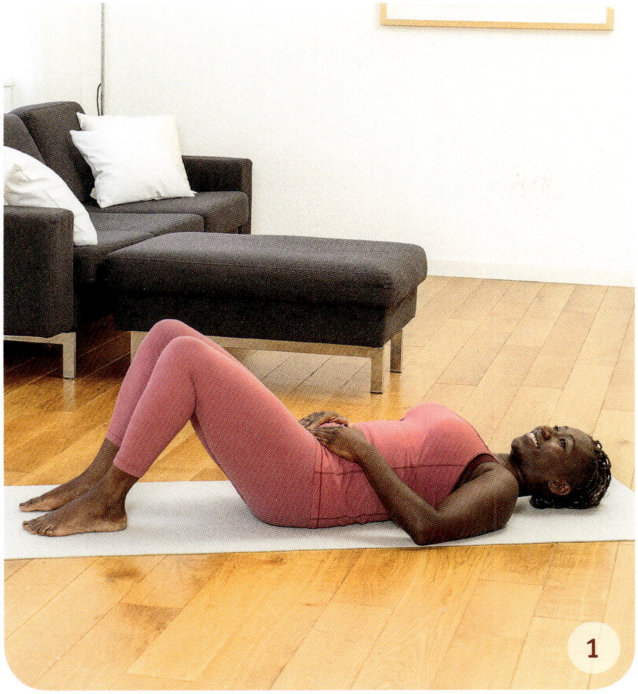

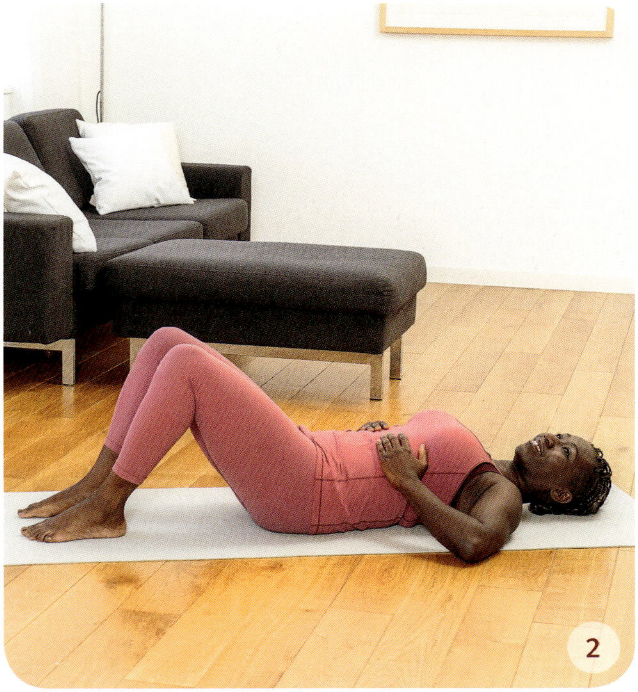

Atemanleitung in der Rückenlage

Ausgangsstellung: Zentriere dich auf der Matte und stelle deine Beine hüftgelenksbreit auf und aktiviere dein Fußgewölbe, indem du den Großzehenballen, den Kleinzehenballen und die Ferse bewusst in den Boden drückst. Dabei ziehst du den Großzehenballen zur inneren Ferse und andersherum. Lege deine Hände auf den Unterbauch.

Atemanleitung:

- Atme durch die Nase in den Bauch hinein. Dabei hebt sich deine Bauchdecke sanft gegen deine Hände. Beim Ausatmen sinkt deine Bauchdecke wieder. Atme bewusste 3–10 Atemzüge in den Bauch, (1) ohne den Bauch herauszudrücken. Lass die Atmung geschehen und nimm sie wahr. Konzentriere dich auf das, was ist.
- Wenn wir später in das Training gehen, nutzen wir den Atem[7] bewusst.

Beachte: Eventuell nimmst du wahr, dass deine Bauchdecke beim Einatmen nach innen zieht und beim Ausatmen der Bauch gegen deine Hände drückt.

Wenn das passiert, versuche einmal, andersherum zu atmen. Es wird anfangs etwas ungewohnt sein und vielleicht klappt es nicht beim ersten Anlauf. Das ist völlig o.k. Bleib dran und übe weiter.

Atemanleitung für den Brustkorbbereich

Die Ausgangsstellung ist die gleiche wie zuvor. Platziere jetzt bitte die Hände seitlich am Brustkorb, sodass die Fingerspitzen zueinanderschauen. (Seite 37, Bild 2)

Atemanleitung: Atme in die Seiten und in den hinteren Brustkorb ein. Deine Fingerspitzen entfernen sich dabei leicht voneinander. Beim Ausatmen ziehen deine Fingerspitzen wieder aufeinander zu, deine hinteren Rippen sinken in die Matte und deine Taille wird etwas schmaler.

Beachte:

- Der Durchmesser im Brustkorb vergrößert sich, dabei hebt sich dein Brustkorb ganz leicht. Auch die Bauchdecke bewegt sich bei der Brustkorbatmung mit. Das ist ganz normal und erwünscht.
- Achte darauf, dass deine Gesäßmuskeln und Schultern ganz locker und leicht bleiben.

Atmung in der Bauchlage

Ausgangsstellung: Hierfür legst du dich auf den Bauch. Wenn du gerade geboren hast, dann lege dir einen Kissenberg unter den Bauch. Das unterstützt die Rückbildung des Uterus.

Deine Hände liegen übereinander platziert und deine Stirn darauf. Die Beine sind hüftbreit geöffnet und dein Fußspann berührt den Boden.

Atemanleitung: Atme in die hinteren unteren Lungenflügel ein, sodass sich dein Brustkorb weitet und du Raum zwischen deinen Rippen schaffst. Beim Ausatmen bewegen sich deine Rippen wieder zurück in ihre Ursprungsposition.

Vorstellungshilfe: Stelle dir vor, wie beim Einatmen die Luft durch deinen Körper hindurchströmt und dir Raum und Länge in der Wirbelsäule verschafft. Ein bisschen wie der leichte Wind, der an einem angenehm warmen Sommertag durch dein Haar weht.

Beachte: Halte deine Gesäßmuskeln locker und entspannt.

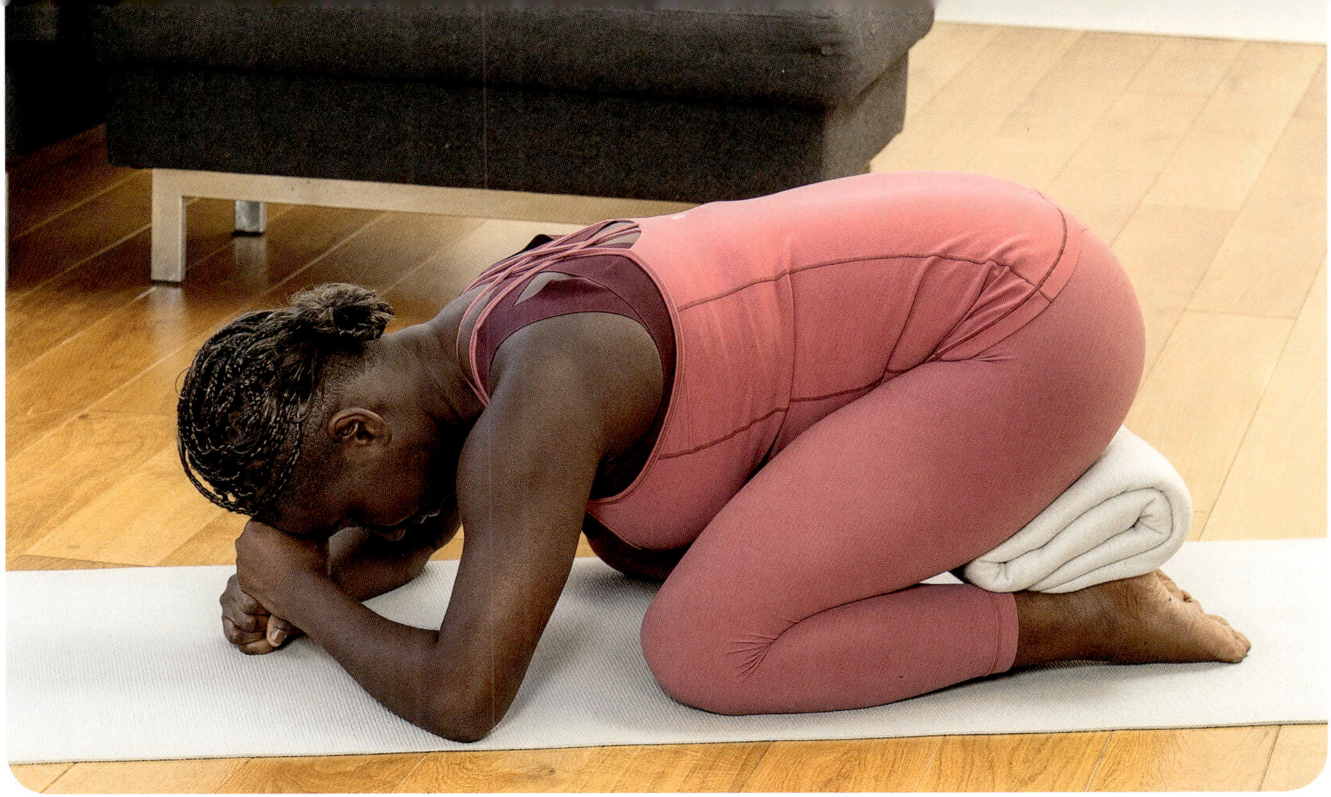

Solltest du in der Stellung des Kindes dein Gesäß nicht auf den Füßen ablegen können, lege dir eine gefaltete Decke dazwischen.

Kombinierte Bauch- und Brustkorbatmung

Für das Training benötigen wir eine Kombination aus der Bauch- und Brustkorbatmung. So können das Zwerchfell, die Muskeln zwischen den Rippen sowie im Rücken und der Beckenboden in ihrer natürlichen Bewegung harmonieren. Um das natürliche Zusammenspiel von Beckenboden und Atmung nach der Geburt zu reaktivieren, hat es sich bewährt, den Atem willentlich zu beeinflussen.

Da die Wahrnehmung des Beckenboden-Zwerchfell-Bauchmuskel-Komplexes nach der Geburt (Spontangeburt und Kaiserschnitt) gestört ist, bedienen wir uns verschiedener Atemtechniken, Lautnutzungen und explosiver Sprechatmung, um die Beckenbodenmuskulatur-Atembewegungen und Bauchmuskelspannungen erfahrbar zu machen und zu trainieren.

Hierbei geht es darum, die unterschiedlichen Muskelfasertypen des Beckenbodens, entsprechend ihren Aufgaben zu trainieren. Für die Muskeln, die Haltearbeit verrichten, nutzen wir Laute, die die Ausdauerleistung bzw. die Kraft der Muskulatur stärken: z. B. Ausatmen auf »CHCHCH« (das »CH« von »Ich«), ein langes »pfffff« oder »ffff«. Für das Training der Muskelfasern, die schnell und reaktiv arbeiten, üben wir stattdessen mit Explosivlauten, d. h. einem überdeutlichen und kraftvoll ausgesprochenen »P«, »T«, »K« (Seite 96) oder z. B. »Hopp-Hopp-Hopp« (Seite 96). Ein entspanntes »Puh« oder »Haa« ist wichtig, wenn es um die bewusste Entspannung des Beckenbodens geht. Alle Atemanleitungen lassen sich auch im Sitzen, in der Seitlage, im Vierfüßlerstand und in der Stellung des Kindes durchführen.

Deine Bauchmuskeln

Eine der häufigsten Fragen von Neu-Mamas, wenn sie das erste Mal nach der Geburt an sich hinunterschauen, ist: »Warum sieht mein Bauch denn immer noch so aus, als wäre ich schwanger?« Sehr gute Frage, Ladies. Im Folgenden findet ihr so einige Antworten zu dem Thema »Mommy Tummy«.

Während der Schwangerschaft werden die Bauchmuskeln, die wie der Beckenboden zu deinem Muskelkorsett gehören, stark strapaziert. Denn sie müssen ihre ursprüngliche Zugrichtung verlassen, um dem wachsenden Baby Platz zu machen. Ein Hoch auf die Natur, denn sie sorgt mithilfe hormoneller Veränderungen dafür, dass sich das Gewebe, in diesem Falle die Muskeln und die Faszien, der Größe und Form des Babys anpasst[8]. Am deutlichsten ist das an den geraden Bauchmuskeln zu sehen, deren Muskelbäuche sich mit fortlaufender Schwangerschaft ausdünnen. Gleiches passiert mit deinen schrägverlaufenden und queren Bauchmuskeln. Auch sie verlassen ihre Zugrichtung und haben mit zunehmender Bauchgröße Schwierigkeiten, dich zu stabilisieren.

Du kannst dir sicher vorstellen, dass sich diese oben beschriebene Veränderungen, die sich über 9 Monate entwickelt haben, nicht sofort zurückbilden. Und auch hier gibt es Unterschiede. Bei der einen Mama sieht der Bauch nach der Geburt fast wie vorher aus (was nicht bedeutet, dass die Muskeln automatisch wieder voll funktionsfähig sind), bei der anderen dauert es 1 Jahr, bis das Post-Baby-Bäuchlein sich verflüchtigt. Also bitte keinen Stress, ihr Lieben. Wichtig ist, dass ihr, sobald ihr das Go von der Hebamme und eurem Arzt bekommt, mit dem richtigen Basistraining beginnt. Klar, für eine tolle Figur und noch viel wichtiger für ein starkes Muskelkorsett, das dich im Mama-Alltag aufrecht und kraftvoll durch den Tag bringt, dich vor Organsenkungen, Inkontinenz und/oder einer bleibenden Rektusdiastase schützt. Natürlich hängt das nicht ausschließlich vom Training ab. Es gehören noch weitere Faktoren zu einer guten Rückbildung dazu, auf die ich in einem extra Kapitel (Seite 114) noch eingehen möchte.

Die gerade verlaufenden Bauchmuskeln verlassen während der Schwangerschaft in der Mitte, dort wo die bindegewebige Linie – die Linea alba – die beiden Seiten verbindet, ihre Zugrichtung. Am meisten wird das Bindegewebe auf Höhe des Bauchnabels gedehnt. Das ist normal und kommt bei allen Frauen während der Schwangerschaft vor. Diese oberflächlich verlaufenden Muskeln werden auf dem Weg zum Schambein zu einem tiefliegenden Muskel, der eine fasziale Verbindung zum Beckenboden hat.

Deine schrägen Bauchmuskeln ziehen einmal von außen oben am Brustkorb und dem Beckenkamm zur Mittellinie. Die tiefergelegenen inneren schrägen Bauchmuskeln verlaufen entgegengesetzt vom Becken und von der tiefen Rückenfaszie sowie vom Beckenkamm zu den unteren Rippen und der Linea alba.

Dein tiefster und für die Haltung und Stabilisation sehr wichtiger Muskel ist der querverlaufende Bauchmuskel. Er verläuft von der Innenfläche der unteren Rippen, der tiefen Rückenfaszie, dem Beckenkamm und den oberen vorderen Darmbeinstacheln in die Linea alba. Stelle dir einen breiten Gürtel vor, der vom Brustkorb bis zum Becken und um deine Taille herum verläuft. Hier gibt es über die Faszien eine direkte Verbindung zu deinen quer verlaufenden Beckenbodenfasern.

Das Zusammenspiel von Bauchmuskeln und Beckenboden

Die Bauchmuskeln bewegen die Wirbelsäule in die Beugung, Drehung und in die Seitneige. Außerdem sind die Bauchmuskeln an der Bauchpresse beteiligt. Hinzu kommt, dass sie dich in der Ausatmung unterstützen. Die queren Bauchmuskeln und Teile der inneren schrägen Bauchmuskeln haben sogar Fasern, die mit deinem Beckenboden korrespondieren. Wenn du also deine tiefen Bauchmuskeln anspannst, dann kannst du eine Verbindung zu deinem Beckenboden aufbauen und andersherum. Die Bauchmuskeln sind der Gegenspieler zu deinen Rückenmuskeln und an der aufrechten Haltung beteiligt und wir verdanken ihnen, dass die inneren Organe an ihrem Platz bleiben.

Ganz wichtig ist, dass du immer in Zusammenarbeit mit deinem Beckenboden übst. Isoliertes Bauchmuskeltraining belastet deinen Beckenboden zu sehr und ist nicht nachhaltig für eine erfolgreiche Rückbildung. Genauso ist ausschließliches Beckenbodentraining nicht zielführend, wenn du nach Schwangerschaft und Geburt deinen Körper wieder ganzheitlich ins Lot bringen willst. Im nicht schwangeren Zustand spannen sich deine Muskeln des Beckenbodens, die tiefe Bauchmuskulatur und deine tiefen Rückenmuskeln bereits an,

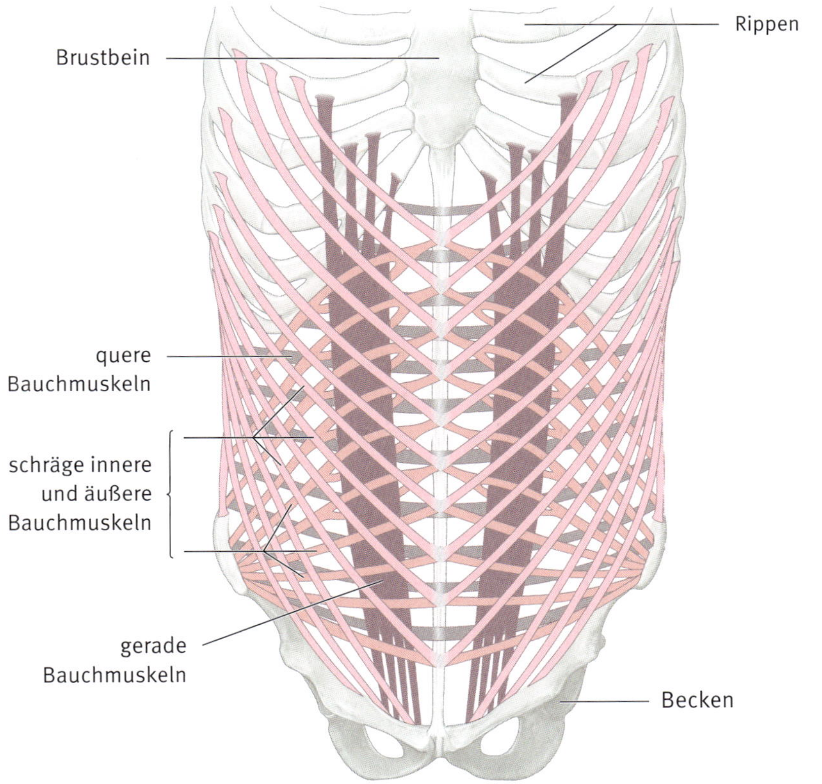

Schünke M, Schulte E, Schumacher U. Prometheus. LernAtlas der Anatomie. Allgemeine Anatomie und Bewegungssystem. Illustrationen von M. Voll und K. Wesker. 5. Aufl. Stuttgart: Thieme; 2018

Die Bauchmuskeln schematisch

wenn du die eigentliche Bewegung noch gar nicht ausgeführt hast. Man spricht hier von Präkontraktion. Dieser Mechanismus ist während der Schwangerschaft und der Rückbildungszeit verändert bzw. die Muskeln sind nicht dazu in der Lage, dich »vorzustabilisieren«.[9] Ein Grund mehr, regelmäßig deine Rückbildung zu absolvieren.

Aktivieren der tiefen Bauchmuskeln

Ausgangsstellung: Lege dich über die Seite auf deinen Rücken und stelle die Füße hüftgelenksbreit auf. Verankere deine Großzehen-, Kleinzehenballen und die Ferse im Boden. Deine Wirbelsäule ist lang und der untere Rücken ist in seiner natürlichen Krümmung.

Vorbereitung:

- Lege Zeige und Mittelfinger auf deine vorderen oberen Beckenknochen (Darmbeinstachel) und schiebe sie von da aus ein paar Zentimeter aufeinander zu. Jetzt huste einmal und evtl. spürst du, wie sich unter deinen Fingern dein querer Bauchmuskel vorwölbt. (1) Das kann evtl. nur ganz leicht und zart zu spüren sein, aber das ist o. k.
- Jetzt, wo du weißt, wo deine queren Bauchmuskeln liegen, kannst du mit der folgenden Übung die Muskeln aktivieren.

Bewegungsanweisung:

- Die Ausgangsposition ist wie oben beschrieben. Atme ein, spanne ausatmend deinen Beckenboden an und bringe die Luft zu Beginn des Wochenbetts auf »ffffff« (später, wenn du etwas mehr Kraft aufgebaut hast, gerne auf »chchch«) heraus, bis keine Luft mehr in den Lungen ist.
- Du solltest jetzt unter deinen Fingerspitzen eine Bewegung wahrnehmen. Wenn du deine Muskeln bereits aktivieren kannst, dann spürst du, wie sie leicht nach innen ziehen und etwas straffer unter der Haut werden. Auf keinen Fall sollen die Muskeln nach oben gegen deine Finger drücken. (2)

Beachte:

- Solltest du beim Ausführen der Übung eine Schwere im Becken und/oder Druck auf dem Beckenboden spüren, dann gestalte den Widerstand etwas leichter, indem du auf »pfff« oder »ffff« ausatmest. Alternativ lege dir ein bis zwei Kissen unter das Gesäß, um deinen Beckenboden zu entlasten.
- Auch hierbei bleiben deine Gesäß- und Oberschenkelmuskeln locker und deine Wirbelsäule bleibt lang. Während des Spannungsaufbaus bewegt sich dein Becken und somit auch der untere Rücken minimal, was völlig in Ordnung ist. Wichtig ist, dass du den unteren Rücken nicht in den Boden hineinpresst.

Wichtig

Das Training deiner Bauchmuskeln in Rückenlage, ist aufgrund der Schwerkrafteinwirkung weniger effektiv. Anfangs, um deine Bauchmuskeln besser wahrnehmen zu können, ist die Rückenlage sinnvoll. Im weiteren Verlauf deiner Rückbildung sollte das funktionelle Bauchmuskeltraining in vertikalen Ausgangsstellungen stattfinden.

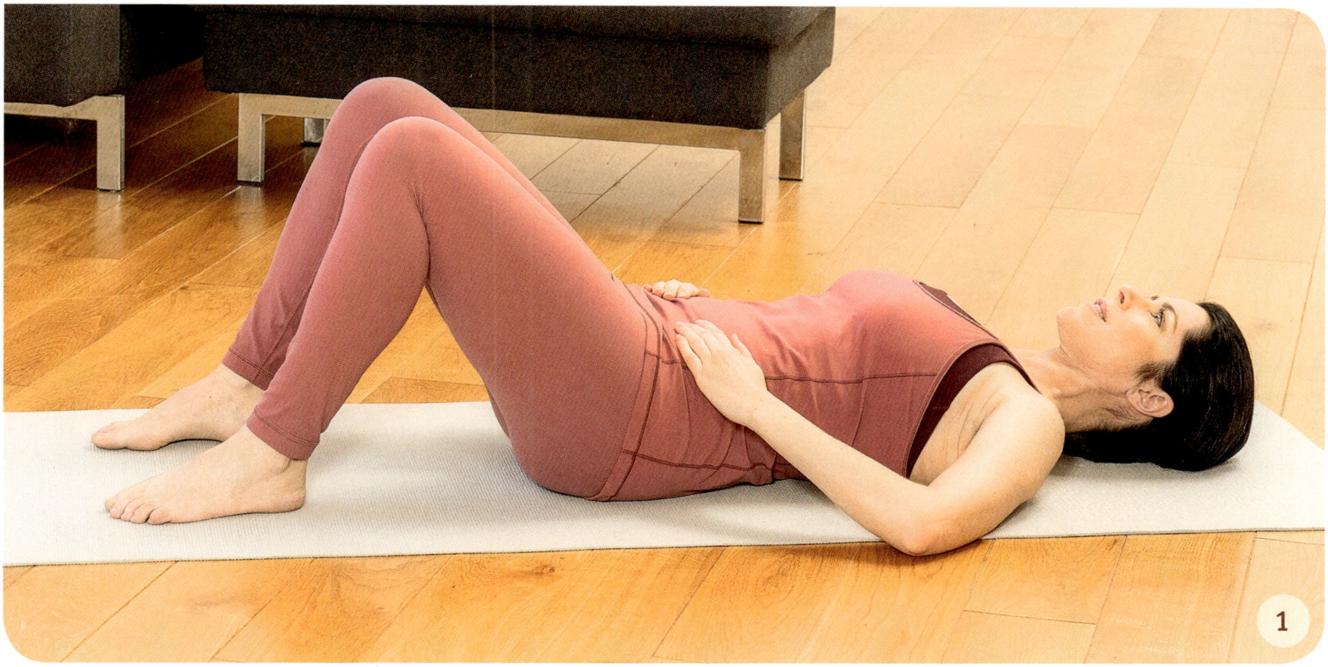
1

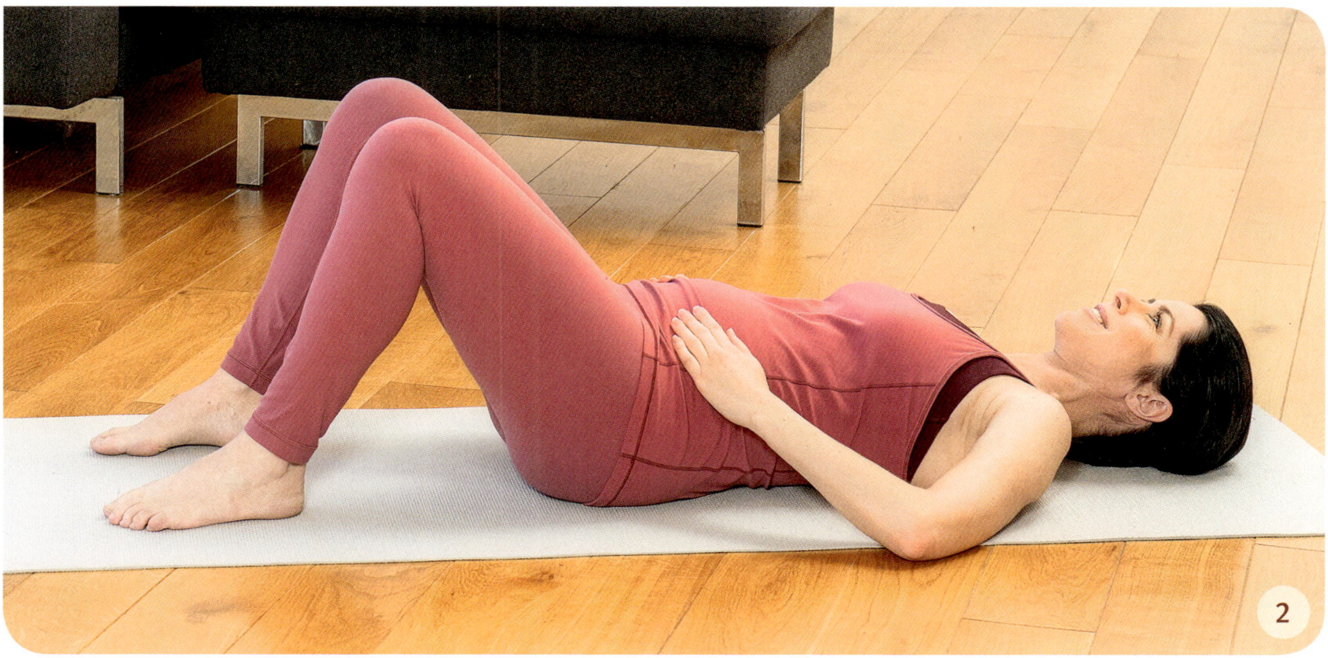
2

Deine Rückenmuskeln

Im vorangegangenen Abschnitt hast du etwas über deine Körpermitte erfahren. Wir haben die Unterseite deines Rumpfes, den Beckenboden, die Vorder- und die Rückseite, sowie die Seiten beschrieben.

Da alle Anteile in engem Zusammenhang miteinander stehen, ist es wichtig, diese auch im Verbund zu trainieren. Nur so können wir diese durch Schwangerschaft und Geburt strapazierte funktionelle Einheit wieder ins Gleichgewicht bringen. Du kannst dir vorstellen, dass die Muskeln auf deiner Körperrückseite elementar für deine aufrechte Haltung und dein Wohlbefinden insgesamt sind.

Dein Rückenstrecker verläuft vom Kreuzbein bis zum Hinterkopf. Er ist ein komplexes System, dass aus mehreren Schichten besteht, mit kurzen und langen Muskeln. Seine Aufgabe ist es, uns gegen die Schwerkraft aufrecht zu halten, zu drehen, zur Seite zu neigen und schon vor der eigentlichen Bewegung anzuspannen.

Seitlicher und mittlerer Teil des Rückenstreckers

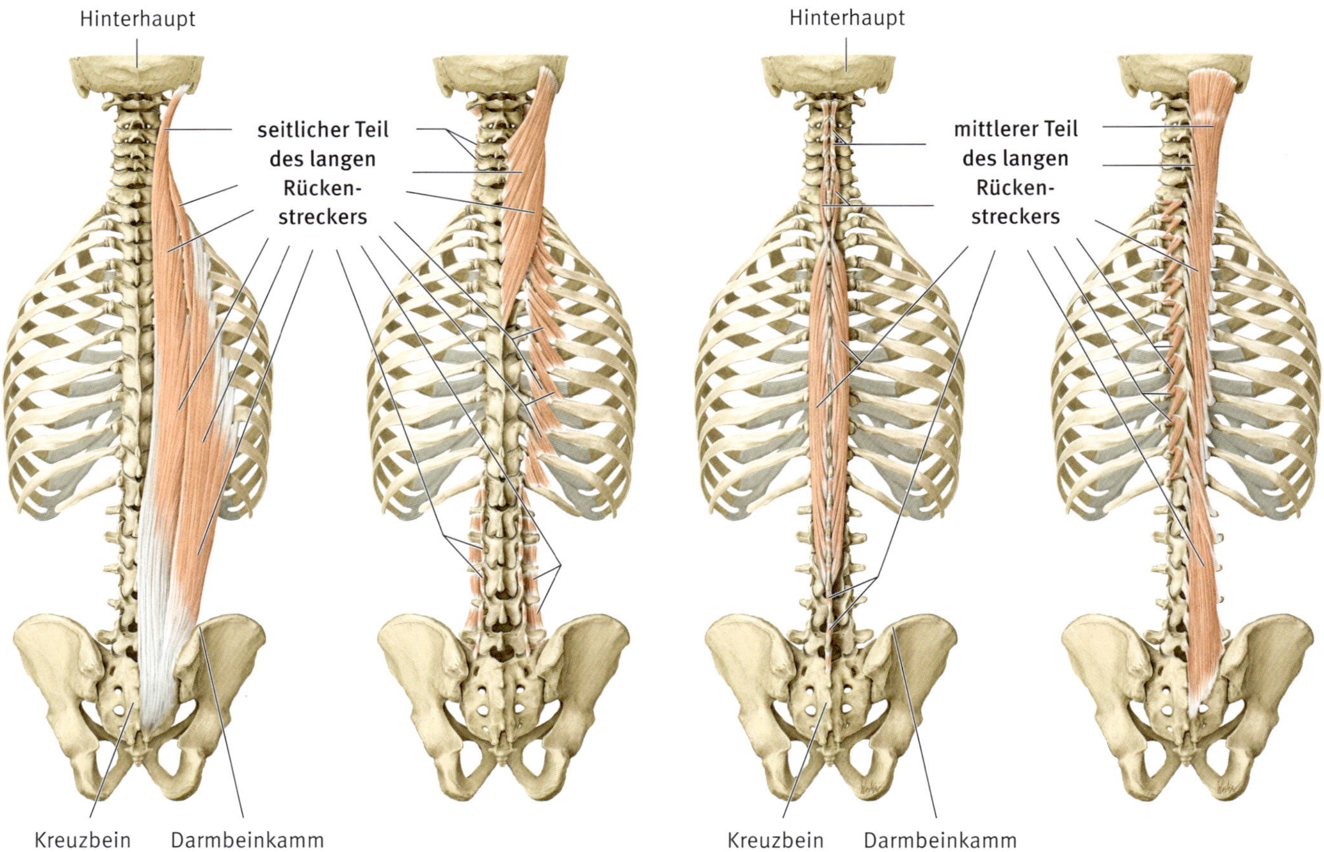

Schünke M, Schulte E, Schumacher U. Prometheus. LernAtlas der Anatomie. Allgemeine Anatomie und Bewegungssystem. Illustrationen von M. Voll und K. Wesker. 5. Aufl. Stuttgart: Thieme; 2018

Während der Schwangerschaft ist der Rückenstrecker besonders gefragt, da die Veränderungen im Körper die untere Wirbelsäule aus dem Lot bringen. Die Rückenmuskulatur ist dadurch gezwungen, die vermehrte Spannung zu regulieren, und ist dauerhaft im Einsatz. Was früher oder später zu einer Überlastung und Funktionseinschränkung führt. Nach der Geburt wollen wir diese Fehlhaltung behutsam auflösen und wieder ein Gleichgewicht der Muskulatur auf der Körpervorder- und Rückseite herstellen.

Die tiefliegende Bauchmuskelschicht macht gemeinsame Sache mit den tiefen, wirbelsäulennahen Muskeln. Diese Vorgänge sind unwillkürlich und tief in unserem System verankert. Dieser automatische Vorgang der Präkontraktion[10] wird oft schon während der Schwangerschaft gestört, ganz bestimmt aber nach der Geburt. Eine adäquate Rückbildung ist daher von immenser Wichtigkeit, um eventuellen Rückenschmerzen, Organsenkungen, Inkontinenz und/oder Beckengürtelschmerzen vorzubeugen.

Stützmuskulatur und Bauchinnendruck

Ihr könntet euch fragen, warum ich eigentlich so einen Wind um das Thema Rückbildung mache. Seit Jahrtausenden bekommen wir Kinder. Unsere Urgroßmütter haben ihre Zeit garantiert nicht mit Rückbildungsübungen verbracht und sind auch irgendwie klargekommen. Richtig, haben sie nicht. Aber, wie viele von ihnen mit den schlimmsten Problemen herumgelaufen sind, ohne sich zu beklagen – das wissen wir auch nicht.

Fakt ist, bei dem gesamten Thema geht es darum, deine Statik wiederherzustellen, damit du den Druck im Körper optimal verteilen kannst. Dazu ist es wichtig, dass alle Muskeln des Rumpfkapselsystems ihre Funktionen übernehmen und harmonisch zusammenarbeiten quasi wie ein Orchester. Spielt auch nur ein Mitglied in diesem ausgeklügelten System falsch, müssen die übrigen Mitglieder versuchen das auszugleichen. Das geht ein-, zweimal. Aber auf die Dauer wird das sehr anstrengend für alle Beteiligten …

Damit dein Orchester perfekt spielt, braucht es neben den Musikern (Bauchmuskeln, Beckenboden, Zwerchfell und Rückenmuskeln) auch eine Dirigentin – dein

Das Rumpfkapselsystem in optimaler Ausrichtung

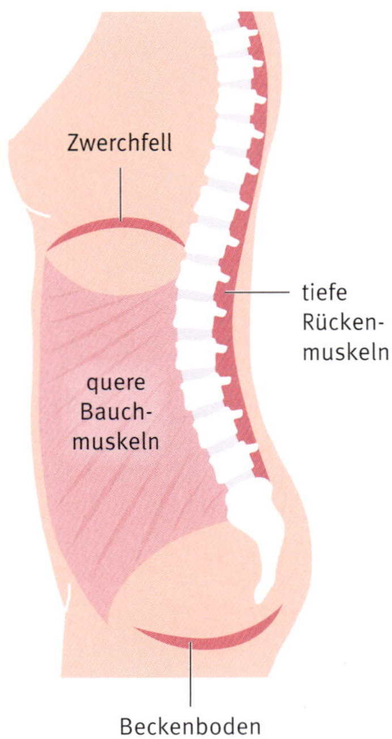

Das Rumpfkapselsystem in lordosierter Position mit Fehlbelastung

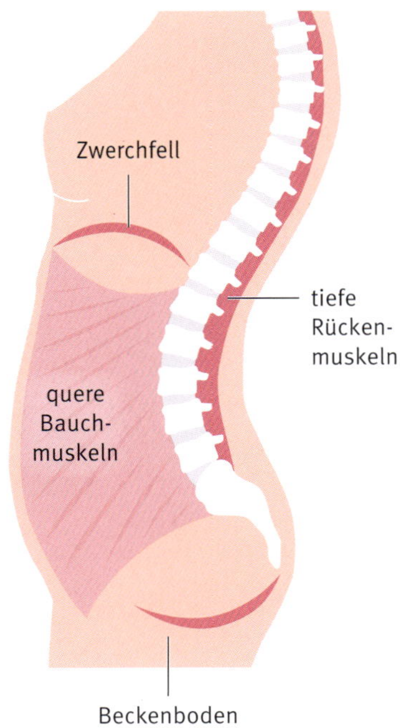

Gehirn. Dein Gehirn sorgt dafür, dass zum richtigen Zeitpunkt die richtigen Informationen an deine Muskeln gesendet werden, und deine Muskeln wiederum geben neue Informationen an dein Gehirn. Dieser Austausch ist nach der Geburt noch nicht wieder optimiert. Mit der richtigen Ausrichtung und den richtigen Trainingsreizen zur richtigen Zeit lernt dein Gehirn mit der Zeit wieder, die richtigen Signale zu setzen.

Wie du dich bewegst, gehst, sitzt, läufst, auf die Toilette gehst, beeinflusst die Verteilung deines Bauchinnendrucks. Eine dauerhaft suboptimale Strategie macht sich über kurz oder lang bemerkbar. Es können Rückenschmerzen auftreten, ein Beckenorganvorfall, eine Inkontinenz, eine Rektusdiastase etc.

It's all connected! Dieser Spruch ist vielseitig anwendbar. Im Falle unseres Körpers stimmt er zu 100 %. Deine Bauchmuskeln, sind mit deinem Beckenboden verbunden und mit deinen Rückenmuskeln. Dein Zwerchfell und dein Beckenboden arbeiten gemeinsam und sind im Inneren miteinander verbunden, genauso wie deine Bauchmuskeln und dein Zwerchfell am Brustkorb eng beeinanderliegen.

Die hüftumgebenden Muskeln

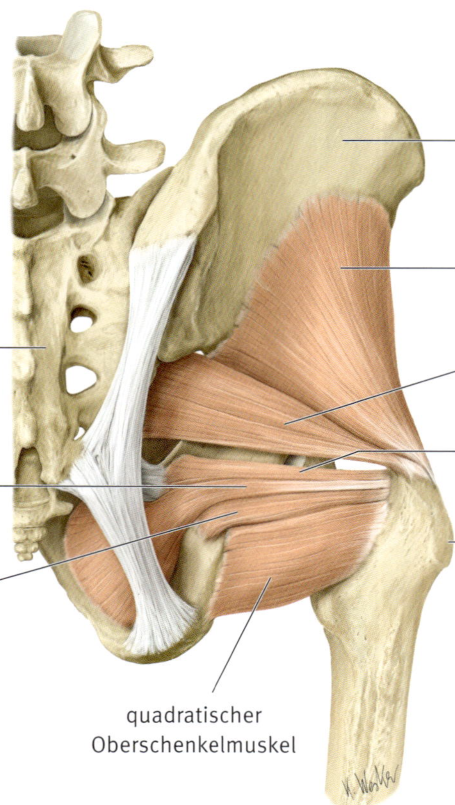

Schünke M, Schulte E, Schumacher U. Prometheus. LernAtlas der Anatomie. Allgemeine Anatomie und Bewegungssystem. Illustrationen von M. Voll und K. Wesker. 5. Aufl. Stuttgart: Thieme; 2018

Die hüftumgebende Muskulatur

Diese Muskeln sind besonders wichtig, denn sie haben direkt oder indirekt Kontakt mit deinem Beckenboden. Während der Schwangerschaft ist die Funktion dieser Muskeln eingeschränkt, denn durch die veränderte Beckenstellung wird auch ihre Zugrichtung verändert, was zu Verspannungen und einem Stabilitätsverlust führen kann. Auf den großen Gesäßmuskel kommt während der Schwangerschaft besonders viel Arbeit zu, da die Bauchmuskeln im Laufe der Schwangerschaft nicht mehr ihre Funktion des Aufrechthaltens übernehmen können. Die Muskeln des unteren Rückens sind im Dauerstress, denn sie sind damit beschäftigt die starke Krümmung im unteren Rücken zu stabilisieren. Das ist mit fortgeschrittener Schwangerschaft ein echt harter Job. Die Muskeln neigen daher zu Verspannungen und Überlastung. Nach der Geburt kann es bis zu 2 Jahre dauern, bis dein Becken wieder seine ursprüngliche Form hat.

Eine muskuläre Schwäche der Muskeln, die das Becken auf den Beinen stabilisieren und uns aufrecht halten, hat immer eine Auswirkung auf das Rumpfkapselsystem. Daher müssen diese Muskeln unbedingt in das Training miteinbezogen werden. Anfangs gerne in Seitlage, aber am besten im Stehen, wo wir sie brauchen. Jeder Schritt, den du machst, erfordert den Einsatz deiner hüftumgebenden Muskulatur. Ohne deren volle Funktion werden weder deine Bauchmuskeln noch dein Beckenboden ihr volles Potential entfalten[11].

Die Muskeln liegen teilweise direkt innen im kleinen Becken und sind über Faszien mit dem Beckenboden verbunden. Sie verlaufen vom Becken zum Oberschenkel. (1) Damit du eine genaue Vorstellung davon hast, von welchen Muskeln ich spreche, stelle dich auf ein Bein. Das Knie ist dabei lang, aber bitte nicht überstreckt. Ganz wichtig! Denn sonst ist die Funktion der Muskeln eingeschränkt. Hebe das andere Bein ungefähr 10 cm in die Luft und führe es 6-mal nach vorne zur Seite und nach hinten. Beginne wieder von vorne. (2)

Die Muskeln, die du auf deiner Standbeinseite spürst, sind genau die Muskeln, von denen ich gerade gesprochen habe.

Der Hüftbeuger

Der Hüftbeuger (auch Lenden-Darmbein-Muskel) verläuft vom letzten Brustwirbel durch das Becken zur Oberschenkelinnenseite. Schwangerschaftsbedingt ist dieser Muskel verkürzt und nicht gleitfähig. Um ihn wieder funktionsfähig zu machen, ist es wichtig, ihn in das Training miteinzubeziehen.

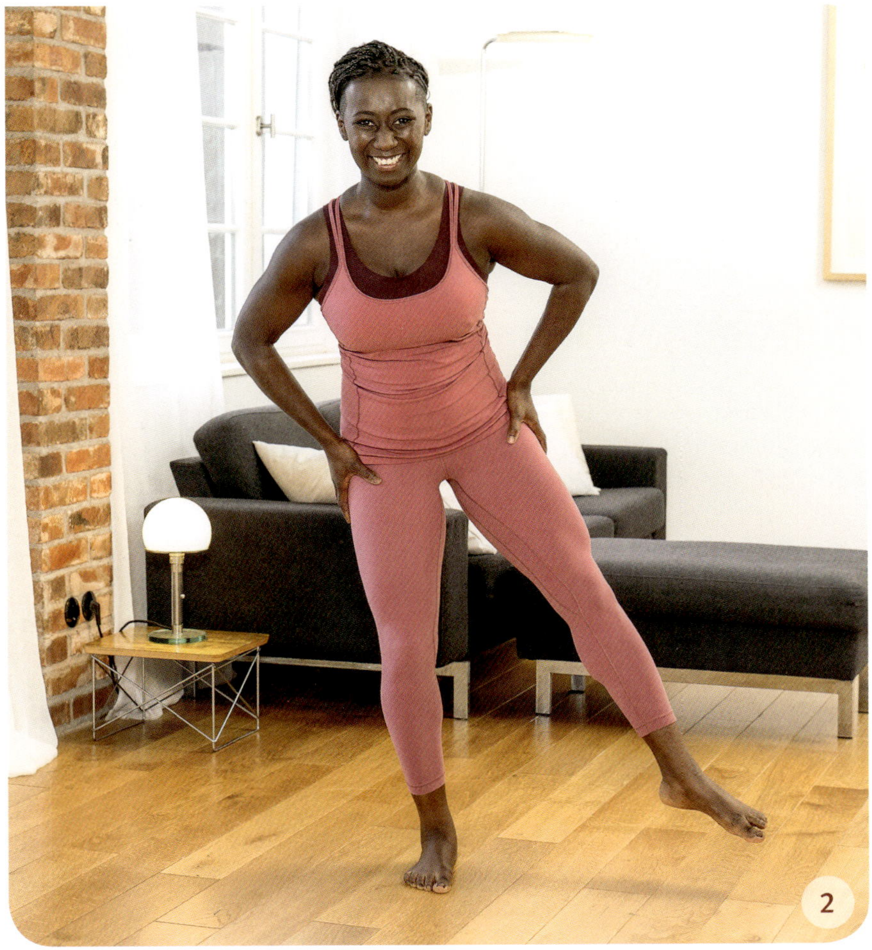
2

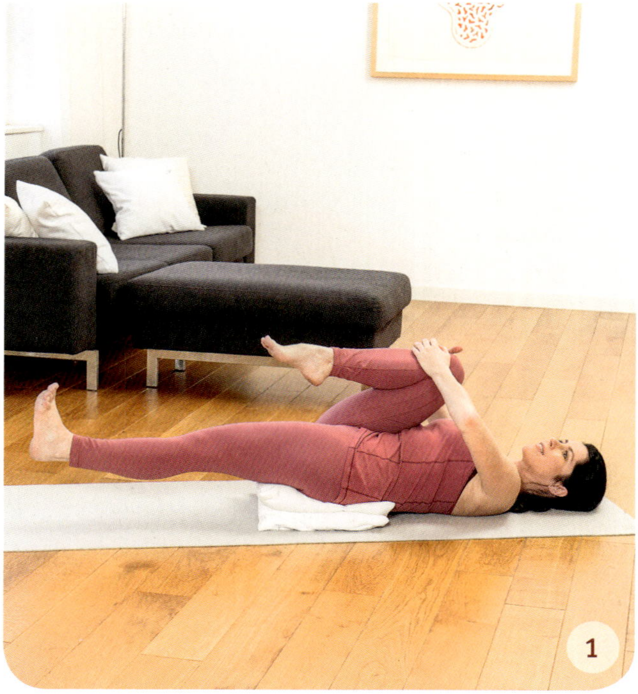

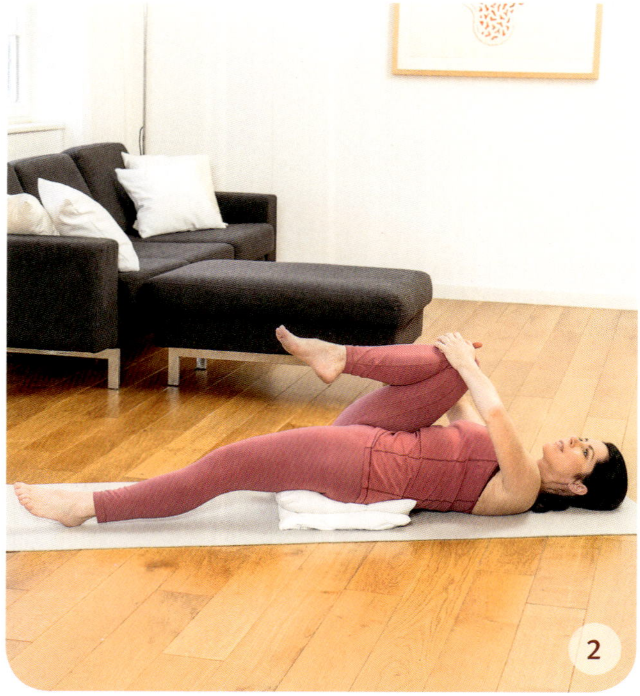

Hüftbeuger-Dehnung

Diese Übung zur Entspannung deines Hüftbeugemuskels führt dazu, dass der Zug auf der unteren Wirbelsäule nachlässt, die Beweglichkeit im Hüftgelenk verbessert wird und die Atmung freier wird. Du benötigst mehrere übereinandergestapelte Kissen oder einen kleinen halbweichen Ball

Ausgangsstellung: Lege dich über die Seite auf den Rücken und schiebe dir ein großes Kissen unter das Gesäß, sodass dein Becken höher als deine Schultern platziert ist. Ziehe ein Knie nach dem anderen zur Brust. Halte mit beiden Händen das rechte angewinkelte Bein und ziehe es dicht auf die Brust. Das andere Bein streckst du parallel zum Boden.

Bewegungsanweisung: Atme fließend ein und aus, während dein gestrecktes Bein zum Boden sinkt. Bringe das gestreckte Bein so weit wie möglich in Richtung Boden. (1) Spanne das Gesäß fest an, halte die Spannung für 15–20 Sekunden aufrecht. Dann löse die Spannung deines Gesäßmuskels wieder. (2) Wiederhole das 4–6-mal pro Bein.

Beachte: Halte das Bein möglichst in einer Linie zur Hüfte. Halte die Position des gebeugten Beins aufrecht. Atme fließend. Sollte dir diese Position Schmerzen bereiten, dann beende die Übung bitte.

Die Wichtigkeit deiner Füße

Die Füße sind die Basis unseres Körpers. Sie tragen uns durch die Welt und verbinden uns mit der Erde. Kraftvolle und bewegliche Füße sind ein Schlüssel zu einer aufrechten Haltung. Ein aktives Fußgewölbe ist gleichzusetzen mit einem aktiven und elastischen Beckenboden.

Deine Füße sind über die Sprunggelenke mit deinen Unterschenkeln und die wiederum über das Kniegelenk mit deinen Oberschenkeln verbunden. Diese wiederum sind gelenkig mit deinem Becken verbunden. Das Becken fängt die Kräfte, die von unten kommen, auf und leitet sie zur Wirbelsäule um. Die von oben einwirkenden Kräfte wiederum werden über die Wirbelsäule zum Becken geleitet, von wo sie dann über die Hüftgelenke auf die Beine und Füße verteilt werden. Es geht also ein ständiger Wechsel vonstatten.

Kleiner Shift – große Wirkung

Es gibt eine fasziale Verbindung von deiner Fußsohle bis zu deinen Augenbrauen. Eine optimale Ausrichtung deines Fußes wirkt sich positiv auf die Stellung deiner Knie- und Hüftgelenke aus. Das Ausrichten deines Längs- und Quergewölbes sorgt dafür, dass deine Ferse senkrecht steht. Von oben und unten kommende Kräfte können dann achsengerecht durch den Körper wandern und die beteiligten Muskeln im Körper arbeiten aus einer verbesserten Ausgangsstellung heraus. Es ist wichtig, zu wissen, dass dein aufgerichtetes Fußgewölbe dafür sorgt, dass dein Becken in Position gebracht wird und Kräfte optimal im Körper verteilt werden können[12]. Das wiederum verbessert die Ausgangsstellung für deine Beckenbodenmuskulatur. Dein Oberschenkelkopf ist dadurch in der Hüftgelenkspfanne zentriert, was deiner hüftumgebenden Muskulatur zugutekommt. Denn diese wird aktiv und kann hervorragend das Becken stabilisieren und das Bein bewegen. Deine Bauchmuskeln bekommen einen verbesserten Tonus und du kannst deine Wirbelsäule ökonomischer gegen die Schwerkraft aufrichten. Deine Schultern ruhen auf dem Brustkorb und dein Kopf ist zwischen den Schultern platziert.

So aktivierst du deine Füße

Stelle dich mit hüftbreiten Beinen auf einen festen Untergrund. Deine Knie sind gestreckt, aber bitte nicht überstreckt. Deine Arme ruhen an der Seite. Schließe die Augen und verlagere das Gewicht ein paarmal vor und zurück, danach nach rechts und links und komme mittig auf deinen Füßen zum Stehen. Gib nacheinander Druck auf deinen Großzehenballen, den Kleinzehenballen und platziere deine Ferse mittig. Halte den Druck aufrecht und bringe imaginär deinen Großzehenballen zur inneren Ferse. Dabei stellst du dir vor, dass du mit deinem Fußgewölbe eine 1-Euro-Münze hochhebst. Achte bitte immer darauf, dass deine Knie nicht überstrecken. Eine gute Spürhilfe sind Igelbälle oder Tennisbälle, mit denen du deine Fußsohle ausrollen kannst.

Die 3-Punkt-Belastung des Fußes

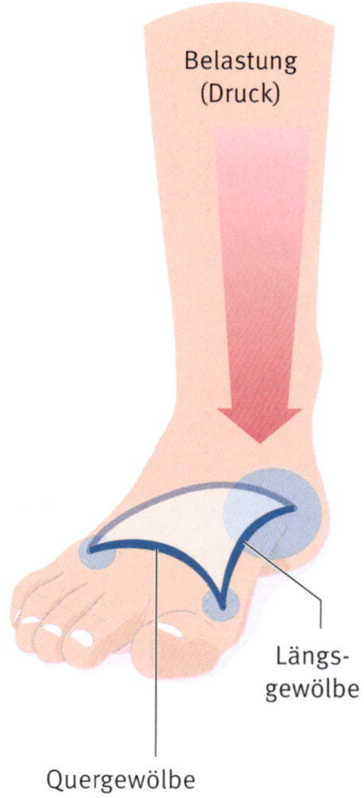

Beschwerden, die dich ereilen können

Mittlerweile herrscht ein recht offener Umgang mit einigen Schwangerschafts- und Post-Geburts-Beschwerden, wie z. B. Inkontinenz. Es gibt aber noch immer Problematiken, die nicht auf dem Radar sind.

Thrombose

Eine Thrombose ist eine Blutgerinnung, die die Vene verstopft und somit die Durchblutung hemmt. Thrombosen entstehen oft in den Unter- oder Oberschenkeln oder im kleinen Becken, können aber auch anderswo im Körper entstehen. Eine Folge könnte eine Lungenembolie sein.

Gründe für eine Thrombose können sein:

- Krampfadern
- geschädigte Venenwände (z. B. durch Entzündungen)
- veränderte Blutzusammensetzung

Wer ist gefährdet, eine Thrombose zu entwickeln?

- Menschen, die viel liegen oder sitzen und sich wenig bewegen
- Schwangere: Durch das wachsende Kind wird der venöse Rückfluss erschwert.
- Menschen mit Venenwandschwäche, Herzinsuffizienz, Gefäßerkrankungen
- Menschen, die zu wenig Flüssigkeit aufnehmen oder Flüssigkeit verlieren

Was kann ich tun?

Nach der Geburt ist es daher von großer Wichtigkeit, dass du dich bewegst. Nach einer spontanen Geburt ohne Komplikationen sind Mütter relativ schnell wieder auf den Beinen und die Gefahr einer Thrombose ist verringert.

Nach einem Kaiserschnitt ist es wichtig, dass du 6 Stunden nach der Geburt aufstehst. Im Fachsprech heißt das: Du wirst »mobilisiert«. Dir wird, wenn möglich, der Katheter gezogen und dann kommt der erste Gang zur Toilette. Es gibt zwar auch eine Spritze zur Thrombosevorbeugung, trotzdem solltest du aufstehen und ein paar Schritte gehen.

Das Hochlagern der Beine ist dann wichtig, wenn du für längere Zeit sitzt. Winkel die Knie leicht an und staple unter deinen Füßen einen Kissenberg. Das fördert den venösen Rückstrom. Wenn du mit den Füßen immer wieder gegen das

Bettende drückst, regst du die Venenpumpe an.

Kompressionsstrümpfe können Abhilfe schaffen. Gerade wenn du schon mal eine Thrombose hattest oder gefährdet bist, dann ist es sinnvoll, die Strümpfe mit in die Klinik zu nehmen und nach der Geburt anzuziehen, wenn das möglich ist. Sprich das am besten mit dem Klinikpersonal ab.

Anzeichen für eine Thrombose:

- Schwellung, gerötete Haut
- erwärmte Haut
- glänzende Haut
- leicht erhöhte Temperatur
- Schmerzen im betroffenen Areal (Husten kann den Schmerz auslösen)
- erhöhter Puls

Im Übungsteil, findest du bewährte Übungen zur Vorbeugung gegen eine Thrombose (Seite 84).

Pneumonie

Eine Pneumonie ist eine Lungenentzündung. Aber wieso besteht nach der Geburt die Gefahr einer Lungenentzündung? Durch die schwangerschaftsbedingte Veränderung der Atmung wird die Lunge schlechter als sonst belüftet. Nach der Geburt, besonders nach einem Kaiserschnitt, ist das tiefe Ein- und Ausatmen eventuell schmerzhaft und wird oftmals vermieden. Die flache Atmung begünstigt eine Ansammlung von Sekreten in der Lunge, die nicht abgehustet werden können.

Das zeitige Aufstehen nach der Geburt, ein gut gelüfteter, aber nicht zugiger Raum und Atemtraining helfen dir, eventuelle Atembeschwerden zu mildern.

Wundheilungsstörungen

Diese können nach einem Kaiserschnitt oder einer Dammverletzung auftreten. Eine eventuelle Verunreinigung durch Bakterien führt dazu, dass die Wunde ein weiteres Mal geöffnet werden muss. Sie wird gereinigt und wieder verschlossen. Die Wundheilung kann nicht nur durch Bakterien, sondern auch durch zu frühe Belastungen gestört werden. Daher ist es wichtig, die Gesetzmäßigkeiten der Wundheilung zu beachten und nach einem Kaiserschnitt bzw. einer größeren Dammverletzung nicht zu früh und zu intensiv mit dem Training zu beginnen.

Phasen der Wundheilung

Die Phasen der Wundheilung sind wie folgt und müssen unbedingt beachtet werden[13]:

Am Tag der OP bis zum 5. Tag: Direkt nach der OP bis zum 5. Tag befindest du dich in der Entzündungsphase. Du wirst im Krankenhaus versorgt werden und mehr oder weniger starke Schmerzen haben. An Übungen ist in dieser Zeit, wenn überhaupt, nur im Bereich der Wahrnehmung zu denken!

Wichtig ist, dass du deinen Atem einsetzt und Thrombose- und Lungenembolieprophylaxe betreibst. Außerdem ist es gut, wenn du mental versuchst, deine Muskeln im Beckenboden zu lokalisieren. Es hat sich herausgestellt, dass durch den Schmerz betroffene Bereiche ihre Funktion quasi »runterfahren« und sich die Patienten in eine Schonhaltung begeben. Damit sich diese Muster nicht verfestigen, ist es sinnvoll, sich gedanklich mit seinem Beckenboden und auch mit der Narbe zu beschäftigen.

Ab dem 5. Tag bis zum 21. Tag: Jetzt beginnt die Proliferationsphase, in der du aktiv mit kleinen verträglichen Bewegungen und der Atmung dafür sorgen kannst, dass dein Gewebe sich funktionsrichtig anordnet. Das bewusste Atmen und sanfte Wahrnehmungsübungen helfen dir bei der Regeneration. Das verletzte Gewebe wird besser durchblutet und vorsichtig mobilisiert. Bitte unterschätze die Wichtigkeit dieser kleinen, feinen Übungen und der Atemtechniken nicht! Wenn in dieser Phase keine Bewegung stattfindet, kann es sein, dass deine Narbe dir Probleme bereiten wird und es zu Verklebungen im Narbenbereich kommt. Diese können dich im Alltag, beim Sex, beim Urinieren und/oder beim Stuhlgang stören.

Nach dem 21. Tag: Jetzt ist dein Gewebe belastungsstabil. Das bedeutet, du kannst dir Schritt für Schritt wieder etwas mehr zumuten. Diese Phase dauert ca. 3 Monate.

Als frischgebackene Mama hast du einen Körper voller Schwangerschaftshormone. Das bedeutet, deine Narbe ist erst in 12–16 Wochen so weit stabil, dass du dich mehr belasten kannst. Bitte kläre mit deinem Arzt und der Hebamme ab, wann du mit der Rückbildung beginnen darfst.

Wichtig: Eine völlige Ruhigstellung des Beckenbodens ist von Natur aus nicht möglich und auch nicht gewollt. Durch die physiologische Atembewegung und die Einwirkung der Schwerkraft ist der Beckenboden immer funktionell belastet, was auch wünschenswert ist.

Verstopfung

Während der Schwangerschaft wird der Darm von deinem wachsenden Kind zur Seite gedrängt und das Hormon Prolaktin sorgt indirekt für einen trägen Darm. Alles Faktoren, die quasi nach Verstopfung schreien. Nach der Geburt muss sich dein Darm wieder ausrichten, denn er hat jetzt enorm viel Platz.

Deine Bauchmuskeln, die schwangerschaftsbedingt geschwächt sind, können bei der Bauchpresse, die für die Darmentleerung notwendig ist, nicht richtig mithelfen. Die Bewegung deines Zwerchfells ist ebenfalls wichtig, da es durch das Absinken und Aufsteigen deinen Darm anregt. Wie wir aber wissen, ist dein Zwerchfell durch den Zwerchfellhochstand noch nicht in der Lage, sich in seiner Bewegung voll zu entfalten.

Nach einer Kaiserschnittgeburt kommt hinzu, dass durch die Narkose auch die Darmfunktion lahmgelegt wurde. Bei einer Dammnaht besteht oftmals die Angst vor dem Schmerz, der beim Stuhlgang entstehen könnte, was zusätzlich stresst.

Wenn du 2–3 Tage keinen Stuhlgang hattest, dann wird dir im Krankenhaus ein Einlauf gegeben. Das erleichtert den Stuhlgang. Bewegung, ausreichende Flüssigkeitsaufnahme und möglichst kein Kuchen, Kekse und Ähnliches begünstigen eine gute Darmfunktion. Es dauert bis zu 4 Wochen, bis sich deine Verdauung normalisiert hat.

Milchstau und Mastitis

Hört sich irgendwie schon uncool an, oder? Eine Mastitis ist die große Schwester eines Milchstaus. Beides gehört zusammen, aber bevor du eine handfeste Mastitis bekommst, dauert es.

Die Symptome von Milchstau und Mastitis sind ähnlich und der Übergang manchmal fließend. Beim Milchstau ist der Abfluss der Milch behindert. Du spürst einen kleinen, harten Knoten, manchmal auch ein breites, hartes Areal in der Brust. Es ist schmerzhaft wie ein blauer Fleck. Ein Milchstau im fortgeschrittenen Stadium führt durchaus auch zu Fieber, Schüttelfrost und Gliederschmerzen. Man könnte denken, es sei die Grippe. Wenn du eine Hebamme hast, dann wird sie dich fachkundig versorgen, z. B. indem sie dir die Brust ausstreicht, Tapes an die Brust anlegt oder ggf. Globuli gibt, die die Milchbildung reduzieren. Falls du keine Hebamme hast, dann gehe zu deinem Gynäkologen oder Hausarzt. Was du am wenigsten willst, ist, dass sich aus deinem Milchstau eine Mastitis entwickelt. Hierbei handelt es sich um eine bakterielle Infektion deiner Brust, die mit Antibiotika behandelt werden muss.

Milchstau und Mastitis sind keine Gründe zum Abstillen! Dein Baby kann dir am besten helfen, die Brust zu leeren.

Ursachen für einen Milchstau können sein:

- zu enge Kleidung, z. B. ein drückender BH
- ein Stoß oder Schlag gegen die Brust
- Stress, Anspannung
- lange Stillpausen (z. B. bei längerer Abwesenheit)
- mehr Milch, als das Baby trinken kann

Sobald du einen Milchstau bemerkst, legst du dich bitte ins Bett und verordnest dir absolute Ruhe.

Tabus, die keine mehr sind

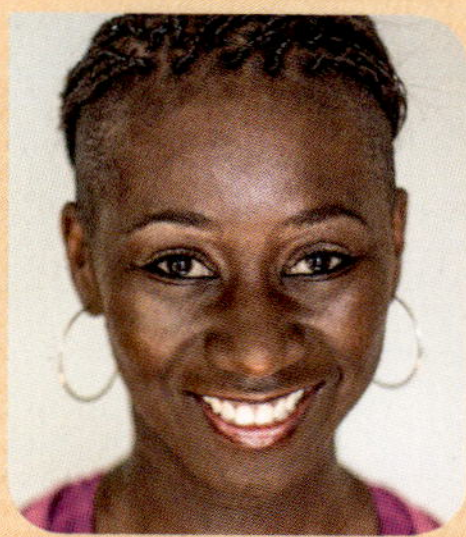

Das Thema »Huch, mein Beckenboden hält nicht dicht!« wird ja dank der sozialen Medien mittlerweile öffentlich breit diskutiert. Fast jede Mom-Bloggerin widmet diesem Thema mindestens einen Blogpost – was ich gut finde, denn dadurch wissen wir Mamas: Ich bin nicht allein! Die Leute auf das Thema aufmerksam zu machen, ist eine coole Sache und eine wichtige noch dazu. Weniger cool ist es, wenn der Anschein erweckt wird, es sei normal, weil es so viele haben. Deshalb ist es mir auch so wichtig, euch hier alltagstaugliche Tipp und langfristige Strategien zu zeigen.

Es versteht sich von selbst, dass du in dieser Zeit keinen Sport machst. Meistens dauert es 1–2 Tage, bis sich der Stau aufgelöst hat. Denn mit einem Milchstau ist nicht zu spaßen. Ich schreibe hier aus eigener Erfahrung …

Maßnahmen bei Milchstau:

- Stille häufig und lege dein Baby so an, dass der Unterkiefer zum gestauten Bereich in der Brust zeigt. Der gestaute Bereich wird so besser leer getrunken. Es gibt tolle Websites (Seite 178), auf denen du super Tipps von erfahrenen Hebammen und Stillexpertinnen bekommst.
- Behandle vor dem Stillen die Brust mit Wärme, um den Milchspendereflex auszulösen.
- Beim Stillen kannst du vorsichtig über die Brust streichen und das Entleeren unterstützen.
- Nach dem Stillen kannst du deine Brust kühlen. Es müssen keine Eiswürfel sein! Hierfür eignen sich z. B. Quarkwickel, Kohlwickel aus gekühlten Weißkohlblättern und Retterspitzwickel (Retterspitz gibt es rezeptfrei in der Apotheke). Infos und Anleitungen für das Anlegen der Wickel findest du auch auf den im Serviceteil (Seite 178) genannten Websites.

Beachte: Wenn nach 24–48 Stunden keine Besserung auftritt und die Symptome sich verschlechtern, unbedingt zum Arzt gehen!

FAQ Inkontinenz

Bei allen Freuden, die das Mutterdasein so mit sich bringt, bringt neben Schlafentzug, Stilldemenz und Stimmungsschwankungen mitunter auch eine Inkontinenz mit sich. Hier findest du Antworten auf die wichtigsten Fragen und schnelle Hilfen.

Warum kommt es nach der Geburt häufig zu ungewolltem Urinverlust? Häufig handelt es sich nach der Geburt um eine Belastungsinkontinenz [14]. Wenn deine Blase zum Beispiel beim Lachen, Springen, Hüpfen, Tragen oder Laufen zu viel Druck abbekommt, verlierst du dann ungewollt Urin. Während der Schwangerschaft spielen die Hormone eine große Rolle, denn sie machen das Gewebe und den Knorpel weich. Das gilt für den Beckenboden genauso wie z. B. für die Rippenknorpel und die Symphyse. Auch deine Muskeln sind dehnbarer und weniger kräftig. Wenn dann ein zu hoher Druck im Bauchraum entsteht, haben die Muskeln, die deinen Blasenhals stabilisieren und umgeben, Mühe, diesen zu verschließen, und es treten ein paar Tropfen oder auch mehr aus. Bei einer vaginalen Geburt kommt hinzu, dass die Muskeln des Beckenbodens im Längs- wie im Querschnitt maximal gedehnt werden, was eine zusätzliche Belastung darstellt.

Ich hatte aber einen Kaiserschnitt ... Auch wenn du per Kaiserschnittgeburt entbunden hast, kannst du eine Inkontinenz entwickeln.[15] Studien haben ergeben, dass Frauen, die während der Schwangerschaft eine Inkontinenz hatten, auch nach der Geburt dazu neigen. Bei einem Kaiserschnitt darf man nicht vergessen, dass die Bauchdecke und der Uterus durchtrennt werden, was auch heißt, dass die Nerven in diesem Bereich beschädigt werden. Die muskuläre Koordination ist anfangs gestört und auch das Gefühl (Sensorik) ist oftmals eingeschränkt. Das Zusammenspiel zwischen deinen Bauchmuskeln und deinem Beckenboden ist ein immens wichtiger Faktor für deine Kontinenz. [16]

Wie kommt es zu einer nachgeburtlichen Inkontinenz? Durch die Schwächung und Dehnung der blasenhalsumgebenden Muskulatur während der Schwangerschaft und Geburt ist diese so geschwächt, dass sie ihre Aufgabe nicht mehr übernehmen kann. Stell dir einen leckenden Wasserhahn vor. Wenn der Druck auf den Wasserhahn (Blase) von innen zu hoch ist und die Dichtung der Armatur (blasenhalsumgebende Muskulatur) diesem nicht standhalten kann, dann dringen ein paar Tropfen durch.

Nicht zu vergessen ist die nicht so oft erwähnte Stuhlinkontinenz, die ein großes Thema nach Geburtsverletzungen ist, denn bei Verletzungen des Damms kann es zu Einschränkungen in der Funktion des analen Schließmuskels kommen. Ab einem Dammriss dritten Grades wird empfohlen, einen Proktologen aufzusuchen.

Geht eine nachgeburtliche Inkontinenz auch wieder weg? Bei manchen Frauen verschwindet die Inkontinenz ein paar Monate nach der Geburt, was man auf die Rückbildung zurückführen kann und auf die wieder stärker werdende Muskulatur des Beckenbodens. Andere Frauen berichten, dass sie noch Jahre nach der Geburt darunter leiden. Es ist erwiesen, dass zwischen einem Drittel und der Hälfte der Frauen noch 5 Jahre nach der Geburt an einer Form der Inkontinenz leiden.

Mamas, die an einer Stuhlinkontinenz leiden, sollten unbedingt ihren Arzt konsultieren und sich an einen Experten überweisen lassen.

Was kann ich langfristig dagegen tun? Regelmäßiges Beckenbodentraining ist dann angebracht, wenn deine Beckenbodenmuskulatur zu schwach ist. Man hat jedoch herausgefunden, dass eine bleibende Inkontinenz in vielen Fällen mit einem verspannten bzw. zu stark angespannten Beckenboden zu tun hat. In diesem Fall muss der Fokus im Training auf der Entspannung liegen und es sind physiotherapeutische Maßnahmen notwendig. Auch die Koordination zwischen deinen Bauch-, Rücken- und Beckenbodenmuskeln sowie deinem Zwerchfell spielt eine große Rolle bei der Inkontinenz. Nach der Schwangerschaft sind genau diese Muskeln in ihrem Zusammenspiel gestört. [17] Zu starke Bauchmuskeln können den Beckenboden dominieren und ihn damit in seiner Funktion einschränken. Es gibt Beckenbodenkurse, in denen die Entspannung und das richtige Alltagsverhalten im Zentrum stehen. Sie werden z. B. von manchen Geburtshäusern und Physiotherapiepraxen angeboten.

Was kann ich akut tun? Um der unangenehmen Situation zu entkommen, plötzlich auf die Toilette gehen zu müssen, haben sich nachfolgende Aufschubstrategien bewährt:

- Solltest du hinter einem Stuhl mit Lehne stehen, kannst du dich mit deinem Schritt dagegenstellen und Druck auf die Klitoris ausüben.
- Lutsche ein (imaginäres) Bonbon oder drücke die Zungenspitze gegen die oberen Schneidezähne.
- Spanne den Beckenboden schnell kraftvoll und kurz an.
- Auch ein nach vorne geneigter Oberkörper entlastet die Blase kurzzeitig. Gehe in die Hocke und binde deine Schnürsenkel zu oder tue einfach so, als wolltest du etwas vom Boden aufheben.

Was sollte ich auf jeden Fall vermeiden, wenn ich an einer Inkontinenz leide? Auf jeden Fall solltest du **viel** trinken. Ja, du hast richtig gelesen. Erstens, Dehydration ist echt ungesund. Zweitens, je weniger du trinkst, desto weniger trainierst du deine Blase und das kann dazu führen, dass dein Urin hochkonzentriert ist und deine Blaseninnenhaut ständig gereizt wird. Das führt zu einer Dranginkontinenz [18] und bedeutet, du musst schon bei kleinsten Urinmengen in deiner Blase zur Toilette rennen, und es ist nicht sicher, dass du diese auch trocken erreichst. Viele Frauen leiden an einer Mischung aus Drang- und Belastungsinkontinenz.

Wie kann ich bei diesem sehr lästigen Problem Abhilfe schaffen? Gehe auf jeden Fall zu deinem Gynäkologen und berichte ihm davon. Falls er dein Problem nicht ernst nimmt, kannst du dich auch an einen anderen Arzt wenden bzw. direkt mit deiner Krankenkasse sprechen. Nach dem Abstillen kommt es zu einer hormonellen Umstellung in deinem Körper und dein Gewebe (somit auch die Muskeln) werden wieder fester. Ist die Inkontinenz dann immer noch da, nimm das bitte nicht als gegeben hin. Frage deinen Arzt nach einem Rezept für Beckenbodenphysiotherapie und lass dir von einem Spezialisten helfen. Denn oftmals helfen die tollsten Beckenbodenübungen nicht, wenn dein Körper nicht in der Lage ist, die Anweisungen zu befolgen.

Je nach Schwere und Diagnose kann auch nach dem Ausschöpfen aller konservativen Maßnahmen ggf. eine OP nötig sein.

Hämorrhoiden

Ja, genau, Hämorrhoiden – diese kleinen und manchmal auch sehr großen Knubbel, die sich im Analkanal befinden können oder außen am After, braucht kein Mensch. Sie sind nicht nur lästig, sondern können auch sehr schmerzhaft sein. Sie können mäßig bis stark jucken, hinterlassen ein Fremdkörpergefühl, können bluten und/oder tun einfach weh. Häufig entstehen sie während der Schwangerschaft und bilden sich nach der Geburt wieder zurück. Manchmal allerdings auch nicht.

Sie können klein sein und bei Belastung des Beckenbodens anschwellen, was sehr schmerzhaft ist. Solange du sie wieder in den Analkanal zurückschieben kannst, kannst du mit leichten Beckenbodenübungen versuchen, die Muskeln zu stärken und die Durchblutung zu fördern. In besonders schweren Fällen hilft nur noch der Gang zum Proktologen. In diesem Fall und bei Schmerzen ist von Beckenbodentraining unbedingt abzuraten!

Beim Beckenbodentraining solltest du u.a. den Fokus auf die Wahrnehmung des Afterschließmuskels legen. Zur Entlastung lagere dein Becken auf einen Kissenstapel. Rhythmisches Anspannen und Loslassen deines Afterschließmuskels und das Anheben deines Beckenbodens können dir helfen, diese lästigen kleinen Dinger loszuwerden.

Bitte achte unbedingt auf eine ballaststoffreiche Ernährung und eine ausreichende Flüssigkeitszufuhr. Das hält den Stuhl weich und erleichtert den Toilettengang. Pressen auf dem Klo ist tabu, generell und bei Hämorrhoiden ganz besonders.

Tipps bei Hämorrhoiden:
- Hamamelis-Myrte-Salbe auf die betroffene Stelle auftragen
- mehrmals täglich das Becken hochlagern
- ballaststoffreiche Nahrung
- Sitzbäder mit Eichenrinde
- beim Stuhlgang den Po ins Klo bringen und den Stuhlgang herausschieben, statt zu pressen
- gründliches Reinigen nach jedem Toilettengang

Beckenorganschwäche

Nach Schwangerschaft und Geburt kann es passieren, dass die Beckenorgane wie Uterus, Scheide oder Blase bzw. der Darm ihren ursprünglichen Platz im kleinen Becken nicht wieder einnehmen und nach unten absinken bzw. in die vordere oder hintere Scheide einsinken.

Diese Art von Beckenbodenbeschwerden können weniger stark sein, dann bleiben sie häufig unbemerkt. In einer großangelegten Studie in Australien wurden ca. 500 Frauen[19] untersucht. 14% von ihnen hatten eine Organabsenkung, doch nur ein Drittel der Frauen war sich dessen bewusst. Circa jede 10. Frau wird in ihrem Leben irgendwann mal an einem POP (Pelvic Organ Prolaps) operiert. Das sind erschreckende Zahlen, denn häufig bleibt es nicht bei der einen Operation.

Wenn man davon hört, glaubt man, dass dieses Phänomen nur bei älteren Frauen auftritt. Es kann aber genauso auch nach Schwangerschaft und Geburt auftreten.

Beckenorgansenkung oder Beckenorganvorfall?

Wenn du mit deinem Finger in deine Scheide gehst, dann sollten sich die Muskeln um deinen Finger schließen, ohne dass du eine Wölbung spürst. Auch sollte sich das Gewebe in der Scheide fest und gleichzeitig elastisch anfühlen.

Solltest du jemals das Gefühl haben, dass dein Beckenboden sich schwer anfühlt, dass er ab mittags durchhängt oder dass du einen Fremdkörper in der Vagina hast, dann sprich bitte umgehend mit deinem Gynäkologen. Denn das könnte ein Anzeichen dafür sein, dass sich die Lage deiner Beckenorgane verändert hat bzw. eine Beckenorgansenkung vorliegt.

Man unterscheidet zwischen einer Zele und einem Prolaps. Eine Zele ist eine Vorwölbung eines Beckenorgans in die vordere oder hintere Scheidenwand. Ein Prolaps (Vorfall) bedeutet, dass der Uterus aus der Vagina heraustritt. Dies zu unterscheiden ist wichtig, da die physiotherapeutischen Maßnahmen unterschiedlich sind.

Die Absenkung des Beckenbodens an sich bedeutet, dass der Damm sich beim Pressen und in Ruhe über das normale Maß absenkt. Eine Verschiebung bzw. Absenkung der Beckenorgane und/oder des Beckenbodens kann Schmerzen beim Sex, Inkontinenz oder erschwertes Wasserlassen zur Folge haben. Auch ständige Verstopfung, das Gefühl den Darm nur unvollständig entleert zu haben, Schmerzen beim Stuhlgang oder aus dem After herauskommendes Darmgewebe können Zeichen einer Zele oder eines Darmvorfalls sein.

Was kann ich tun?

Es gibt verschiedene Formen der Absenkung. Es kann sich dabei um die Blase, die Harnröhre, die Scheide, den Uterus und/oder den Darm handeln. Leichte Absenkungen kann man mit Beckenbodentraining gut in den Griff bekommen. Bei schwereren Absenkungen muss immer mit einem Arzt besprochen werden, welche Form der konservativen Therapie angebracht ist oder ob eine Operation notwendig ist. Hierbei ist die Unterstützung eines Physiotherapeuten unerlässlich. Denn die Behandlung muss auf die Diagnose abgestimmt werden.

Nichtoperative Therapien
Es gibt die sogenannten Pessare, die bei einer Organsenkung das Gewebe stützen und das Organ zurück in seine natürliche Position bringen. Diese Form des Umgangs mit einer Beckenorgansenkung ist insofern angenehm, als wir Frauen selbstbestimmt mit dem Pessar umgehen können. Nach einer Einweisung durch eine Expertin, können wir, je nach Schwere, das Pessar tagsüber dauerhaft tragen oder es situationsabhängig nutzen.

Darf ich Übungen machen?
Ja, es ist sogar ausdrücklich erwünscht. Denn ein gekräftigter Beckenboden hilft dir, deine Organe zu stützen. Neueste Studien haben ergeben, dass die Beckenbodenmuskulatur bei einem POP geschwächt ist.[20] Gute Ausgangspositionen für dich sind die unterlagerte Bauchlage, das erhöhte Becken in Rückenlage und/oder die Knie-Ellenbogen-Lage. Wichtig ist, dass du, bevor du mit dem Training beginnst, mit deinem Arzt gesprochen hast.

Rektusdiastase

So Mädels, wer weiß jetzt, was eine Rektusdiastase (RD) ist? Die Frauen, die eine haben oder hatten, antworten häufig: »Das ist, wenn man noch sechs Monate nach der Geburt aussieht, als wäre man im achten Monat schwanger.« Oder: »Wenn der Bauch nach der Schwangerschaft so schwabbelt und die Haut in der Mitte ganz wellig ist.« Und: »Wenn der Bauchnabel so doll rausschaut und ich sehen kann, wie sich mein Darm bewegt.«

Ich könnte noch mehr solcher Sätze aufschreiben. Denn sie alle treffen mehr oder weniger auf Frauen mit einer Rektusdiastase zu. Um zu verstehen, was da passiert, müssen wir etwas mehr ins Detail gehen. Und wir müssen wissen, dass »Rektusdiastase« eigentlich nur einen Spalt zwischen den geraden Bauchmuskeln beschreibt und dass dieser erst mal nichts Schlechtes ist.

Anzeichen für eine Rektusdiastase können sein:

- schwangeres Aussehen, hervorstehender Unter- oder Oberbauch
- weiche Bauchdecke

- Bei einer Bauchraumverkürzung entsteht eine Wölbung der Bauchdecke nach außen.
- Bei einer Bauchraumverkürzung bildet der Spalt zwischen den geraden Bauchmuskeln einen Graben.
- schlechte Körperhaltung bei auffällig vorstehendem Bauch
- Verstopfung
- Übelkeit
- das Gefühl, dass im Bauchraum etwas verrutscht ist

Wie entsteht eine Rektusdiastase?

Während der Schwangerschaft muss sich der Spalt zwischen den geraden Bauchmuskeln ausdehnen und auch die beiden Rektusbäuche (geraden Bauchmuskeln) selbst. Das ist physiologisch notwendig, um dem wachsenden Baby Platz zu schaffen. Zum Zeitpunkt der Geburt haben also alle[21] schwangeren Frauen eine Rektusdiastase.

Das Überdehnen bzw. das Ausdünnen der Muskelbäuche und der Linea alba, hat zur Folge, dass sich die Verlaufsrichtung der Muskulatur verändert und keine korrekte Kraftentfaltung mehr stattfinden kann. Das, was vorne an Kraft fehlt, wird auf der Körperrückseite kompensiert.

Es kommt zu einer Statikveränderung während der Schwangerschaft. Das Becken kippt nach vorne, die Muskulatur im unteren Rücken ist dauerhaft angespannt, um die fehlende Kraft auf der Körpervorderseite zu kompensieren. In der Brustwirbelsäule kommt es zu einer verstärkten Krümmung. Der Rippenwinkel wird weiter, was zusätzlich die Ausrichtung von Kopf und Halswirbelsäule negativ beeinflusst und die Atmung flach werden lässt. Die Gesäßmuskeln sind unter Dauerspannung, was für die Beckenbodenmuskulatur, Hüft- und Kniegelenksstellung und das Fußgewölbe negative Auswirkungen hat. Das Gewebe ist durch die Schwangerschaftshormone insgesamt weicher. Es kommt zu einer ungünstigen Bauchinnendruckverteilung. Die beschriebenen Veränderungen sind deshalb so wichtig, weil sie eine gravierende Veränderung der Belastungsparameter (insbesondere für unser Rumpfkapselsystem) bedeuten.

Schon vor der Schwangerschaft ist es sinnvoll, an der Körperhaltung, der Kraft und der Beweglichkeit zu arbeiten, um eine optimale Kraftverteilung im Körper zu gewährleisten. So bereitest du dich optimal auf die Schwangerschaft vor und kommst hinterher schneller wieder in deine Kraft.

Was passiert nach der Geburt?

Nach der Geburt bildet sich diese natürliche Ausdehnung der Bauchmuskeln und des verbindenden Fasziengewebes wieder zurück. Bei einem Großteil der Frauen passiert das in den ersten 6 Monaten nach der Schwangerschaft von allein.
Bei knapp einem Drittel der Frauen passiert das nicht. Die Wahrscheinlichkeit einer bleibenden Rektusdiastase ist vergrößert, wenn sie sich bis 6 Monate post partum nicht von selbst zurückgebildet hat.[22] Es hat also Sinn, 6 Monate bis 1 Jahr nach Geburt physiotherapeutische Hilfe in Anspruch zu nehmen, um die Rückbildung der Rektusdiastase zu unterstützen.

Vermeide:

- schweres Heben
- Übungen oder Bewegungen, die den Bauchraum verkürzen, z. B. Crunches ohne Vorspannung, Vornüberbeugen mit rundem Rücken
- klassische Bauchübungen mit und ohne langen Hebel
- ausschließliches Training der schrägen Bauchmuskulatur
- Pressen beim Toilettengang
- forcierte tiefe Bauchatmung
- High-Impact-Aktivitäten, wie Joggen, Trampolinspringen
- Überstreckung/Dehnung der geraden Bauchmuskeln, z. B. beim heraufschauenden Hund im Yoga

Wie wird eine bleibende RD therapiert?

Jahrelang wurde davon ausgegangen, dass der Abstand zwischen den geraden Bachmuskeln der definierende Faktor einer Rektusdiastase ist. Alles, was weiter als 2½ Finger breit war, wurde als Rektusdiastase bezeichnet und als krankhaft angesehen. Diese Lücke zu schließen, war also das übergeordnete Ziel.

Neuere Studien gehen davon aus, dass die Beschaffenheit der Linea alba – der bindegewebigen Struktur, die zwischen den geraden Bauchmuskelsträngen verläuft und eine Brücke zwischen der rechten und der linken Körperhälfte bildet – und ihr Verhalten unter Belastung viel wichtiger ist, um dem Rektusphänomen gerecht zu werden.[23] Das Ziel ist also mittlerweile, die Linea alba unter Spannung zu bringen und nicht ausschließlich den Abstand zwischen den geraden Bauchmuskelsträngen zu verkleinern.[24] Denn wenn du eine Rektusdiastase hast, wird beim ausschließlichen Anspannen der geraden Bauchmuskeln der Spalt geringer, aber die Linea alba bleibt eventuell weich und hängt durch oder tritt nach außen hervor. Eine weiche Linea alba kann man sich als Hängebrücke vorstellen, eine überspannte Linea alba als einen steilen Berg. In beiden Fällen werden entstehende Kräfte nicht direkt, sondern auf Umwegen oder auch gar nicht von einer Körperseite zur anderen übertragen.[25] Eine gesunde Linea alba sollte eine gewisse Grundspannung in Ruheposition sowie unter Belastung aufweisen. Sie fühlt sich fest und gleichzeitig elastisch an, ein bisschen wie ein Trampolin.

Dos bei Rektusdiastase:

- schonendes Alltagsverhalten, z. B. aus dem Liegen immer über die Seite aufstehen
- gesunde, verdauungsfördernde Ernährung, um das Pressen zu vermeiden
- regelmäßiges (tägliches) Training
- Schulung der Brustkorb-, Rippen- und Bauchatmung
- Konsultation eines kundigen Physiotherapeuten, der neben den Übungen eine umfassende Anamnese erhebt, um die notwendigen therapeutischen Maßnahmen vornehmen zu können

Die heutige Herangehensweise ist neben dem Training der tiefliegenden Muskulatur (wie Beckenboden und tiefe Bauchmuskelschichten) den ganzen Körper miteinzubeziehen. Eine Rektusdiastase ist ein Ganzkörperprojekt und muss auch als solches behandelt werden. Die Therapeutin behandelt das fasziale Gewebe, löst vorhandene Verhärtungen in der Muskulatur, löst Blockaden, bezieht die Atmung mit ein und arbeitet mit dir an deiner Körperhaltung und deinem Alltagsverhalten.

Bei einer stark ausgeprägten Rektusdiastase von mehr als 3 Fingern ist es wichtig, in der Therapie die Zugrichtung der geraden Bauchmuskelstränge zu optimieren. Nur so kann langfristig Stabilität aufgebaut werden. Bei sehr großen Diastasen (z. B. 1 Handbreit) empfehle ich das kurzzeitige Tragen eines Gurtes. Dieser sollte, sobald sich eine Verbesserung des Abstandes der Rektusbäuche eingestellt hat, nicht mehr getragen werden.

Fakt ist, eine Rektusdiastase kann man nicht schnell beheben! Die Therapie ist langwierig und auch nicht immer erfolgreich, was einfach daran liegt, dass Bindegewebe eine lange Zeit benötigt, bis es eventuell heilt, und die Mama ihre Körperhaltung und alltäglichen Verhaltensweisen anpassen muss.

Wo befindet sich deine RD?

Bevor du mit dem Training beginnst, ist es wichtig für dich zu wissen, ob und wenn ja, wo sich der Bauchspalt befindet. Zwischen Brustbeinspitze und Bauchnabel, oberhalb des Bauchnabels, um den Nabel herum oder unterhalb des Bauchnabels? Mache den Bauchspalt-Test (Seite 62) und schaue, wie das Gewebe zwischen den geraden Bauchmuskeln beschaffen ist, und zuletzt schaue nach der Breite. Denn je nachdem, wo die Diastase lokalisiert ist, benötigst du eine darauf abgestimmte Behandlung und ein individuell angepasstes Training.

Welche Übungen sind geeignet?

- Atemschulung
- Training der Beckenboden- und tiefen Bauch- und Rückenmuskeln
- Haltungsschulung
- Alltagsbewegungen

Von klassischen Crunches und schrägen Bauchmuskelübungen ohne den Aufbau von Vorspannung ist auf jeden Fall abzuraten, da dies die Rektusdiastase verschlimmert, den Bauchinnendruck erhöht und somit eine Belastung für den Beckenboden und die Beckenorgane darstellt.

Nichtsdestotrotz ist das Heben deines Kopfes aus der Rückenlage nicht per se zu verteufeln. Diese Bewegung machen wir Mamas z. B. im Bett, wenn wir nach unserem Baby schauen wollen, weil es sich gerührt hat. Auch wenn das größere Geschwisterkind ans Bett kommt und uns nachts weckt, heben wir den Kopf und schauen nach unserem Kind. Diese Bewegung lässt sich also nicht aus unserem Leben verbannen und das ist auch gut so.

Mein Ansatz ist also, keine Übung auszuklammern oder gar zu verteufeln, sondern Modifikationen und später Progressionen zu finden, die dir dazu verhelfen, Bewegungen funktionell und ökonomisch durchzuführen. Auch muss man sich ein individuelles Bild der jeweiligen Mama machen, um die geeigneten Übungen zu finden. Unabdingbar ist allerdings die Behandlung durch eine kundige Physiotherapeutin. Nur mit Übungen allein kann eine Rektusdiastase in den seltensten Fällen geheilt werden.

Wie kann ich eine bleibende RD verhindern?

Eine Rektusdiastase bedeutet für viele Frauen eine signifikante Einschränkung im Alltag. Abhängig von Größe und Lage der RD können neben dem kosmetischen Problem Spätfolgen wie Rückenschmerzen[26], Nackenverspannungen, Inkontinenz oder Organsenkungen[27] dazukommen. Das alles kann, muss aber nicht auftreten. Hinzu kommt, dass viele Frauen sich in ihrer Weiblichkeit stark beschnitten fühlen, was sehr belastend für die Partnerschaft sein kann.

Vorbeugende Maßnahmen

- Du kannst schon in der Schwangerschaft dein Gewebe behandeln und für eine verbesserte Versorgung und Durchblutung sorgen.
- Vermeide zu hohe Belastungen, mache Atem- und Beckenbodenübungen und lerne, wie du dein Muskelkorsett in der Schwangerschaft und unter der Geburt optimal nutzen kannst.
- Wähle eine für dich schonende Geburtsposition, wie z. B. die Seitlage, den Vierfüßlerstand oder eine aufrecht stehende Position[28].

Wenn dein Baby geboren ist, ist dein Körper noch lange nicht wieder der alte. Daher hat es Sinn, wenn es unter der Geburt keine Komplikationen gab, direkt mit der Rückbildung in Form von Atemübungen, Beckenbodenwahrnehmung und Thromboseprophylaxe zu beginnen. Bauchmassagen (lasse dir diese von deiner Hebamme zeigen) und viel Ruhe, schonendes Alltagsverhalten und eine frühzeitige adäquate Rückbildung können evtl. die Gefahr einer bleibenden Rektusdiastase verringern.

Wenn du jetzt denkst: »Oh, NO! Das alles ist in meinem Wochenbett nicht passiert und auch nicht danach« – keine Panik, du kannst jederzeit damit beginnen, an deiner RD zu arbeiten. Es dauert einfach länger, als wenn man direkt nach der Geburt damit beginnt.

Eine Rektusdiastase zu haben, bedeutet nicht, dass du dauerhaft nur noch Atemübungen und Beckenbodentraining machen darfst. Schaffe dir deine Basis und stabilisiere deinen Zustand so weit wie möglich und nach einiger Zeit lerne, die RD in deinen regulären Sport und Alltag einzubauen. Ein Heraustreten der Linea alba unter Belastung oder ihr Einsacken sind auf jeden Fall zu vermeiden. Sobald du die Spannung kontrollieren kannst, kannst du in deinem Training voranschreiten.

Rektusdiastasen-OP

Es gibt bis heute keine belegte »One-fits-all«-Methode. Jedes Rektusphänomen muss individuell betrachtet werden. Wenn alle konservativen Methoden ausgeschöpft sind und sich keine Besserung einstellt oder du von vornherein zu einer OP tendierst, dann sei dir bitte bewusst, dass es ein sehr großer Eingriff ist. Die Vorbereitung und die Reha sind eine Herausforderung und unabdingbar, auch wenn das von Chirurgenseite nicht kommuniziert wird. Wenn du eine Rektusdiastase hast, dann eignet sich dein Körper mit der Zeit Kompensationsmechanismen an, um dich aufrecht durch den Tag zu bringen. Die statischen Veränderungen manifestieren sich. Zum Zeitpunkt einer OP ist es daher ratsam, körperlich gut trainiert zu sein, sodass eventuelle Beckenverwringungen und Muskelschwächen behoben sind, damit du nach der OP nicht Gefahr läufst, in deine alten Bewegungsmuster zurückzufallen. Eigne dir bereits vor der OP ein schonendes Alltagsverhalten an, sodass du die Abläufe automatisierst. Nach der Operation werden dir 6 Wochen Ruhe und Schonung verordnet. Es ist wichtig, dass du dich unbedingt daran hältst, damit die Wundheilung (Seite 51) nicht gestört wird.

6 Wochen Ruhe heißt: 6 Wochen das Kind nicht tragen, keinen Haushalt schmeißen (zumindest in den ersten 3 Wochen nicht und auch danach ist an Staubsaugen, Putzen, Einkäufetragen etc. nicht zu denken).

Kläre, bevor du eine OP anstrebst, ab, ob und inwiefern deine Krankenkasse die Kosten übernimmt. Die Diagnose dafür muss vom Arzt gestellt werden. Da es ein schwerwiegender Eingriff ist, kommt es vor, dass Ärzte eine OP ablehnen. Es gibt verschiedene OP-Verfahren. Die Präferenz ist immer abhängig vom Operateur. Solltest du eine Empfehlung zur Operation bekommen, ist es sinnvoll, noch eine zweite Meinung einzuholen. Wenn operiert wird, dann sollte vorher und nach dem Eingriff Physiotherapie gemacht werden und du brauchst ein gutes Back-up-System. Die erste Zeit nach der OP ist schmerzhaft. Sobald es dir möglich ist, solltest du aber im Liegen mit bewusster Atmung, leichten Be-

Nicht kleinreden lassen

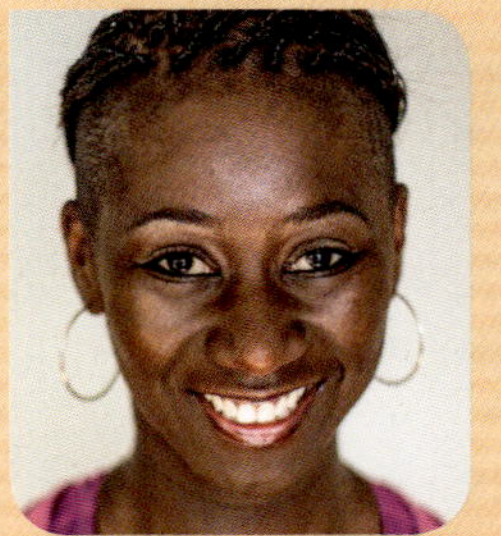

Die Rektusdiastase ist nicht ausschließlich ein kosmetisches, sondern ein funktionelles Problem! Selbst unter Gynäkologen, Geburtshelfern und Urologen ist diese Erkenntnis noch nicht weit verbreitet. Falls ihr also mit dem Thema zu kämpfen habt und erst einmal auf Unverständnis stoßt, lasst euch nicht entmutigen. Außerdem seid vorsichtig bei der Vielzahl von Programmen im Internet, die Heilung, einen schlanken Bauch und eine schmale Taille versprechen. Die Grundlage eines jeden Programmes sollte evidenzbasiert sein. Tauscht euch aus mit Absolventen des Programms. Handelt es sich um eine Marketingmaschine? Wird persönlicher Support angeboten? Werden zusätzliche therapeutisches Behandlungen vor Ort empfohlen?

Teste deinen Bauchspalt

Zu wissen, ob du eine Rektusdiastase hast, wie stark sie ggf. ist und wo sie sich befindet, ist wichtig, damit du adäquat trainieren kannst und dich nicht überforderst. Bitte sei dir darüber im Klaren, dass dieser Test keine medizinische Untersuchung ersetzt.

Um einen Überblick über die Beschaffenheit deines Bauchspaltes zu bekommen, ist der Abstand zwischen den geraden Bauchmuskeln relevant. Noch aussagekräftiger ist die Beschaffenheit deines Gewebes zwischen den geraden Bauchmuskelsträngen. Das Spannungsverhältnis in der Linea alba bestimmt u. a. die Funktionalität deines Rumpfkapselsystems.

1. Begib dich in Rückenlage und stelle deine Beine hüftbreit auf. Dein Kopf liegt auf der Matte.
2. Taste mit 3–4 aufgestellten Fingern von deiner Brustbeinspitze entlang der Mittellinie abwärts bis zum Schambein.
3. Notiere dir Folgendes:

a. **Lage der RD**
   Wenn du einen Spalt findest, notiere, wo er sich befindet. Dazu machst du ein Häkchen an die zutreffende Figurine.

Figurine ohne RD = 1 Punkt
alle anderen = 0 Punkte

b. **Breite der RD**
   Wie breit ist der Spalt an der breitesten Stelle? Stelle deine Finger dafür quer und gib als Maßeinheit die Fingerbreite in cm bei abgelegtem Kopf an. Dies tust du, um beim Re-Test (Seite 144) einen Vergleich zu haben. Wenn du die Innenkanten deiner beiden Bauchmuskelstränge nicht finden kannst, dann hebe den Kopf ein wenig an und lege deine Finger in die Lücke zwischen den geraden Bauchmuskeln. Lege den Kopf wieder ab und folge den Innenkanten deiner Bauchmuskelstränge. Dann notiere dir den Abstand in cm.

Breite: _____cm

c. **Beschaffenheit des Gewebes**

einsackend und ohne Spannung = 0 Punkte
weich = 1 Punkt
fest = 2 Punkte

4. Jetzt hebe bitte deinen Kopf gerade so weit an, dass deine Schultern noch am Boden bleiben.

a. Notiere dir die Breite des Spalts bei angehobenem Kopf, Fingerbreite: _____ cm.
b. Notiere dir die Beschaffenheit des Gewebes.

einsackend und ohne Spannung = 0 Punkte

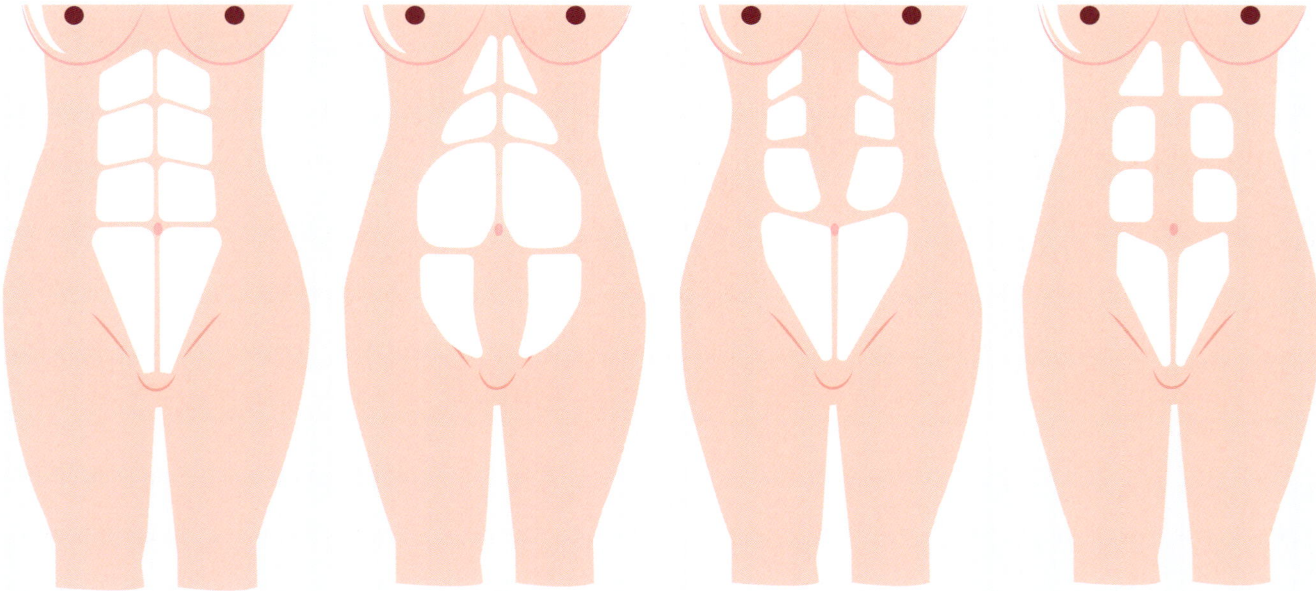

Normal geschlossen

Rektusdiastase unterhalb des Nabels

Rektusdiastase oberhalb des Nabels

Rektusdiastase vollständig offen

Mögliche Formen der Rektusdiastase

weich = 1 Punkt
fest = 2 Punkte

5. Jetzt baust du bitte deine **Basisspannung** auf, bevor du den Kopf anhebst, und notierst Folgendes:

a. Notiere dir die Breite des Spalts bei angehobenem Kopf, Fingerbreite: ______ cm.

b. Notiere dir die Beschaffenheit des Gewebes.

einsackend und ohne Spannung = 0 Punkte
weich = 1 Punkt
fest = 2 Punkte

Auswertung: 0–3 Punkte: Rektusdiastasen-Therapie mit einer/Physiotherapeutin empfohlen.

4–5 Punkte: Du kannst mit dem Programm im Buch starten.

6–7 Punkte: Keine RD vorhanden. Du kannst mit dem Rückbildungsprogramm starten.

ckenbodenkontraktionen und Haltungstraining beginnen.

Symphysenschmerzen

Das Becken mit den Hüftgelenkspfannen ist aus verschiedenen Knochen zusammengesetzt. Ein Teil davon sind der rechte und linke Schambeinast. Sie sind in der Mitte über einen Knorpel (Symphyse) gelenkig verbunden. Die Symphyse liegt vorne im Körper und ist gut unter dem Venushügel zu ertasten. Sie ist elementar für die Geburt, denn durch die Östrogene im Körper wird das Knorpelgewebe weich (dies gilt für sämtliches Knorpelgewebe im Körper). Mit dem Nachgeben des Knorpels wird während der Schwangerschaft Platz für das wachsende Baby geschaffen. Dieser Raum wird während der Geburt maximal ausgedehnt. Ein Aufweichen dieser Verbindung ist also durchaus erwünscht.

Was ist eine Symphysenlockerung?

Eine Symphysenlockerung wird im Fachsprech »peripartum pelvic pain« genannt. Diese Art von Beschwerden geht immer mit einer Veränderung der Gelenkstellung der Iliosakralgelenke und einer zunehmenden Belastung der Lendenwirbelsäule einher. Die knorpelige Verbindung zwischen den Knochen wird so weit aufgelockert, dass dem knöchernen Beckenring die Stabilität fehlt. Das kann so weit gehen, dass Stehen auf einem Bein sehr schmerzhaft oder kaum möglich ist. Auch der schwangerschaftstypische Watschelgang ist die Folge einer Symphysenlockerung. Ein weiteres Merkmal kann sein, dass Schmerzen aus dem Rücken in den seitlichen Oberschenkel ausstrahlen[29]. Auf der Seite zu schlafen, ohne Kissen zwischen den Beinen, ist dann kaum möglich und das Aufstehen aus dem Bett wird zu einer schmerzhaften Herausforderung.

Wie kommt es zu einer Symphysenlockerung?

Die Hormone spielen dabei eine große Rolle und verschiedene Belastungsparameter können eine Ursache für eine Symphysenlockerung sein. Auf jeden Fall ist sie ein Zeichen von Überlastung des Beckenrings. Denn mit dem Eintritt des Babys ins Becken wird auch die Belastung des Beckenrings erhöht. Unter der Geburt ist das Becken enormen Kräften ausgesetzt, was zu zusätzlichen Schmerzen führen kann. Ein weiterer Punkt könnte sein, dass bei vorangegangenen Schwangerschaften unentdeckte strukturelle Verletzungen oder eine nicht ausreichende Rückbildung den Beckengürtel anfälliger für Verletzungen gemacht haben.

Aufgrund ihrer Seltenheit wird eine Symphysenlockerung nicht immer als solche erkannt und ausstrahlende undefinierbare Schmerzen werden oft als Rückenschmerzen diagnostiziert. Die Fachleute für diese Problematik sind Gynäkologen, Orthopäden, dein Hausarzt oder die Hebamme. Durch Abtasten der oberen Schambeinkante kann festgestellt werden, ob es zu einer Stufenbildung gekommen ist. Hinzu kommt, dass Berührung schmerzhaft sein kann.

Was kann ich tun?

Wenn es sich um eine Lockerung handelt, dann sind Schonung, das Vermeiden einseitiger Belastung und Bettruhe angesagt. Ein fester Beckengurt, den du dir von deinem Arzt verschreiben lassen kannst, ist ebenfalls hilfreich und das Mittel der Wahl. Hierbei ist es wichtig, dass der Gurt **nicht** elastisch ist, sondern eine gewisse Festigkeit hat und leicht zu regulieren ist. Eine weitere Entlastung bekommst du, wenn du zwei zusammengeknüllte Socken jeweils rechts und links auf die Trochanterpunkte unter den Gurt legst. Dies sorgt dafür, dass der Gurt nicht scheuert, und gibt dir zusätzliche Stabilität. Bis du den Gurt hast, kannst du dich selbst mit einem Tragetuch, Baumwollschal etc. behelfen. Am besten lässt du dir zusätzlich Osteopathie und/oder Physiotherapie verordnen.

Bei einer Symphysenüberdehnung oder -ruptur ist allerdings strenge Bettruhe angesagt, Physiotherapie und/oder Osteopathie sowie ein fester Beckengurt sind dann Maßnahmen, die während der Heilungszeit von 3–6 Monaten kontinuierlich angewendet werden. In allen Fällen kannst du selbständig für Entlastung sorgen, wenn du leichte Beckenbodenübungen machst und bewusst deine Bauchmuskeln aktivierst.

Weitere Beckengürtelbeschwerden

Diese werden oftmals nicht als solche erkannt bzw. häufig wird der Ischiasnerv verantwortlich gemacht, da dieser in der Nähe des Beckens entspringt und allgemein bekannt ist. Probleme mit dem Ischias rufen allerdings andere Symptome hervor. Schmerzen im unteren Rücken unterscheiden sich von denen im Beckengürtel. Natürlich kann es auch passieren, dass du einen Mix aus beidem entwickelst. Aber Schmerzen im unteren Rücken, zu denen u. a. auch Ischiasprobleme zählen, entstehen oftmals schon vor der Schwangerschaft.

Beckengürtelbeschwerden (PGP) treten häufig zum ersten Mal mit der Schwangerschaft auf[30] und bessern sich nach der Geburt in den meisten Fällen innerhalb von 3 Monaten. Sollten die Beschwerden nicht verschwinden, ist es ratsam, physiotherapeutische Hilfe in Anspruch zu nehmen, um eine zielgerichtete Therapie zu beginnen. Beckengürtelbeschwerden sind auf die hormonelle Umstellung während der Schwangerschaft zurückzuführen. Durch die lockeren Bänder werden Kräfte nicht mehr optimal im Körper verteilt, was zu Schmerzen führen kann.

Bitte sei darauf gefasst, dass die Therapie bei PGP langwierig ist. Es kann zwischen 6 und 12 Monate oder länger dauern, bis du wieder schmerzfrei bist.

Anzeichen für Beckengürtelschmerzen:

- Die Schmerzen im/am Becken treten zum Zeitpunkt der Schwangerschaft zum ersten Mal auf.
- Die Schmerzen treten in der Gegend um das Gesäß herum, in der Leiste oder am Oberschenkel auf.
- Der Schmerz tritt auf, wenn du dich über einen längeren Zeitraum bewegst und die Belastung auf dem Becken steigt.
- Schmerzfreie Phasen wechseln sich mit plötzlichen Schmerzattacken ab.
- Schmerzen treten beim Umdrehen im Bett auf.
- Die Beweglichkeit in den Hüftgelenken und im unteren Rücken ist eingeschränkt.

Bei den oben beschriebenen Beschwerden handelt es sich um Krankheitsbilder, die in die Hände eines geschulten Physiotherapeuten gehören. Die Therapie muss strategisch an die Belastungsfähigkeit der Patientin angepasst sein. Das ausschließliche Üben mit diesem Buch wird nicht ausreichen.

Dammriss

Verletzungen des Dammes bei einer vaginalen Geburt können aus den unterschiedlichsten Gründen entstehen. Während noch vor einigen Jahren routinemäßig ein Dammschnitt vorgenommen wurde, sind Mediziner sich heute einig, dass das natürliche Einreißen des Dammes für die Heilung des Beckenbodens viel vorteilhafter ist als das prophylaktische Einschneiden[31]. Von einem unter der Geburt gesetztem Schnitt erhoffte man sich einen Schutz für den Beckenboden. Heutzutage weiß man, dass ein natürliches Reißen des Dammes das Risiko für höhergradige Dammverletzungen verringert. Nichtsdestotrotz wird in Notfällen, wo Geburtshelfer es für sinnvoll erachten, vor dem Einsatz einer Geburtszange ein Dammschnitt gemacht.[32]

Gründe für einen Dammriss:

- Zangengeburt[33]
- Geburtsposition[34]
- Manipulation am Damm durch die Geburtshilfe
- zu starkes Pressen[35]
- verringerte Dehnfähigkeit des Damms
- die Größe des kindlichen Kopfes und die Haltung des Kopfes und der Schultern unter der Geburt

Schweregrade von I bis IV DR I: ein längs- oder querverlaufender Riss des Dammes. Schleimhäute und Bindegewebe erfahren nur kleine Verletzungen. Er muss nicht genäht werden und erfordert keine weitere Behandlung.

DR II: eine größere Verletzung, die nach der Geburt versorgt werden muss. Der Damm reißt ein, das heißt, die Muskeln, die verletzt werden, befinden sich im vorderen Dreieck deines Beckenbodens. Nach der Geburt wird der Riss genäht.

DR III: stellt eine große Verletzung deines Beckenbodens dar. Neben den Muskeln im vorderen Dreieck reicht die Verletzung bis zum After und beschädigt deine Aftermuskulatur. Nach der Geburt wird der Riss chirurgisch versorgt und verschlossen.

DR IV: ist selten. Er stellt ein komplettes Einreißen des Dammes dar mit zusätzlicher Verletzung des Mastdarms. Wegen ihrer besonderen Schwere bedarf diese Verletzung einer besonderen Nahttechnik.

Beachte

Wenn einige Tage nach der Geburt Wundheilungsstörungen auftreten (diese erkennst du an einer Rötung, Schwellung bzw. einem Heißwerden um und am Narbenbereich oder an Fieber), konsultiere unverzüglich deine Hebamme oder den Arzt.

Tipps für den Positionswechsel

Wenn du einen Positionswechsel vornehmen möchtest, z. B. vom Liegen in die Seitlage, um dann aufzustehen, kann das anfangs ganz schon unangenehm sein. Um es dir etwas einfacher zu gestalten, stelle deine Beine auf und schließe sie. (1) Mache den Arm auf der Seite, auf die du dich drehen willst, lang. Mit dem Ausatmen drehst du dich auf die Seite. (2)

Nimm einen erneuten Atemzug und drücke dich dann ausatmend mit deinem unteren Arm zunächst auf die Seite, um dich dann mit dem oberen Arm aufzusetzen. Um aufzustehen, rutsche bis ganz nach vorn an die Bettkante. (3)

Was bedeutet ein Dammriss für mich?

Die gute Nachricht ist, dass das Gewebe am Damm sehr gut durchblutet ist. Die Heilung geht hier recht schnell und problemlos von statten. Was wichtig ist für dich, dass du unter Einhaltung der Wundheilungsphasen deinem Körper Unterstützung geben kannst. Das bewusste Atmen in den Bereich des Beckens ist ein physiologischer Reiz, der das Gewebe bei der Heilung unterstützt. Diese Verletzungen bringen im Wochenbett und eventuell darüber hinaus gravierende Probleme mit sich. Neben einer schmerzenden Narbe und Sensibilitätsstörungen oder eventuellen Schmerzen beim Sex leiden die Frauen mit Dammrissen Grad III–IV unter Stuhl- und/oder Windinkontinenz. Eine physiotherapeutische Behandlung über die Zeit im Krankenhaus hinaus ist eine große Hilfe, um den Frauen späteres Leid zu ersparen. Leider gibt es nicht automatisch ein Rezept für Physiotherapie. Sollte dir deine Dammnaht Probleme bereiten, dann besprich das mit deinem Arzt und frage nach einem Rezept für Physiotherapie.

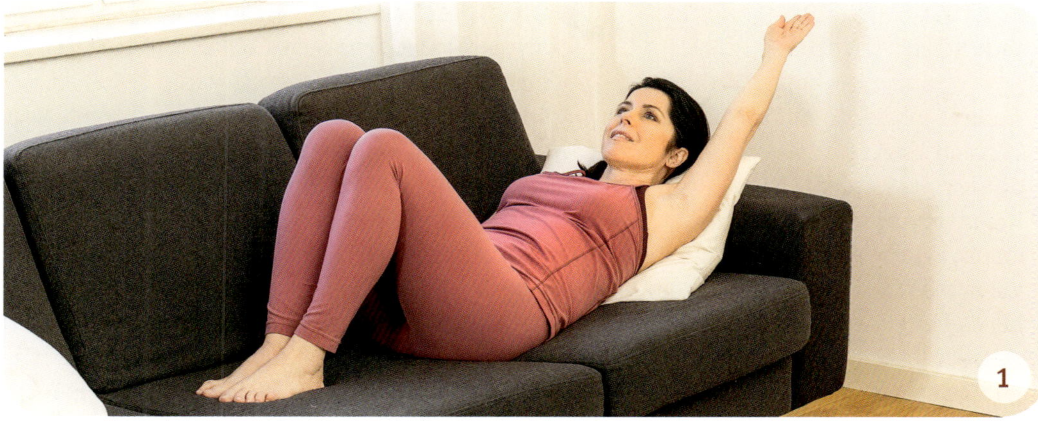
1

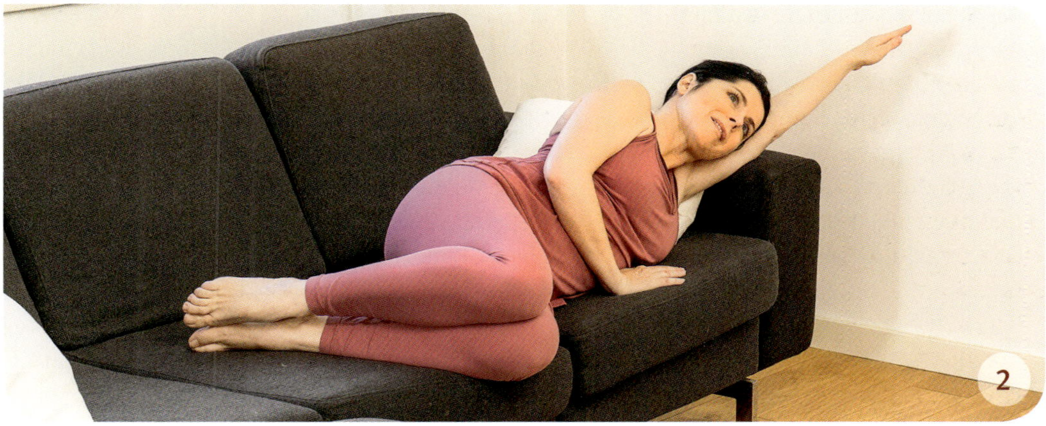
2

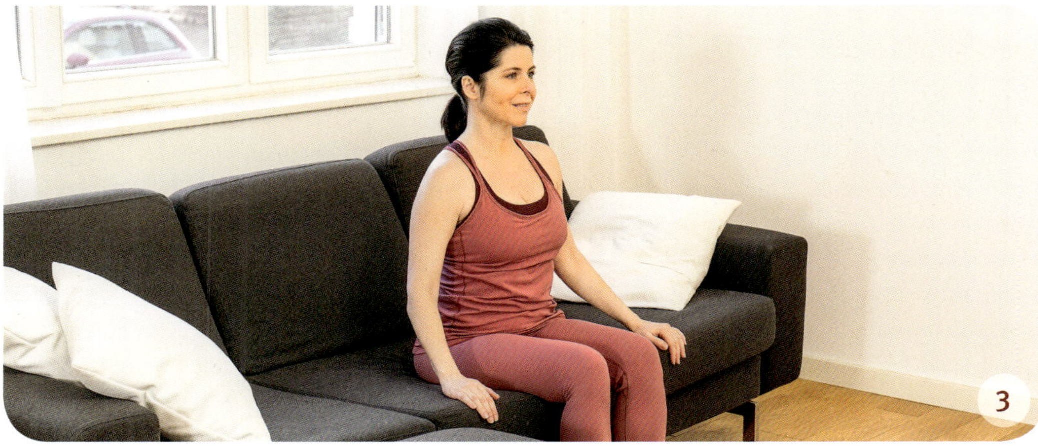
3

Tipps für die Heilung

- Bitte schone dich zu Hause, so gut du kannst, und hole dir Hilfe für die Einkäufe, das Kochen, den Weg zur Kita, falls du schon ein größeres Kind hast.
- Bitte verzichte auf einen Sitzring oder Ähnliches. Zu viel sitzen übt Zug auf deine Narbe aus und stört die Heilung. Liegen ist die Position der Wahl und 3-mal täglich aufstehen und umhergehen ist ebenfalls super.
- Achte auf deine Ernährung: Suppen, gedünstetes Gemüse etc. sollten am Anfang auf deinem Speiseplan stehen, damit dein Darm nicht zu schwer arbeiten muss. Meide ballaststoffreiche und blähende Lebensmittel.
- Gehe regelmäßig auf die Toilette, sodass deine Blase geleert wird und sich keine Bakterien ansammeln.
- Bitte kein Pressen auf der Toilette und keine exzessiven Beckenbodenübungen nach einer Dammverletzung. Auch in die tiefe Hocke zu gehen, ist in den ersten Wochen ungünstig für die Heilung.
- Wenn du husten oder niesen musst, dann drehe dich mit dem Oberkörper zur Seite und huste in den angehobenen Ellenbogen und angespannten Po. So vermeidest du Druck auf deinen Beckenboden oder im Bauchraum.
- Nach dem Duschen ist es ganz wichtig, dass die Narbe vorsichtig abgetrocknet wird, um Entzündungen zu vermeiden. Wenn es dir möglich ist, lege eine Unterlage aufs Bett und lasse für einige Zeit Luft an die Wunde. Damit dir nicht kalt wird, kannst du eine Decke über dich legen.
- Trinke ganz viel Wasser ohne Kohlensäure, das bringt den Milchfluss in Schwung, hält den Kreislauf auf Trab und regt die vorerst träge Verdauung an.
- Sobald dein Wochenfluss abgeschlossen ist, ist es ratsam, sich z. B. von einer Physiotherapeutin zeigen zu lassen, wie du deine Narbe mobilisieren kannst, um Verklebungen und Verwachsungen zu vermeiden.

Innere Verletzungen

Hierzu gehören z. B. Risse der Schamlippen, der Klitoris, des Scheidengewölbes oder Hämatome, die nach einer Zangen- und/oder nach einer Saugglockengeburt entstehen können. Auch Faszienabrisse und Verletzungen der Nerven können auftreten und Beschwerden verursachen.

Traumatische Geburtsverletzungen

Eine Geburt ist für jede Frau ein einschneidendes Erlebnis. Physisch und emotional. Bisher galt die Aufmerksamkeit nach der Geburt fast ausschließlich dem Kind. Gerade bei einer schweren Geburt, einem Notkaiserschnitt, sehr langem Geburtsverlauf mit Kristellerhandgriff, in Rückenlage oder mit Einsatz von Zange und/oder Saugglocke. Gerade wenn das Köpfchen des Kindes schon ins Becken vorgerutscht ist, die Wehen kräftig arbeiten und es dann zu einem ungeplanten Kaiserschnitt kommt, ist das physiologisch und psychologisch eine große Belastung für die Mama. Auch wenn das Geburtserlebnis im klinischen Sinn nicht traumatisch war, kann es das aber, aus den verschiedensten Gründen für dich gewesen sein. Niemand hat das Recht, dies zu bewerten bzw. deine Gefühle in Frage zu stellen.

Solltest du aber unglücklich über den Verlauf deiner Geburt sein, dann wünsche ich mir für dich, dass dir jemand hilft, das Erlebte zu verarbeiten.

Wochenbettdepression

In der Frühwochenbettphase bis zum 10. Tag post partal sollen die

Geburtsverletzungen abheilen, die Milchbildung wird in Gang gesetzt und das Stillen und der enge Körperkontakt fördern die Mutter-Kind-Bindung. Der abrupte Hormonumschwung führt bei einigen Mamas zu starken Stimmungsschwankungen. Der sogenannte Baby Blues betrifft ca. 70 % der Frauen und tritt häufig zwischen dem 3. und 6. Tag ein. Es handelt sich hierbei vor allem um ein Stimmungstief.

Wenn du dich besonders verletzlich fühlst, nah am Wasser gebaut bist, dann ist das vorerst ganz normal. Ich würde mir für dich wünschen, dass du Unterstützung von lieben Menschen bekommst, die dir Fürsorge und Bestärkung entgegenbringen. Du darfst dich verletzlich zeigen und um Hilfe bitten. Sollte dieses Gefühl der Niedergeschlagenheit jedoch länger als 2 Wochen anhalten, ist es ratsam, einen Arzt zu konsultieren, um eine Wochenbettdepression (postpartale bzw. postnatale Depression) auszuschließen bzw. diagnostizieren zu lassen. Die Kontaktinformationen für eine qualifizierte Ansprechpartnerin zum Thema Wochenbettdepression findest du im Serviceteil (Seite 178).

Risikofaktoren für eine postpartale Depression (PPD) sind u. a. vorangegangene Depressionen, wenig Unterstützung vom Partner oder von der Familie und das Vorkommen von Depressionen in der Familie.[36] Eine PPD kann übrigens das gesamte erste Jahr nach der Geburt dauern und ist nicht auf das Wochenbett beschränkt.

Wenn du für dich persönlich abklären möchtest, ob die Symptome einer postpartalen Depression auf dich zutreffen, kannst du anhand eines Fragebogens, der Edinburgh Postnatal Depression Scale, eine persönliche Einschätzung vornehmen. Den Link hierzu findest du im Serviceteil (Seite 179). Wenn du 10 oder mehr Punkte hast, dann ist eine postnatale Depression wahrscheinlich. Bitte hole dir Hilfe beim Arzt oder bei deiner Hebamme.

Kaiserschnitt

Ein Kaiserschnitt ist für die einen der Geburtsmodus der Wahl und für andere eine unerwartete Wendung im Geburtsgeschehen. Wenn die Geburt nicht wie »erwartet« verläuft, dann ist der Not-Kaiserschnitt oftmals ein traumatisches Erlebnis.

In meiner Arbeit mit Müttern erlebe ich immer wieder, dass sie von Schuldgefühlen geplagt werden und sich unzulänglich fühlen, weil sich die Schwangerschaft nach einem Kaiserschnitt nicht »richtig« beendet anfühlt. Es hätte der schönste Tag in deinem Leben sein sollen und es fühlt sich für dich nicht so an. An dieser Stelle möchte ich dir sagen, dass es o. k. ist, so zu fühlen. Du bist eine tolle Mutter. Die beste, die dein Baby überhaupt bekommen konnte. Wenn du dir Hilfe wünschst, das Erlebte zu verarbeiten, dann scheue dich nicht, dir Hilfe zu holen. Adressen hierzu findest du im Serviceteil (Seite 178).

Warum wird so oft per Kaiserschnitt entbunden? Eine vorangegangene Kaiserschnittgeburt ist in der Geburtshilfe eine mögliche Indikation für einen erneuten Kaiserschnitt, weil das Risiko, dass die Kaiserschnittnarbe dem Druck der Wehen eventuell nicht standhält und es zu einem Gebärmutterriss kommen kann, zu groß eingeschätzt wird. Tatsächlich ist das Risiko ähnlich hoch wie für eine Erstgebärende. Wenn du also den Wunsch hast, nach einer Kaiserschnittgeburt spontan zu entbinden, dann suche dir einen Arzt, der dein Vorhaben unterstützt und dich aufklärt.

Schützt ein Kaiserschnitt vor Inkontinenz? Der Beckenboden wird bereits vor der Geburt stark belastet. Durch die hormonelle Umstellung während der Schwangerschaft wird das Gewebe weicher. Die im Beckenboden befindlichen Lücken (Spatien) sorgen zusätzlich dafür, dass Blase, Uterus und Darm an Halt verlieren. Die Antwort lautet also »Nein«. Ein Kaiserschnitt schützt nicht vor Inkontinenz. Nichtsdestotrotz ist ein Kaiserschnitt ein vergleichsweise schonender Geburtsmodus für die Beckenbodenintegrität.

Wochenbett und Rückbildung nach Kaiserschnitt Sobald dein Katheter entfernt wird, ist es Zeit zum Aufstehen und für deine Thromboseprophylaxe. Hinzu kommt das Atemtraining, das die Heilung unterstützt. Stillen hilft bei der Rückbildung des Uterus, die bei einer Kaiserschnittgeburt etwas verlangsamt ist.

Die unterlagerte Bauchlage ist eine sehr empfehlenswerte Haltung, aber wahrscheinlich sehr schmerzhaft. Ab dem 5. Tag darfst du es gerne versuchen. Eine Alternative ist die halbe Bauchlage. Du kannst zu Hause auf den Küchen- oder Schreibtisch ein großes Kissen legen und dich dann im Stand mit dem Oberkörper vorbeugen und drauflegen.

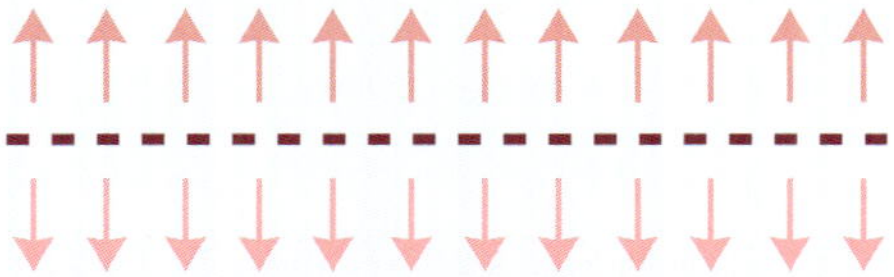

Variante 1:
Streiche oberhalb und unterhalb von der Narbe weg.

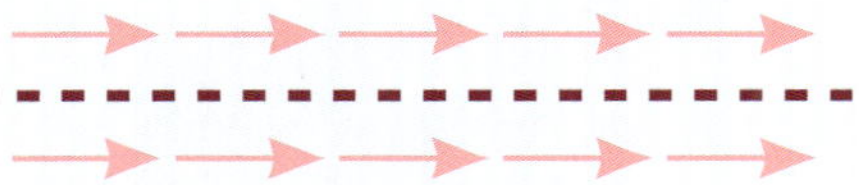

Variante 2:
Streiche oberhalb und unterhalb der Narbe entlang jeweils in beide Richtungen.

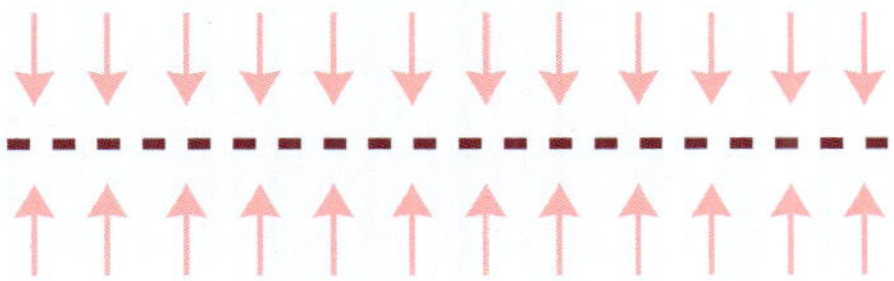

Variante 3:
Streiche von oben und unten auf die Narbe zu.

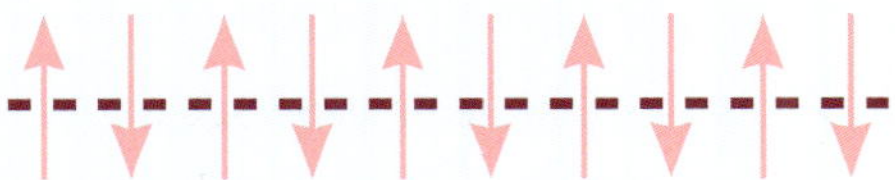

Variante 3:
Streiche von oben und unten durch die Narbe durch.

▲ Streichrichtungen bei der Narbenmassage

Ab dem 5. Tag kannst du die Narbe mobilisieren, indem du die Beine leicht von einer Seite zur anderen bewegst, dich vorsichtig reckst und streckst und die Arme öffnest und schließt[37]. Das bringt Zug auf das Narbengewebe und hilft dir bei der Heilung des Gewebes.

Anspruch und Wirklichkeit Einerseits sollst du in den ersten Wochen nach einem Kaiserschnitt nicht mehr als das Gewicht deines Kindes tragen, andererseits musst du deinen Alltag irgendwie bewältigen. Und wenn du bereits ein zweijähriges oder noch jüngeres Kind hast, dann ist es unrealistisch, dass dieses nicht auch getragen werden möchte. Wenn möglich, trage dein großes Kind auf dem Rücken, gehe in die Hocke und lasse es auf deinen Schoß krabbeln. Baue immer wieder eine Beckenbodenübung über den Tag verteilt ein, sodass du den Belastungen des Alltags standhalten kannst.

Kaiserschnittnarben im weiteren Verlauf Unbehandelte Narben sind Störfelder, die der Körper auszugleichen versucht. Dein Uterus, der nach der Kaiserschnitt-OP wieder zusammengenäht werden muss, wird über Bänder und die Beckenbodenmuskulatur an seinem Platz gehalten. Schon kleinste Lage- und Spannungsveränderungen können für einen ungünstigen Zug (z. B. am Kreuzbein) sorgen, was über kurz oder lang zu Rückenschmerzen führen kann. Auch Schmerzen in der Leiste oder im Bein können Folgen einer unbehandelten Narbe sein.

Tipps für die Narbenbehandlung
Sobald die Narbe verschlossen ist, kannst du Narbensalbe auftragen; besonders geeignet sind naturheilkundliche Produkte. Das regelmäßige Berühren deiner Narbe hilft dir vielleicht auch dabei, mit dem Erlebten besser zurechtzukommen. Nach dem 12. Tag post partum kannst du dir ein Tape anlegen lassen. Das Tape bringt sanfte Bewegung in die Narbe und regt die Lymphe an. Teste zuerst an deinem Arm, ob du eventuell allergisch auf das Tape reagierst.[38] Eine Lymphdrainage unterstützt ebenfalls die Heilung der Narbe.

Let’s talk about Sex, Baby

Was Sex in einem Buch über Sport nach der Schwangerschaft zu suchen hat? Ganz einfach: Jeder Orgasmus ist ein super Training für deinen Beckenboden. Das rhythmische Zusammenzucken verbessert die Reaktionsfähigkeit deiner Beckenbodenmuskulatur.

Beim Lesen hat vielleicht die eine oder andere mit dem Kopf geschüttelt und gedacht: »Die spinnt doch, die Alte. Sex habe ich nie wieder.« Kann ich verstehen, denn ich war eine von denen, die Sex nach der Geburt völlig überflüssig finden. Durch den ständigen innigen Körperkontakt mit meinem Baby war ich auf einem Dauer-Oxytocin-High, was meinem Partner leider nicht zugutekam. Die einen haben kurze Zeit nach der Geburt schon wieder Lust auf Sex, andere haben 1 Jahr lang keinen Sex, das ist alles normal. Wichtig ist, mit dem Partner im Gespräch zu bleiben und die Bedürfnisse beider Seiten zu kommunizieren.

Lerne deinen Körper neu kennen

Wenn du eine schwere Geburt hattest und/oder Geburtsverletzungen davongetragen hast, ist der Gedanke an Sex vielleicht auch beängstigend. Beckenbodentraining hilft dir, deine Wahrnehmung zu schulen, fördert die Durchblutung und kann dir bei der Heilung möglicher Geburtsverletzungen helfen.

Vielleicht hilft es dir, deine Vulva und deine Vagina allein zu erforschen. Mögliche Narben abzutasten, deine äußeren Schamlippen, deine Klitoris und den Eingang zu deiner Vagina wahrzunehmen. Einen Finger einzuführen und die Beschaffenheit der sich um den Finger schließenden Muskulatur wahrzunehmen. Die ringförmige Muskulatur umschließt deinen Finger und vielleicht spürst du einen Widerstand beim Bewegen deines Fingers. Vielleicht fühlt es sich in einem Bereich stärker an als an einem anderen.

Wandere von außen mit dem Finger zum Damm. Taste ihn ab. Was passiert, wenn du ihn in dich hineinhebst? Fühlt es sich eher kräftig an oder ist es eine ganz leichte, zarte Bewegung? Was passiert, wenn du mit einem Finger ganz leicht gegen deinen After tippst? Zieht er sich reflexartig zusammen oder verhält sich der Muskel, der deinen After umschließt, ganz still und ruhig? Deinen Beckenboden zu erforschen und wahrzunehmen kann sehr heilsam sein nach der Geburt. Deine Geschlechtsorgane gehören zu dir und nach einer Geburt ist es ganz selbstverständlich, dass du ihnen die Aufmerksamkeit schenkst, die sie brauchen, um sich zu regenerieren.

Wenn du Verletzungen am Damm, an den Schamlippen, am Scheideneingang oder in der Vagina hattest, die genäht werden mussten, dann mache dich mit dem Bereich vertraut. Das Abtasten und die Massage des

Narbengewebes kann dir helfen, Verspannungen zu lösen, und verbessert die Sensibilität.

Muschipups – aka Flatus vaginalis Als ich vor einiger Zeit mit Freundinnen beim Essen saß, kamen wir auf das Thema Sex und darauf, wer denn schon mal einen Muschipups beim Sex hatte. Allgemeines Gelächter erfüllte den Raum – Tischgespräche unter Müttern halt. Was anfangs lustig war, war für eine meiner Freundinnen aber eine echte Belastung. Denn bisher konnte ihr niemand den Grund für dieses spezielle Phänomen nennen und die Geburten ihrer Kinder waren bereits 8 und 10 Jahre her.

Die Pupsgeräusche, die aus der Vagina kommen, beruhen auf einer Ansammlung von Luft, die sich in den Falten der Vagina befindet und sich z. B. bei Bewegung oder auch beim Sex den Weg nach außen bahnt. Es handelt sich hierbei also nicht um Gas, wie beim Pups aus dem After, sondern um Luft. Die Ursache kann eine nach der Geburt geschwächte Muskulatur der Vagina und/oder eine Senkungsproblematik sein. Auch hier hilft Beckenbodentraining.

Schmerzen beim Sex (Dyspareunien) Diese sind keine Seltenheit nach der Schwangerschaft. Die Schmerzen können nach unkomplizierter Geburt auftreten, nach einem Kaiserschnitt und/oder nach höhergeradigen Dammrissen oder inneren Verletzungen, die bei der spontanen Geburt entstanden sind. Schmerzen, Brennen, Ziehen, all das kann ein Zeichen für eine Dyspareunie sein. Das entstandene Narbengewebe bei höhergeradigen Dammverletzungen kann auf den erigierten Penis empfindlich reagieren und schmerzen. Schmerzen können beim Eindringen entstehen oder erst tief im Inneren, bei den Stoßbewegungen. Hier kann dir eventuell eine Behandlung durch eine Beckenbodentherapeutin weiterhelfen. In der Regel sollten die Beschwerden nach dem Wochenbett abklingen.

Wenn du eine schwierige Geburt hattest, können auch innere Verletzungen und/oder Verwachsungen der Auslöser sein. Länger anhaltende Schmerzen können auf gynäkologische Erkrankungen wie Entzündungen der Vagina oder der Eileiter hindeuten und müssen ärztlich abgeklärt werden.

Wenn du stillst, dann ist dein Östrogenlevel ungefähr so tief, als wärst du in den Wechseljahren, was auch für eine trockene Scheide sorgt. Wenn du bereits beim Eindringen deines Partners Unwohlsein verspürst, dann versuche es mit Gleitcreme. Suche dir unbedingt eine Gleitcreme ohne Parabene und Glycerin. Das universal einsetzbare Kokosöl tut es auch hervorragend. Versucht, verschiedene Stellungen einzunehmen, um den Geschlechtsverkehr angenehm für dich zu gestalten.

Das Verkrampfen des Beckenbodens hat immer auch eine psychische Komponente, die gelöst werden muss. Wende dich an deinen Gynäkologen oder einen Psychologen und lass dich beraten. Sei offen gegenüber deinem Partner und lass ihn teilhaben an deinen Gedanken und Gefühlen. Ratschläge wie »Nimm ein warmes Bad und trink ein Glas Wein«, »Mach dich mal locker« oder »Stell dich nicht so an« sind absolut inakzeptabel. Sex darf zu keinem Zeitpunkt Schmerzen bereiten.

»Salami im Hausflur« aka »Lost Penis Syndrome« Du hast es vielleicht schon gehört, dass Frauen Angst davor haben, nach einer vaginalen Geburt eine ausgeleierte Scheide zu haben ...

Beim »Lost Penis Syndrome« sind die Muskeln der Scheide zu schwach, sodass beim Sex keine Reibung zwischen Penis und Vagina entstehen kann. Für uns Frauen, aber auch für die Männer ist Sex mit einer abgeschwächten Beckenbodenmuskulatur unbefriedigend und belastend. Solltest du betroffen sein, gehe auf jeden Fall zu einem Beckenboden-Spezialisten und lass dich untersuchen. Beckenbodentraining ist ein wichtiger Bestandteil der Therapie.

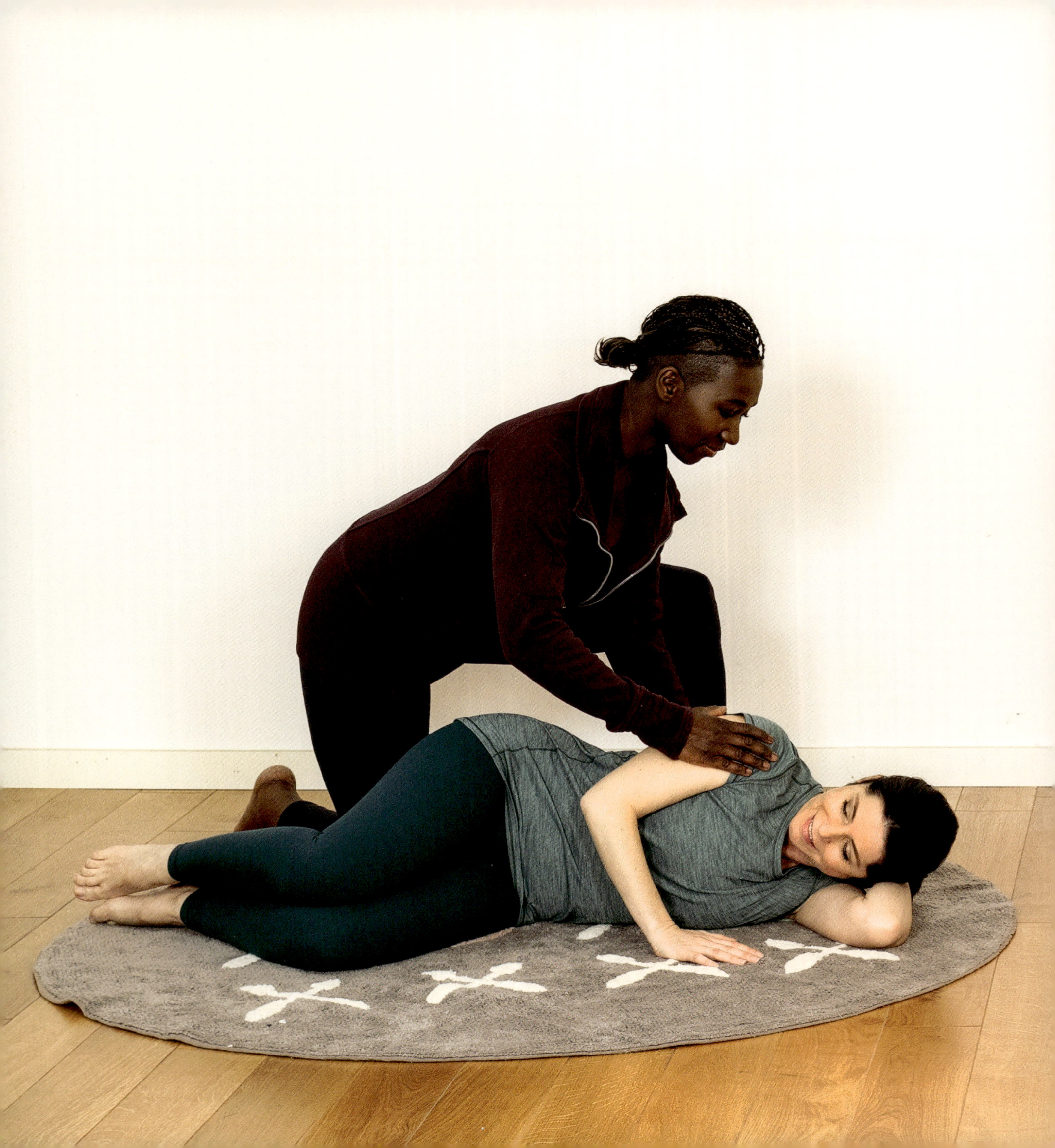

Das Wochenbett

Hör auf deinen Körper und unterschätze nicht die Wirksamkeit scheinbar einfacher Übungen. Im Wochenbett geht es um dein Baby und um deine Regeneration und nicht darum, neue Rekorde aufzustellen.

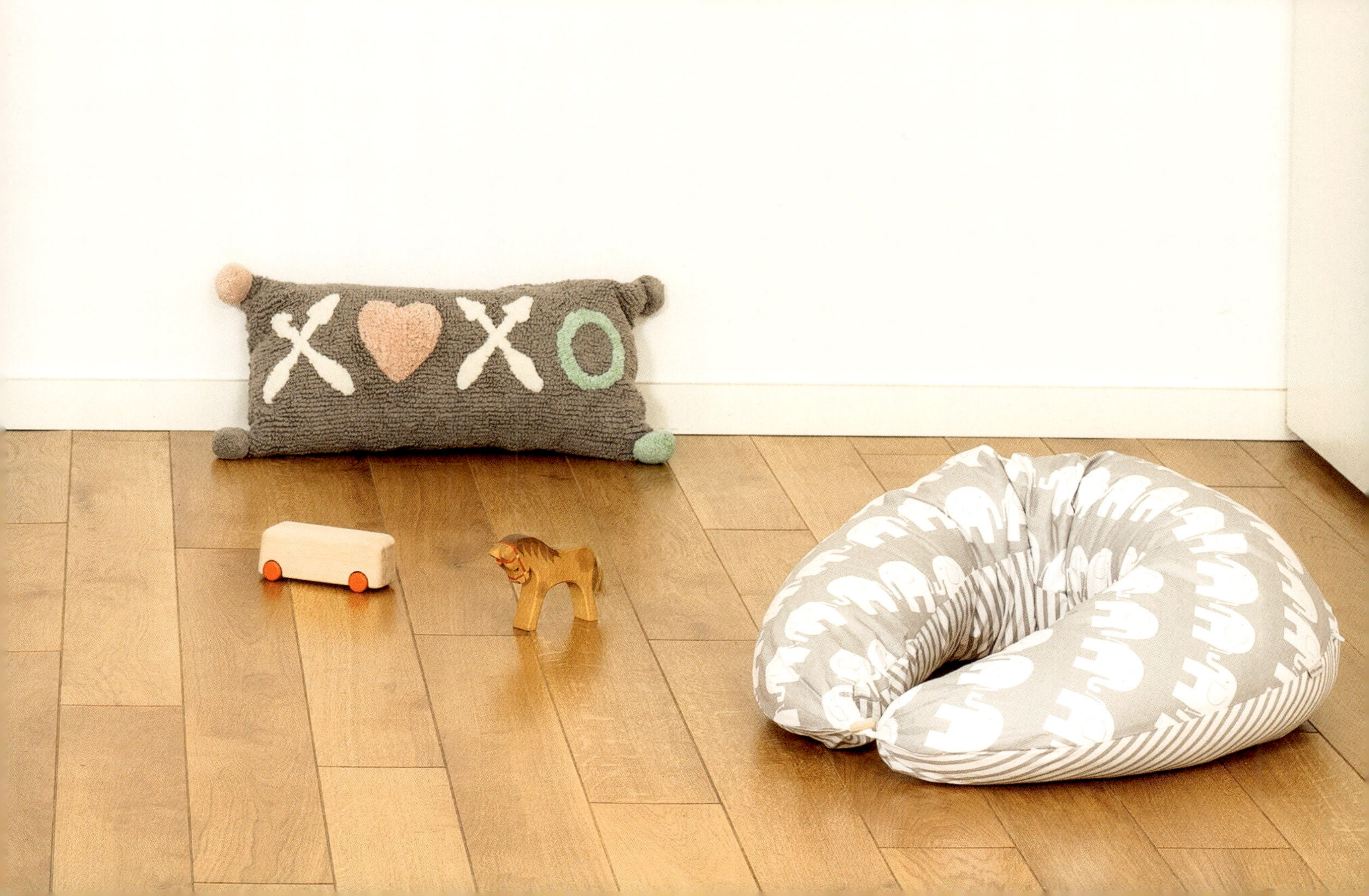

How to start

Du bist inzwischen ein Profi für deinen eigenen Körper. Nun geht es darum, herauszufinden, welche Übungen für deinen momentanen Zustand und deine Fähigkeiten am besten geeignet sind.

Wenn du die Seiten vorher gelesen hast, dann weißt du jetzt theoretisch etwas über dein knöchernes Becken, du hast gelesen, was dein Beckenboden so alles kann und wo er sich in deinem Körper befindet. Du weißt auch, dass deinem Rumpfkapselsystem, das aus dem Beckenboden, den Bauch- und Rückenmuskeln sowie dem Zwerchfell besteht, bei der Rückbildung eine zentrale Rolle zukommt, denn es ist wichtig für die Wiederherstellung deiner Stabilität. Damit deine Rückbildung erfolgreich wird, ist es natürlich wichtig, den ganzen Körper miteinzubeziehen.

Damit du weißt, wo du stehst, mache, bevor du mit dem Programm beginnst, den Beckenboden-Selbsttest (Seite 80) und teste deine Rektusdiastase (Seite 62). Das ist insofern wichtig, als du dann genau weißt, was du brauchst. Du kannst erkennen, ob sich etwas verbessert oder verschlechtert, und du weißt, ob du dir eventuell medizinische Hilfe holen solltest.

Wie du trainierst

Jede Stufe besteht aus einem Block mit 5–6 Übungen. Das ist dein The Center – Workout und dauert nicht mehr als 10–15 Minuten. Die Wiederholungszahlen findest du bei den jeweiligen Übungen. Wenn du trainierst, dann wiederhole jeden Block 2–3-mal. Danach schenkst du dir ein Herz in der Tabelle.

Mache jeden Block mindestens 10-mal, bevor du mit dem nächsten Block weitermachst.

Nach der 10. Trainingseinheit nutzt du die Fokus-Skala (Seite 79), um zu testen, ob du mit dem nächsten Block beginnen kannst. Führe dafür die für dich schwerste Übung nochmal mit der angegebenen Wiederholungszahl aus und bestimme deine Fokuszahl.

Wenn du zusätzlich Zeit hast, dann mache eine Übung zur Wahrnehmung, zur Mobilisation und die Beckenbodenübungen, die entsprechend deinem Beckenboden-Testergebnis, gerade wichtig für dich sind.

Übertrag in den Alltag: Baue deine Basisspannung in den Alltag ein. Ziel ist, dass sich die Abläufe automatisieren.

Wenn du mal keine Zeit hast

Dann suche dir eine Übung aus und versuche, sie in den Alltag einzubauen. Im Stand an der Einkaufskasse, im Auto auf dem Weg zu Oma, im Wartezimmer … Es ist besser, viele kleine Einheiten über den Tag verteilt zu machen als nur 1-mal in der Woche eine große Einheit.

Und auch wenn das nicht möglich ist, dann atme bewusst in die hinteren unteren Lungenflügel. Konzentriere dich für ein paar Atemzüge auf dich und die Bewegungen, die in deinem Körper damit verbunden sind.

Anzeichen für Überforderung und wann du das Training bitte beendest:

- Solltest du ein schweres Gefühl im Beckenboden verspüren, gestalte die Übung leichter und lege dir, wenn möglich, ein Kissen unter das Becken, wenn du in der Rückenlage liegst.
- Solltest du beim Training akute Schmerzen verspüren, beende dein Training und konsultiere einen Arzt.
- Zu keinem Zeitpunkt solltest du beim Üben Urin oder Stuhl verlieren. Sollte das der Fall sein, dann gehe bitte ein Level zurück.

Der Aufbau deines Trainings

Die Übungen sind aufgeteilt in folgende Bereiche:

- Wahrnehmung
- Ausdauer
- Reaktivität
- Übungen zur Mobilisation
- Bauchmuskelübungen
- Ganzkörperübungen

Die Wahrnehmung

Direkt nach der Geburt ist es wichtig, dass du mit wahrnehmenden Übungen beginnst. Hier bewegst du dich im Bereich von 0–30% deiner Kraft. Auch wenn du anfangs noch nichts spürst, wirst du relativ schnell Fortschritte wahrnehmen.

Die Wiederholungszahl liegt zwischen 30 und 40 Wiederholungen pro Einheit. So verbessert sich die Durchblutung und die Koordination. Mit diesem Training werden die Muskeln angesprochen, die eine hohe Ausdauerleistung haben und eher langsam reagieren.

Ausdauer und Kraftausdauer

Es hat allerdings erst dann Sinn, die Kraft und die Kraftausdauer zu trainieren, wenn du deine Wahrnehmung geschult hast und in der Lage bist, die einzelnen Abschnitte deines Beckenbodens bewusst in unterschiedlichen Intensitäten anzuspannen und zu lösen. 70–95% deiner Beckenbodenmuskeln haben langsam zuckende und ausdauernde Muskelfasern, die sogenannten Slow-twitch-Fasern (ST).

Für die Kraft: Spanne deine Muskulatur so an, dass du max. 60–80% deiner Kraft nutzt. Diese Anspannung hältst du für 1–10 Sekunden. Wiederhole das 8–10-mal möglichst kontrolliert. Mache davon 3 Durchgänge, mit jeweils 1–2 Minuten Pause dazwischen, sodass du insgesamt auf 24 bis max. 30 Wiederholungen kommst. Beachte bitte, dass es wichtig ist, die Intensität zu halten. Wenn du z. B. nach 18 Wiederholungen merkst, dass du kaum noch Spannung aufbauen kannst, dann pausiere und fahre zu einem späteren Zeitpunkt am Tag fort.

Für deine Kraftausdauer: Spanne deine Muskulatur so an, dass du 40–60 % deiner Kraft nutzt. Wiederhole das 15–25-mal möglichst kontrolliert. Mache 3 Durchgänge, mit jeweils ½–1 Minute Pause dazwischen, sodass du auf mindestens 45 Wiederholungen kommst.

Übungen für die Reaktivität

Um für den Druckanstieg im Bauch gewappnet zu sein, z. B. beim Husten, Niesen, Springen und/oder Heben, benötigst du die Muskelfasern, die sich schnell anspannen und auf den zunehmenden Druck im Bauch reagieren – die sogenannten Fast-twitch-Fasern (FT).

Hierfür baust du fast maximale Spannung auf und nutzt die Explosivübungen Hopp, hopp, hopp (Seite 96) und P-T-K in der Bauchlage (Seite 96). Du baust eine Spannung von 60–80 % auf, machst 3–5 Wiederholungen und eine lange Pause von ca. 1 Minute, sodass du auf insgesamt 3 Sets mit insgesamt 9–15 Wiederholungen kommst.

Mobilisationsübungen

Die Mobilisationsübungen helfen dir, die durch die schwangerschaftsbedingten körperlichen Veränderungen aufgekommenen Bewegungseinschränkungen zu bessern.

Deine Mobilität ist eine Kombination aus der vollen Bewegungsweite deines Gelenks und der damit zusammenhängenden Beweglichkeit/Flexibilität deiner Muskulatur. Die Mobilität ist immens wichtig für dein Wohlbefinden und die Schmerzfreiheit. Ein eingeschränktes Bewegungsausmaß in den Gelenken bedeutet u. a. ein verändertes neuromuskuläres Zusammenspiel, und führt über kurz oder lang zu Überbelastung und Verletzungen.

Ganzkörperübungen

Für den größtmöglichen Trainingserfolg ist es wichtig, dass du deinen Körper immer als Einheit betrachtest. Isoliertes Muskeltraining ist nicht alltagstauglich und bringt dich in der Rückbildung nicht weiter. Daher wird in diesem Programm der Körper als Ganzes gesehen und gefördert.

Wo dein Blick hingeht, beeinflusst deine Muskelaktivität. Wie deine Schultern platziert sind, beeinflusst die Ausrichtung deiner Wirbelsäule, die Aktivität deiner Bauchmuskeln etc. Dein Becken ist Dreh- und Angelpunkt für die Weiterleitung von einwirkenden Kräften, ist Impulsgeber für Bewegung und gibt dir gleichzeitig Stabilität. Deine Füße sind deine Basis und beeinflus-

Wichtig

Das Training der Beckenbodenmuskulatur ist schon im nicht schwangeren Zustand eine Herausforderung. Denn die kleinen und feinen Muskeln liegen tief in deinem Körper verborgen. Das Üben mit Bildern und Vorstellungshilfen hat sich daher sehr bewährt. Wichtig für dich zu wissen ist, dass das Zusammenkneifen deiner Pomuskeln und das Anspannen deiner Oberschenkel auf gar keinen Fall zu einem Training deiner Beckenbodenmuskeln führt. Wann immer du die Pomuskeln anspannst, übernimmt dieser große, kräftige und oberflächliche Muskel die Arbeit und hindert die Beckenbodenmuskulatur daran, ihre Arbeit zu machen.

sen deine Körperhaltung. It's all connected.

Bauchmuskelübungen

Du findest in diesem Buch keine Crunches, V-ups etc. Für ein effektives Training deiner Bauchmuskeln braucht es den gesamten Körper, für den die Muskeln als Brücke fungieren können.

Trainingshäufigkeit

Trainiere am besten täglich, sonst mindestens 4–5-mal die Woche und mache zwischen den einzelnen Trainingseinheiten 24 Stunden Pause, um Überlastungen und Verspannungen zu vermeiden. Ich empfehle dir für einen langfristigen Erfolg, das Training mindestens 5 Monate aufrechtzuerhalten. Auch danach ist es wichtig, die Übungen in dein reguläres Training und in den Alltag einzubauen.

Leichte Beckenbodenkontraktionen sind von außen für niemanden sichtbar und auch die kräftigeren sind nur für ein geschultes Auge zu erkennen. In der Regel sitzt keine fremde Person so nah bei dir und behält deinen Schritt und deinen Unterbauch im Auge. Daher ist es ganz leicht, deine Übungen in dein tägliches Leben einzubauen, ob du sie nun im Bus oder zu Hause machst.

Wann du weitermachen kannst

Um herauszufinden, ob du mit dem Training fortfahren kannst, findest du hinter jedem Übungsabschnitt die Fokus-Skala. Diesen tollen Begriff verdanke ich Katarina Woxnerud, der Gründerin von MamasMitte. Anhand der Skala kannst du erkennen, ob die Übungen zu leicht, zu schwer oder genau richtig sind. Du fühlst dich unterfordert? Das wäre bei 0, 1 und 2 der Fall. Bei 3 und 4 ist es für dich Zeit, eine Stufe weiterzugehen. Auf 5, 6, 7 und 8 befindest du dich im guten Trainingsbereich und dein Körper wird herausgefordert, aber nicht überfordert. 9 und 10 ist Überforderung und/oder Schmerz und es hat Sinn, eine Stufe zurückzugehen.

1 2 3 4 5 6 7 8 9 10

Übungen für das Wochenbett – die Realität

Ich schreibe hier so flott über Gymnastik, Beckenbodenübungen, das richtige Atmen etc. im Wochenbett und es hört sich so an, als wäre das alles total easy in deinen neuen Mama-Alltag einzubauen … Ne, ne, mir ist bewusst, dass du, gerade, wenn du zum ersten Mal Mutter wirst, gar nicht weißt, wie dir geschieht. Einige sind froh, wenn sie es schaffen, um 14 Uhr den Schlafanzug gegen ein halbwegs tageslichttaugliches Outfit zu tauschen, und andere schaffen es schon am ersten Tag, frisch geduscht und geföhnt freudig durch das Zimmer zu toben. Das sieht für jede Frau anders aus und alles ist o. k. Keine Wertung, kein Besser oder Schlechter.

Genauso ist es mit dem Sport. Die eine Mama ist noch kurz vorm Einzug in den Kreissaal einen Halbmarathon gelaufen, während die andere schon 4 Wochen vor dem Termin kaum noch gehen konnte. Was ich damit sagen möchte, ist, dass meine Vorschläge zu Trainingshäufigkeit und -dauer nicht immer 1:1 in die Realität übertragbar sind. Das ist mir bewusst und dir hoffentlich auch.

Gerade wenn dein Baby die Nacht zum Tag macht und du die Wahl zwischen deiner Matte und deinem sehr verlockend wirkenden kuscheligen Bett hast …, wissen wir beide, wer das Rennen macht.

Um aber trotzdem etwas für dich zu tun, könntest du dich in deinem kuscheligen Bett einfach mit einem Kissen unter dem Bauch hinlegen und dabei bewusst und tief in den hinteren unteren Teil deiner Lungen atmen, dir vorstellen, wie sich beim Einatmen dein Brustkorb ganz genüsslich in alle Richtungen aus-

Beckenboden-Selbsttest

Anhand des folgenden Tests kannst du deine Beckenbodenkraft genauer einschätzen. Der Selbsttest stellt aber keine medizinische Diagnose dar.

Im frühen Wochenbett Hierfür setzt du dich in einer dünnen Hose auf einen etwas härteren Stuhl – aufrecht auf deine Sitzbeinhöcker. Deine Beine sind hüftbreit geöffnet und die Knie sind etwas tiefer als dein Becken platziert. Fasse von vorne mit einer Hand an deinen Damm und mit der anderen Hand von hinten an deinen Po. Lenke deine Aufmerksamkeit auf deinen Beckenboden und spanne die Muskeln an. Hierbei achtest du bewusst darauf, wie sich dein Damm verhält. Es geht darum, wahrzunehmen, wie sich dein Damm in dich hineinbewegt, also weg von der Sitzfläche. Bitte achte darauf, dass sich dein Gesäß und dein Bauch nicht mitbewegen.

Nach dem Wochenbett Eine präzisere Einschätzung deines Beckenbodens bekommst du bei dieser Variante. Du kannst den Test entweder im Stehen oder in der Rückenlage mit einem aufgestellten Bein machen. Dafür führst du einen oder zwei Finger in deine Scheide. Die andere Hand geht an deine Gesäßmuskeln. Bitte achte darauf, dass diese locker bleiben.

Belastungstest Führe den Belastungstest bitte im Stehen aus. Hierfür ist es wichtig, dass deine Blase gefüllt ist. Es ist ratsam, diesen Test im Badezimmer zu absolvieren.

1. Bitte huste bewusst. Verlierst du Urin? Ja/Nein
2. Bitte hüpfe auf der Stelle mit hüftbreit geöffneten Beinen. Wenn Hüpfen nicht geht, dann stelle dich auf die Zehen und lass die Fersen schnell auf den Boden fallen. Verlierst du Urin? Ja/Nein

Krafttest Jetzt spannst du deinen Beckenboden maximal an. Notiere, was du um deine(n) Finger herum oder auf deiner Handfläche wahrnimmst.

Ausdauertest Hierfür benötigst du eine Uhr mit Sekundenanzeige. 10 Sekunden gleichbleibende Anspannung sind bei diesem Test das Maximum. Deine Spannung sollte im Bereich von 40 %–60 % dessen, was möglich ist, liegen.

Wichtig ist: Die Spannung um deinen Finger herum muss gleichbleiben. Ein eventuelles Zucken oder das Nachlassen der Spannung bedeutet das Ende des Ausdauertests.

Ausdauertest/Spannung in s

1	2	3	4	5	6	7	8	9	10

Krafttest

Grad	Muskelstärke
0	keine spürbare Anspannung
1	minimale bzw. sehr geringe Anspannung der Muskulatur, leichter Druck am Finger
2	schwache Anspannung, leichter Druck am Finger
3	mittlere Muskelkraft, der Druck am Finger ist spürbar, Bewegung am Damm ist erkennbar
4	feste Muskelkraft, die Muskeln schließen sich um den Finger, sie spannen gegen Widerstand an, deutliche Bewegung am Damm ist sichtbar
5	sehr starke Muskelkraft, Anspannung gegen den Widerstand ist deutlich spürbar, der Finger wird gefühlt eingesogen

Wiederholungstest Teste die möglichen Wiederholungen, die du in der beim Ausdauertest erlangten Zeit ausführen kannst. Wenn du z. B. 5 Sekunden erreicht hast, dann zählst du, wie viele 5-sekündige Anspannungen mit 40 %–60 % deiner Kraft du ausführen kannst.

Wichtig: Die Spannung um deinen Finger muss gleichbleiben. Pausiere nach jeder Anspannung für 4 Sekunden. Ein eventuelles Zucken oder das Nachlassen der Spannung bedeutet das Ende des Tests. 10 Wiederholungen sind das Maximum. Nach dem Test machst du bitte 1 Minute Pause und atmest bewusst und tief in dein Becken hinein.

Wiederholungstest/Anzahl der Wiederholungen

1	2	3	4	5	6	7	8	9	10

Schnellkrafttest/Anzahl schneller Wiederholungen

1	2	3	4	5	6	7	8	9	10

Schnellkrafttest Teste wie oft du deinen Beckenboden maximal schnell hintereinander anspannen kannst. 10 Wiederholungen sind das Maximum.

Die Auswertung deines Tests

Der Belastungstest
Solltest du eine der Fragen mit Ja beantwortet haben, dann konsultiere umgehend einen Arzt und frage nach einem Rezept für Physiotherapie. Hier liegt eine Beckenbodenproblematik vor. Dies gilt nicht, wenn du erst vor 1–6 Wochen geboren hast. Achte trotzdem darauf, ob sich eine Verbesserung einstellt. Wenn nicht, dann ist spätestens 8 Wochen post partum der Gang zu einer Beckenbodentherapeutin empfehlenswert.

Krafttest
0–1: Übe in den nächsten 1–2 Wochen ausschließlich mit dem 1. Trainingsblock (Seite 110). 2–3: täglich 2 Übungen zur Wahrnehmung zu deinen Trainingsblöcken dazu. 5: täglich 1 Übung zur Wahrnehmung.

Ausdauertest
1–3: täglich 3 Ausdauerübungen zusätzlich. 4–7: 1 Übung zusätzlich zu den Trainingsblöcken. 8–10: Du kannst mit den Rückbildungsblöcken (Seite 136) weitermachen.

Wiederholungstest
1–3: täglich 3 zusätzliche Übungen für die langsamen Muskelfasern. 4–7: 2 Übungen zusätzlich. 8–10: Du machst ausreichend für deine ausdauernden Muskelfasern.

Schnellkrafttest
1–3: 1–2 Übungen für die schnellen Muskelfasern zusätzlich zu deinen Trainingsblöcken. 4–7: 2 Übungen zusätzlich. 8–10: Du kannst mit den Rückbildungsblöcken (Seite 136) weitermachen. Führe den Selbsttest 8–12 Wochen später noch mal aus.

dehnt und sich dein Beckenboden sanft in deinen Bauchraum hineinhebt und sich von den vorherigen Monaten und der Geburt erholen darf. Beim Ausatmen bewegen sich deine Rippen wieder zueinander, die Luft entweicht aus den Lungen und du löst die Spannung in deinem Beckenboden wieder. Und während du so daliegst, gemütlich deinen Atem begleitest, fallen dir langsam die Augen zu und du schläfst ein … Hey, wie cool ist das? Atmen musst du sowieso, schlafen auch, und wenn du beides zusammenbringst, hat das auch noch einen positiven Effekt. Du förderst deine Rückbildung und machst eine tolle Übung für deinen Beckenboden.

In diesem Buch findest du Empfehlungen, die sich in langjähriger Praxis bewährt haben und die auf wissenschaftlichen Erkenntnissen basieren. Trotzdem darfst bzw. solltest du das für dich tun, was möglich ist und dich nicht unter Druck setzt. Manchmal ist es besser, nur 1 Übung am Tag zu machen, und manchmal schaffst du sogar ganze 20 Minuten.

Training für das Wochenbett

Im Frühwochenbett (Tag 1–10) bieten sich Übungen zur Thrombose- und Pneumonieprophylaxe an. Übe Atmung in alle Bereiche deines Körpers und mache Wahrnehmungsübungen für den Beckenboden. Ein altes Sprichwort sagt: »2 Wochen im Haus, 2 Wochen ums Haus herum und 2 Wochen in der Nachbarschaft.« Keiner verlangt von dir, dass du in 4 Wochen auf dem Laufsteg eines berühmten Unterwäschelabels deine Kurven präsentierst. Lass es langsam angehen. Und solltest du doch in 4 Wochen laufstegbereit sein müssen, lass es trotzdem langsam angehen. So eine Inkontinenz oder eine Beckenorgansenkung aufgrund von Ungeduld in der Wochenbett- und Rückbildungszeit ist extrem lästig.

Wenn du vor der Schwangerschaft sehr sportlich warst, dann stelle dich darauf ein, dass du vorerst nicht zu streng getakteten Sporteinheiten kommst. Die Kleinen geben den Ton an und du nimmst es am besten, wie es kommt. Bleib dran, aber stress dich nicht. Es ist erwiesen, dass Sportlerinnen generell eine kürzere Erholungszeit benötigen als weniger sportliche Frauen. Fakt ist auch, dass sportliche Frauen schnell zu viel tun und sich zu früh zu stark belasten. Achte auf dich und die Zeichen deines Körpers.

Im Frühwochenbett ist das Hauptziel die Wahrnehmung deiner innersten Muskeln! Du trainierst daher mit niedriger Belastungsintensität und übst mit maximal 25–30 % deiner möglichen Kraft. Die Zahl der Wiederholungen beträgt insgesamt >30. Diese verteilst du z. B. auf 3-mal 10 Wiederholungen.

Das sieht dann wie folgt aus:

- 10 Wh.
- 1–2 Minuten Pause
- 10 Wh.
- 1–2 Minuten Pause
- 10 Wh.
- 1–2 Minuten Pause

Ausgangsstellungen – in idealer Position

Optimaler Stand: Stelle dich mit hüftgelenksbreiten Beinen auf. Baue dein Fußgewölbe auf. Deine Knie

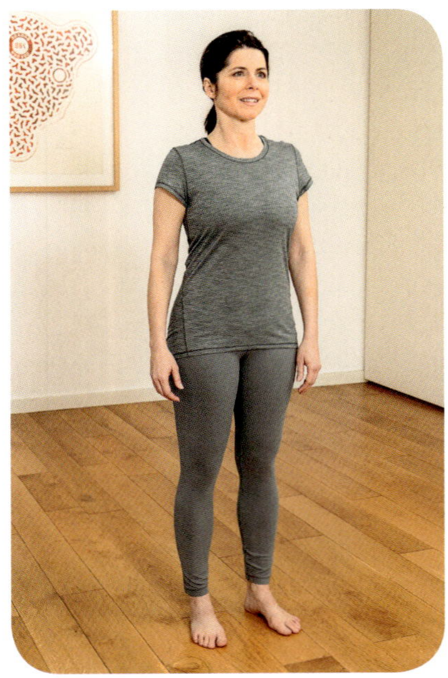

schauen in Richtung deiner zweiten Zehe. Dein Kreuzbein zieht ganz leicht in Richtung deiner Fersen. Deine Schultern ruhen auf deinem Brustkorb. Dein Brustbein ist angehoben und der Blick ist geradeaus gerichtet.

Optimaler Sitz:
Du sitzt auf beiden Sitzbeinhöckern. Schultern, und Becken sind übereinander ausgerichtet. Der Kopf ruht zwischen den Schultern. Die Knie sind etwas unterhalb der Hüfte. Die Füße sind geerdet.

Rückenlage: Die Füße stehen hüftbreit auseinander. Die Füße sind geerdet. Die Knie schauen zur Decke. Das Becken liegt auf dem höchsten Punkt des Kreuzbeins. Die Lendenwirbelsäule ist in ihrer natürlichen Schwingung. Der Brustkorb liegt auf. Die Halswirbelsäule ist lang und hat keinen Bodenkontakt. Die Arme liegen an der Seite. Der Kiefer ist entspannt. Gesäß und Oberschenkel bleiben entspannt.

Seitlage: Schultern und Becken liegen übereinander. Die Taille ist auf beiden Seiten lang.

Unterarmstütz/Knie-Ellenbogen-Lage: Die Knie sind unter den Hüftgelenken, die Wirbelsäule behält ihre natürlichen Kurven, die Ellenbogen sind unter den Schultern. Die Hände sind zu Fäusten geballt oder liegen auf der Matte. Der Nacken bleibt lang.

Vierfüßlerstand:
Die Knie sind unter den Hüftgelenken, die Wirbelsäule behält ihre natürlichen Kurven, Die Hände sind unter den Schultern platziert und das Handgewölbe ist aufgebaut. Die Elllenbogen schauen zu den Oberschenkeln und der Blick ist zur vorderen Mattenkante gerichtet.

Halbkniestand:
Das hintere Knie ist unter der Hüfte, die Zehenballen sind aufgestellt, das Kreuzbein verlängert, das Schambein ist angehoben. Die Ferse des vorderen Beins ist unter dem Knie, Schultern über dem Becken.

Die Trainingsblöcke

Im Nachfolgenden sind erst alle Übungen einzeln aufgeführt und detailliert erklärt. Die Trainingsblöcke 1–3 findest du am Ende des Wochenbett-Teils, die Rückbildungsblöcke 4–10 am Ende des Rückbildungsteils. Die Grundvoraussetzung für alle Übungen ist, dass du das Go deines Arztes oder der Hebamme hast.

Nach unkomplizierter Spontangeburt

Bitte achte darauf, dass du vor dem Training deine Blase und den Darm geleert hast. Teste, bevor du beginnst, deinen Beckenboden und deine Rektusdiastase (Seite 62). Wenn du eine besonders ausgeprägte Rektusdiastase hast (> drei Finger mit weicher Linea alba), lasse alle Übungen im Unterarmstütz aus und bleibe bei Block 1 und 2 (Seite 110), bis sich dein Gewebe verfestigt hat. Teste erneut, nachdem du 8 Wochen trainiert hast. Alle Mobilisationsübungen (außer denen im Vierfüßlerstand und im Unterarmstütz) kannst du jederzeit ausführen, wenn du das Gefühl von Verspannungen hast.

- Trage weite lockere Kleidung. Alles, was eng am Bauch sitzt, behindert den Atemfluss, was sich negativ auf die physiologische Wundheilung auswirken kann.
- Dein Baby sollte gestillt und gewickelt sein.
- Baue, wenn möglich, mehrere kleine Beckenbodeneinheiten über den Tag verteilt ein.
- Hab Spaß.

Nach einer Kaiserschnittgeburt

Beginne mit dem Training und der reaktiven Beckenbodenarbeit erst nach dem 21. Tag. Vorher kannst du alle Übungen aus Block 1 und 2 (Seite 110) machen. Mache die halbe unterlagerte Bauchlage, sobald du es aushalten kannst. Das Training darf dir nie Unwohlsein oder Schmerzen bereiten.

Thromboseprophylaxe

Lege dich hierfür auf den Rücken und stelle beide Beine auf. Deine Arme liegen an der Seite. Ziehe ein Bein zu dir heran und halte es mit beiden Händen fest.

- Atme fließend ein und aus.
- Beuge (1) und strecke (2) das Bein im Wechsel 10–15-mal.
- Lasse dein Fußgelenk im Uhrzeigersinn und gegen den Uhrzeigersinn kreisen, 10–15-mal je Richtung.

Alternative: Stehe im leichten Ausfallschritt. Halte die hintere Ferse am Boden und hebe und senke sie ungefähr 12–15-mal. Wechsle danach das Bein.

Rippen-Mobilisation

Ausgangsstellung:

- Lege dich auf die Seite (lege dir bei Bedarf ein Kissen zwischen die Oberschenkel), sodass deine Schultern in einer Linie mit deinem Becken ausgerichtet sind.
- Deine Knie und Füße liegen übereinander. Sie sind im 90°-Winkel platziert. Dein Becken ist leicht aufgerichtet.
- Lege deine obere Hand auf deinen seitlichen Brustkorb.

Bewegungsanweisung:

- Atme rundherum in den Brustkorb bis ins Becken ein.
- Schiebe ausatmend mit deiner Hand deine Rippenbögen zur Mitte. (3) Bleibe in dieser Position und atme erneut gegen den Widerstand deiner Hand ein.
- Atme aus und übe weiter sanften Druck auf deine Rippen aus.
- Insgesamt 5-mal pro Seite. Wechsle dann zur anderen Seite.

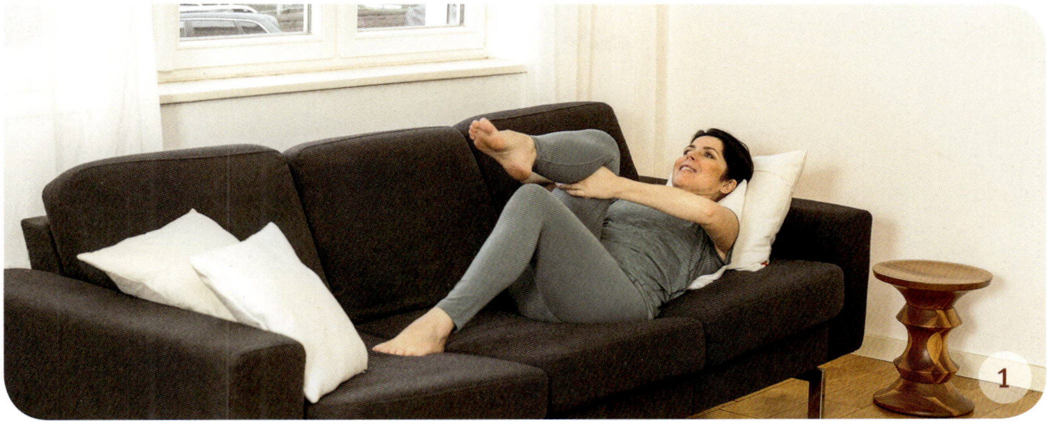
1

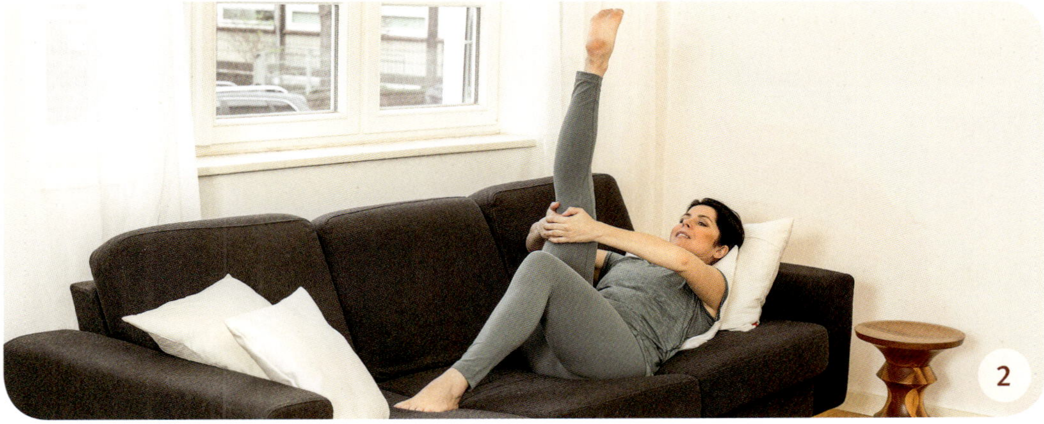
2

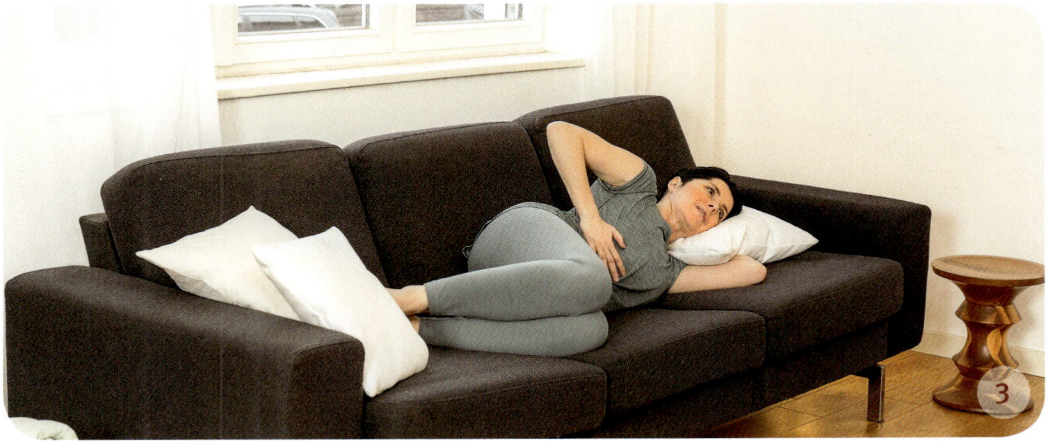
3

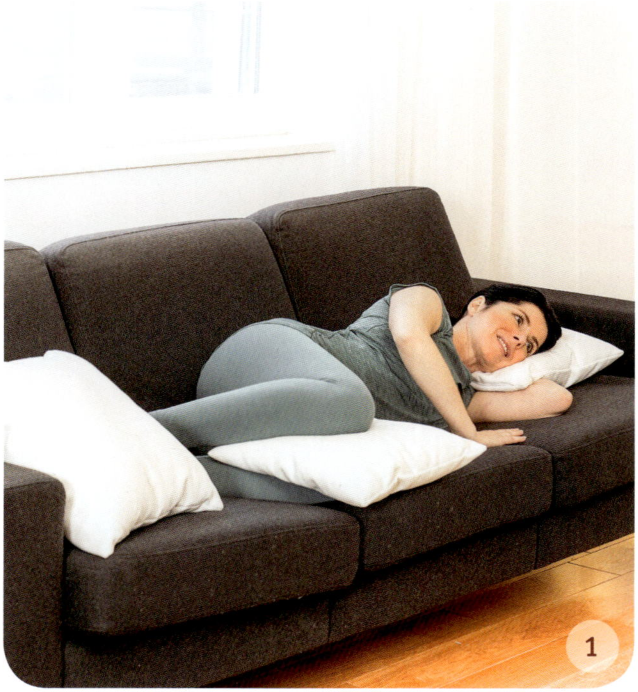
1

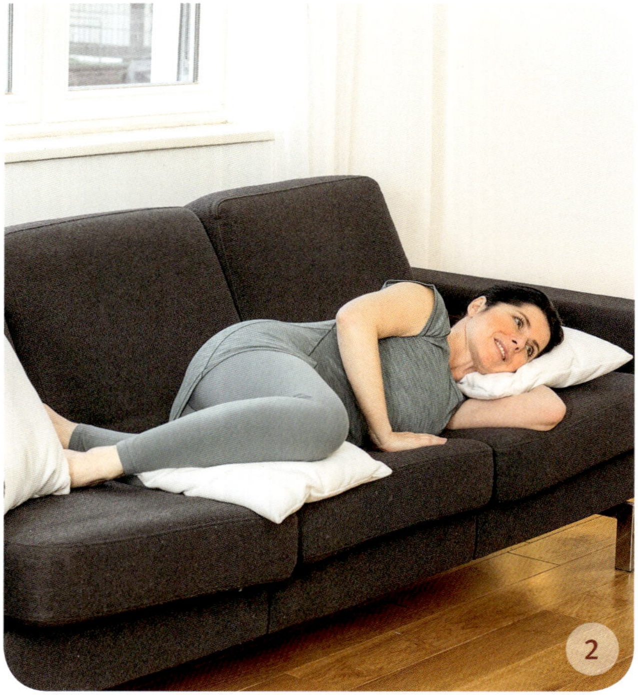
2

Mobilisation des unteren Rückens

Ausgangsstellung:

- Lege dich auf die Seite (lege dir bei Bedarf ein Kissen zwischen die Oberschenkel), sodass deine Schultern in einer Linie mit deinem Becken ausgerichtet sind.
- Deine Knie und Füße liegen übereinander. Die Knie sind etwas unterhalb des Beckens platziert.
- Lege deine obere Hand in Brusthöhe vor dir ab. (1)

Bewegungsanweisung:

- Schiebe die obere Beckenhälfte nach vorn, dabei schiebt auch das obere Knie etwas nach vorn. (2)
- Bringe die obere Beckenhälfte wieder zurück in die Ausgangsposition.
- Atme fließend.
- Wiederhole diese Bewegung 5–10-mal pro Seite.

Beachte: Du kannst in der Ausgangsposition auch die obere Hand an deinen oberen Sitzbeinhöcker legen. Wenn du die obere Beckenhälfte nach vorn bringst, entfernt sich dein oberer Sitzbeinhöcker vom unteren. Dann nähert er sich dem unteren wieder an.

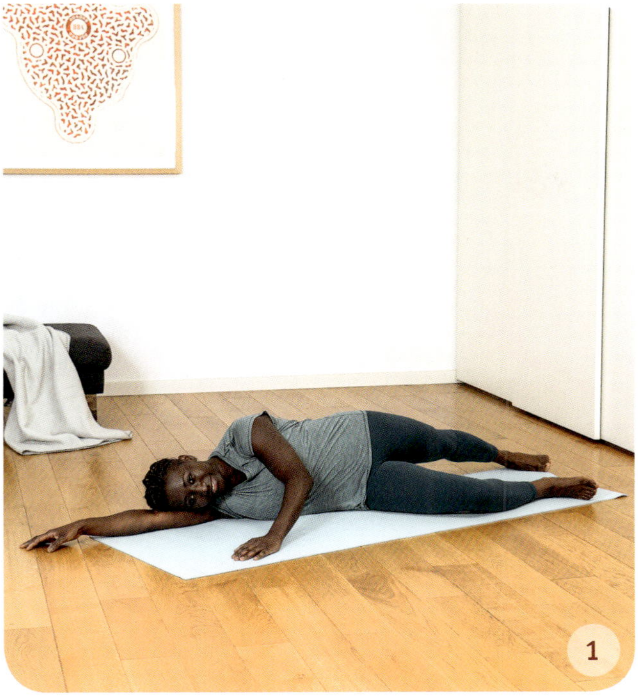

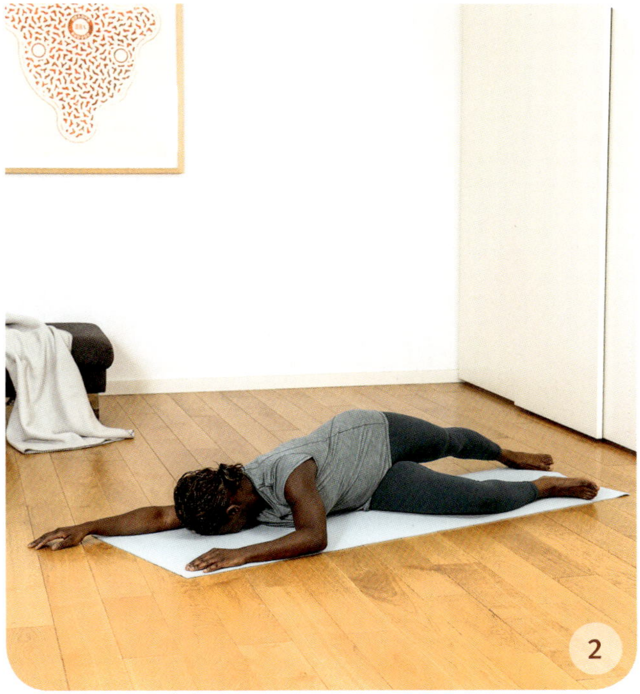

Ganzkörperdehnung in der Seitlage

Ausgangsstellung:

- Lege dich auf die Seite. Der obere Arm liegt locker auf dem Boden, der untere ist lang ausgestreckt. Dein Kopf ruht auf dem unteren Arm.
- Das untere Bein ist im 90°-Winkel gebeugt. Kippe dein Becken nach hinten. Das obere Bein ist lang ausgestreckt und in einer Linie mit deinem Gesäß. Ziehe deine Fußspitze in Richtung Knie und stell dir vor, du drückst mit deinem Großzehenballen ein imaginäres Gaspedal.
- Ziehe die Zehen nach oben in Richtung Knie und schiebe die Ferse weit heraus, während du das Becken stark aufrichtest. (1)

Bewegungsanweisung:

- Atme tief und rundherum in den Brustkorb ein.
- Bringe ausatmend dein Brustbein etwas weiter in Richtung Matte. Deine obere Schulter bewegt sich dabei weiter nach vorne. Mit jeder Ausatmung bewegst du dich weiter in Richtung Matte.
- Mache 5–10 Atemzüge pro Seite. Das Ziel ist, dass beide Schultern parallel zum Boden ausgerichtet sind (das kann einige Monate dauern oder auch niemals passieren). (2)

Beachte: Halte das Becken aufgerichtet, um die volle Bewegungsweite und Dehnung zu erreichen. Halte den Kiefer entspannt, atme fließend und gleichmäßig.

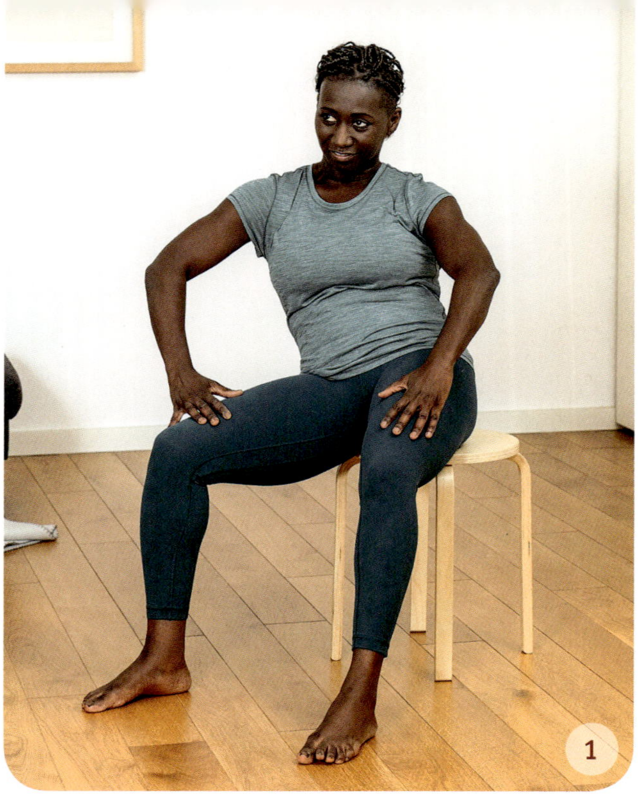

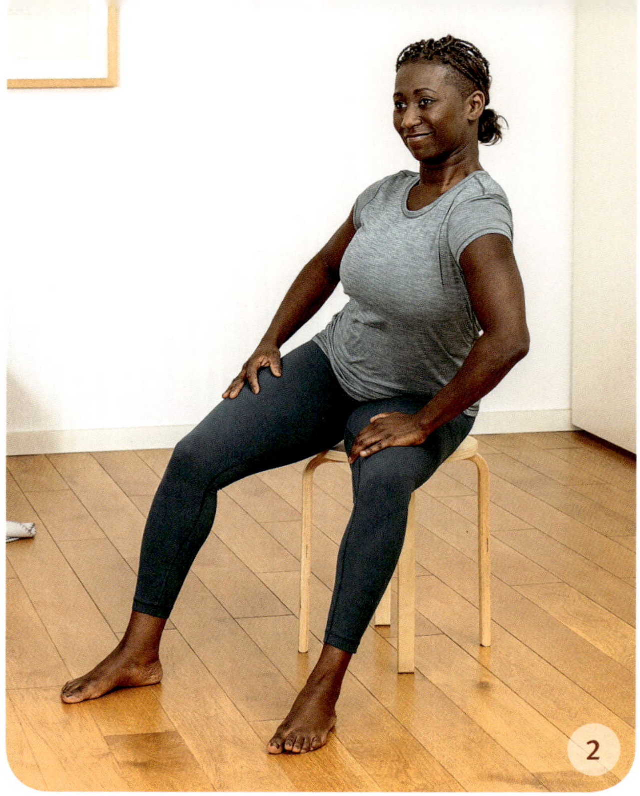

Hip Circles

Ausgangsstellung: Führe diese Übung sitzend auf einem Stuhl mit fester Sitzfläche aus. Sitze aufrecht auf beiden Sitzbeinhöckern. Die Beine sind weiter als hüftbreit geöffnet, die Füße geerdet. Deine Hände ruhen auf deinen Oberschenkeln und der Blick ist geradeaus gerichtet.

Bewegungsanweisung:

- Verlagere das Gewicht nach rechts, dann hinter beide Sitzbeinhöcker nach links und vor deine Sitzbeinhöcker.
- Kreise 5-mal in die eine Richtung (1) danach 5-mal in die andere Richtung. (2)
- Jetzt zeichnest du eine liegende 8 mit deinen Sitzbeinhöckern auf deiner Sitzfläche. Dabei bleibt dein Oberkörper so ruhig wie möglich.

Beachte: Die Sitzbeinhöcker haben immer Kontakt zur Sitzfläche. Lasse deinen Atem dabei fließen und lasse deine Bauchdecke bewusst locker bei dieser Übung. Stelle dir vor, du watest mit deinen Sitzbeinhöckern durch tiefen Schlamm. Dann bekommt dein Beckenboden eine tolle Massage.

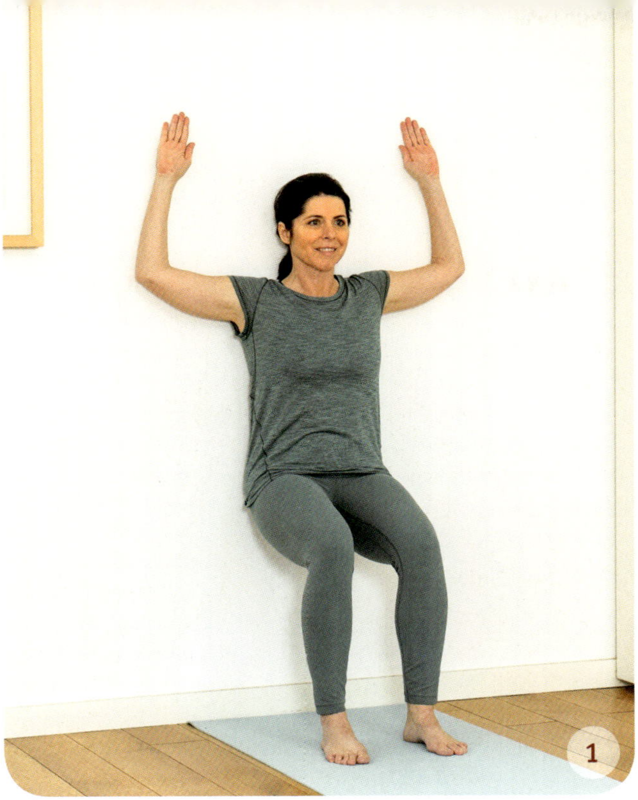

1

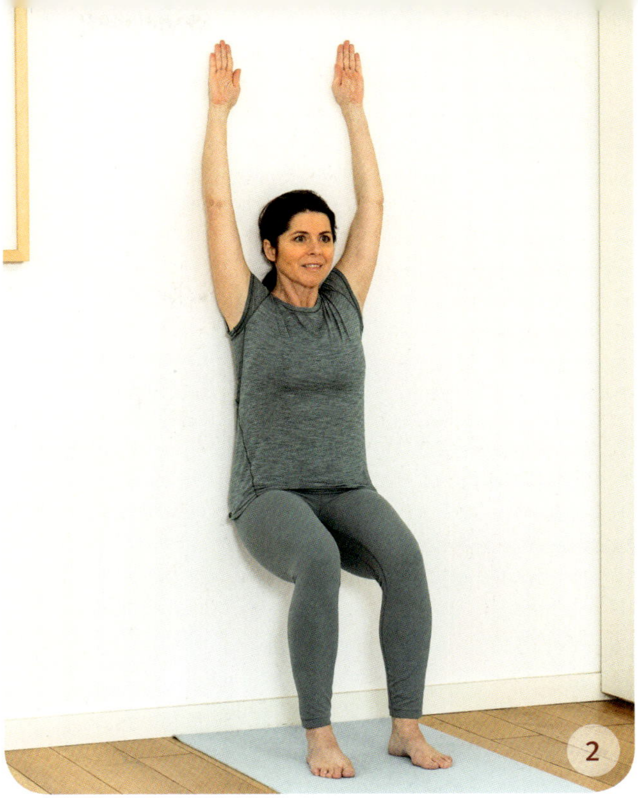

2

Arme im U

Ausgangsstellung:

● Stelle dich ca. 1 Fußlänge weg, mit dem Rücken zur Wand hin. Bringe das Gesäß, die unteren Rippen, die Brustwirbelsäule und den Hinterkopf an die Wand.

● Bringe deine Beine jetzt etwas weiter weg und komme in die Stuhlposition. Bringe beide Arme in U-Form an die Wand. Schultern, Ober- und Unterarme und die Handrücken haben Wandkontakt. (1)

Bewegungsanweisung:

● Atme rundherum in den Brustkorb ein.

● Schiebe ausatmend deine Arme entlang der Wand nach oben über deinen Kopf. (2)

● Bringe sie dann zurück in die Ausgangsposition. Wiederhole das 5–10-mal.

Beachte: Halte immer Kontakt an der Wand mit deinem Kreuzbein, den unteren Rippen und dem Hinterkopf. Wenn es anfangs zu anstrengend für die Beine ist, dann bleibe mit dem Gesäß etwas weiter oben.

Variation: Vereinfache die Übung, indem du dich auf den Rücken legst, die Beine hüftbreit aufstellst und die Arme im U platzierst. Halte das Becken neutral, während du die Arme entlang des Bodens auf und ab bringst.

Die Seerose

Ausgangsstellung:

- Lege dich auf den Rücken und stelle die Beine hüftbreit auf.
- Lege deine Hände auf den Unterbauch.
- Atme fließend.

Bewegungsanweisung:

- Atme in deine Hände hinein und stelle dir vor, wie in deinem Becken eine Seerose sitzt. Die Seerose kleidet dein Becken komplett aus. Sie ist anfangs geschlossen.
- Mit jedem Einatmen öffnet sich die Seerose und die Blätter entfalten sich.
- Mit jedem Ausatmen schließen sich die Blätter wieder sanft.

Tipp: Allein die Vorstellung einer sich öffnenden und schließenden Seerose, die in deinem Becken sitzt, hilft, deinen Muskeln ein Signal zu geben. Du kannst diese Übung auch im Sitzen oder in der Bauchlage machen.

Wellen

Ausgangsstellung:

- Lege dich auf den Rücken und stelle die Beine hüftbreit auf.
- Lege deine Hände auf den Unterbauch.
- Atme fließend.

Bewegungsanweisung:

- Stelle dir deinen Beckenboden vor dem inneren Auge vor.
- Beim Einatmen rollt die Welle sanft auf deinen Beckenboden zu, sodass dieser sich weitet.
- Beim Ausatmen zieht sich die Welle zurück, sodass du deine Beckenbodenmuskeln in dich hineinhebst.

Beckenkippen

Ausgangsstellung:

- Setze dich auf einen Stuhl. Dein Oberkörper ist aufrecht und deine Beine sind hüftbreit geöffnet. Deine Füße sind am Boden geerdet.
- Platziere eine Hand vorne auf dem Schambein und die andere Hand hinten am Kreuzbein. (1)

Bewegungsanweisung:

- Atme fließend ein und aus, während du dein Becken nach vorne (2) und nach hinten kippst. (3) Wiederhole das 4–5-mal und bleibe dann mit leicht nach vorne gekipptem Becken sitzen.
- Lenke deine Aufmerksamkeit zu deiner Harnröhre und stelle dir vor, wie die Muskeln ringförmig um diese herum verlaufen. Versuche jetzt ausatmend diese Muskulatur sanft zuzuschnüren und deine Harnröhre zu verschließen. Beim Einatmen löst du die Spannung wieder.
- Das Gleiche wiederholst du für deine Scheide. Stelle dir den vorderen Teil deines 8er-Muskels vor und wie du ihn mit dem Ausatmen anspannst und die Scheide somit verengst. Beim Einatmen löse die Spannung wieder. Löse die Position auf und bewege dein Becken 4–5-mal vor und zurück und bleibe dann hinter den Sitzbeinhöckern mit nach hinten gekipptem Becken sitzen.
- Mache dir deinen Afterschließmuskel bewusst und stelle dir vor, wie du deinen After mit der Ausatmung verschnürst. Einatmend löst du die Spannung wieder. Wiederhole das pro Körperöffnung 5–6-mal.

Beachte: Deine Bauchdecke ist dabei weich und locker. Es kann sein, dass du am Anfang die Muskeln um die Harnröhre und Scheide nicht wahrnehmen kannst bzw. nur ein schwaches Zucken verspürst. Das ist völlig o. k. und verbessert sich mit zunehmendem Training. Das Gefühl für die Muskeln um den Anus ist oftmals stärker ausgeprägt, weil die Muskeln hier kräftiger sind als im vorderen Teil deines Beckens.

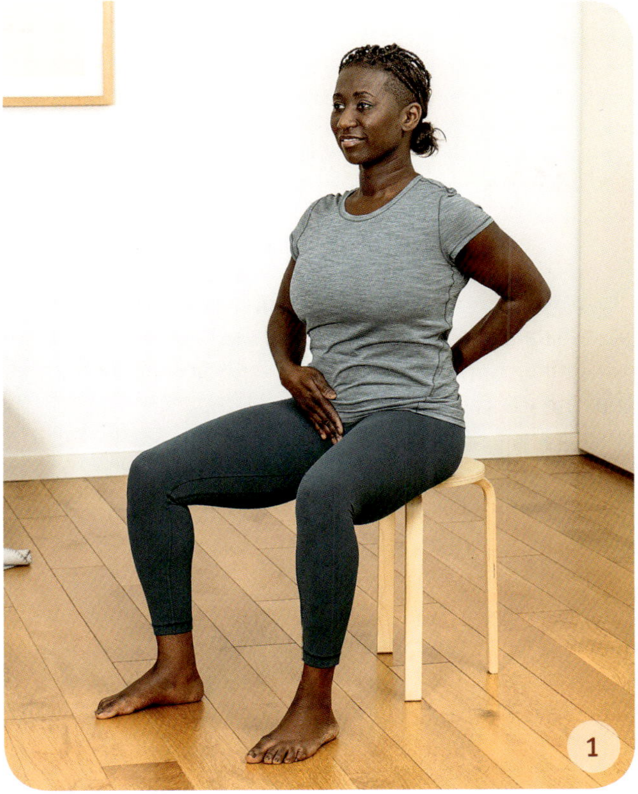

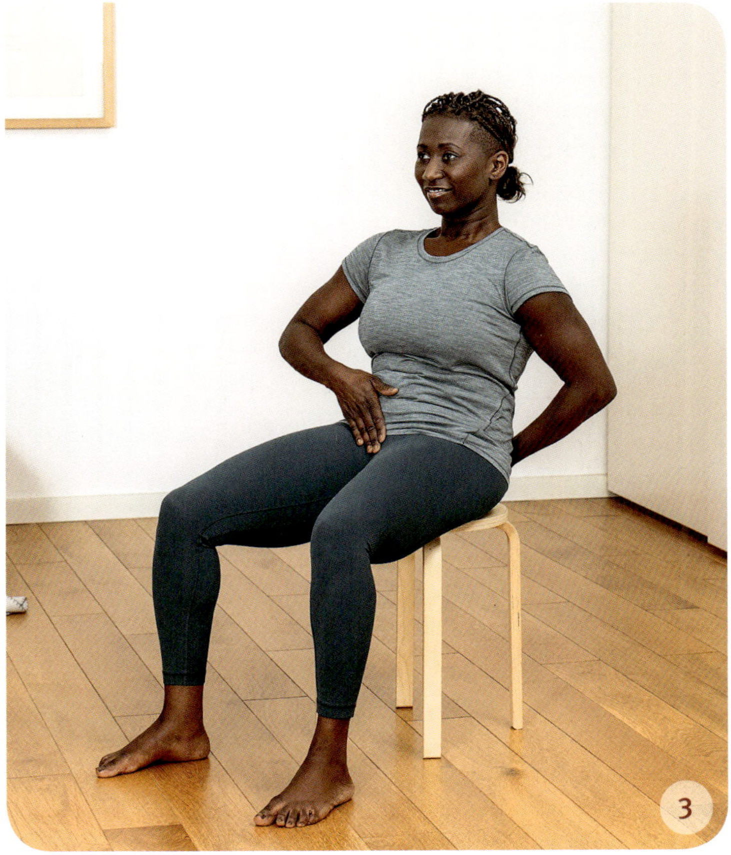

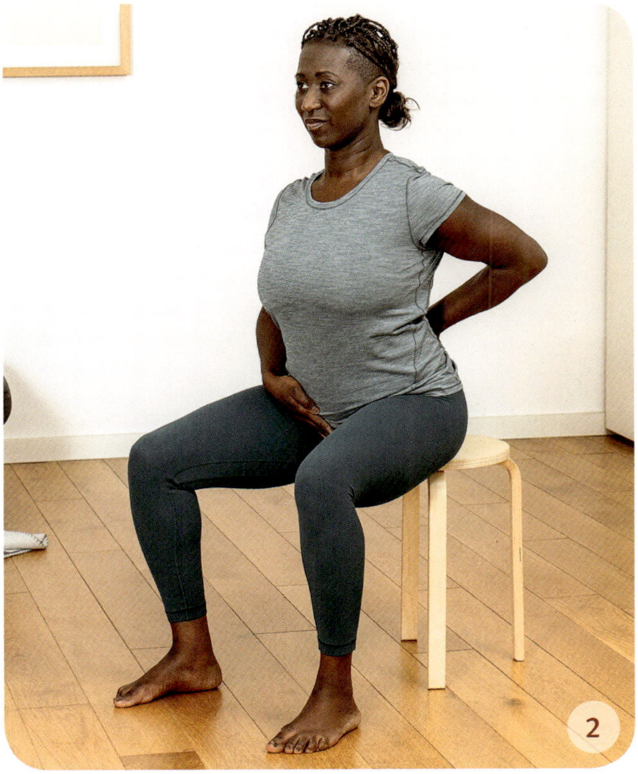

Beckenboden-Spannung

Für diese Übung benötigst du einen Stuhl.

Ausgangsstellung:
- Setze dich aufrecht auf deine Sitzbeinhöcker, mit hüftbreit geöffneten Beinen. Wichtig ist, dass dein Stuhl die richtige Höhe hat. Deine Knie sollten leicht unterhalb der Hüfte platziert sein.
- Deine Hände kannst du zu Hilfe nehmen, indem du eine Hand auf dein Schambein legst und die andere Hand auf dein Kreuzbein. (1)

Bewegungsanweisung:
- Atme rundherum in den Brustkorb und Bauch ein.
- Verschnüre ausatmend deine Körperöffnungen ganz sanft. Hebe gleichzeitig deinen Damm in den Bauchraum und denke dich vom Hinterhaupt bis zum Scheitelpunkt in die Länge.
- Halte die Spannung für 3–10 Sekunden. Entspanne deinen Beckenboden in kontrolliertem Tempo. Mache 4 Sekunden Pause und wiederhole das Ganze 15-mal. Mache dann mind. 60 Sekunden Pause.

Beachte: Lasse Kiefer, Gesicht und Schultern locker und weich. Die Pomuskeln bleiben entspannt. Spanne deine Muskulatur nur ganz sanft an. Entspanne deine Beckenbodenmuskulatur nach jeder Runde mindestens 1 Minute. Lege deine Hände dafür auf den Unterbauch. Atme fließend.

Kniebeugen

Ausgangsstellung: Setze dich ganz nach vorne an den Rand eines Stuhls. Deine Beine sind etwas weiter als hüftbreit geöffnet. Deine Füße sind geerdet und dein Oberkörper ist aufgerichtet.

Bewegungsanweisung:
- Atme rundherum ein. Atme auf »fffff« (später auch gerne auf »chchch«) aus, aktiviere dabei bewusst deine Basisspannung.
- Lehne dich leicht nach vorne, um dann aus der Kraft der Bein- und Gesäßmuskulatur aufzustehen. (2) Zähle dabei langsam bis 10 (später auch gerne bis 30).
- Auf dem Weg zurück zähle ebenfalls bis 10 (3) und lasse dabei deinen Beckenboden sukzessive los, entspanne ganz, sobald du dich hingesetzt hast. Setze dich kontrolliert wieder auf den Stuhl. Wiederhole dies 10–15-mal.

Beachte: Deine Knie schauen immer in Richtung deines zweiten Zehs. Achte darauf, dass deine Schultern über dem Becken sind und die Wirbelsäule lang bleibt.

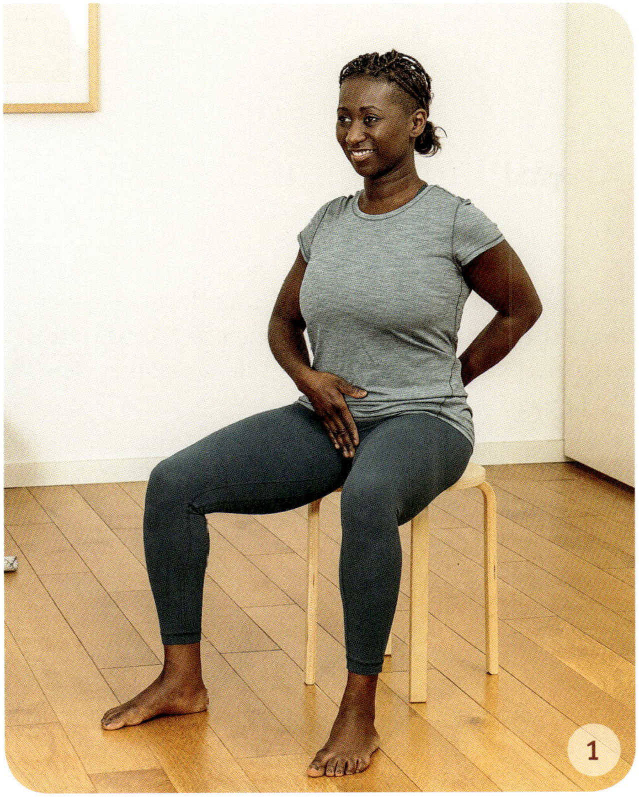
1

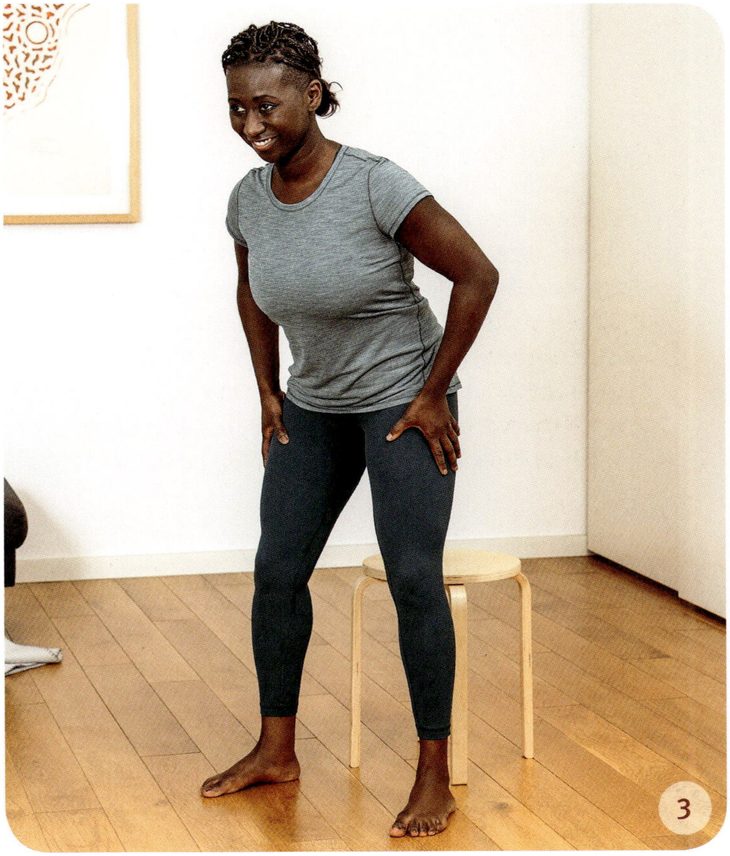
3

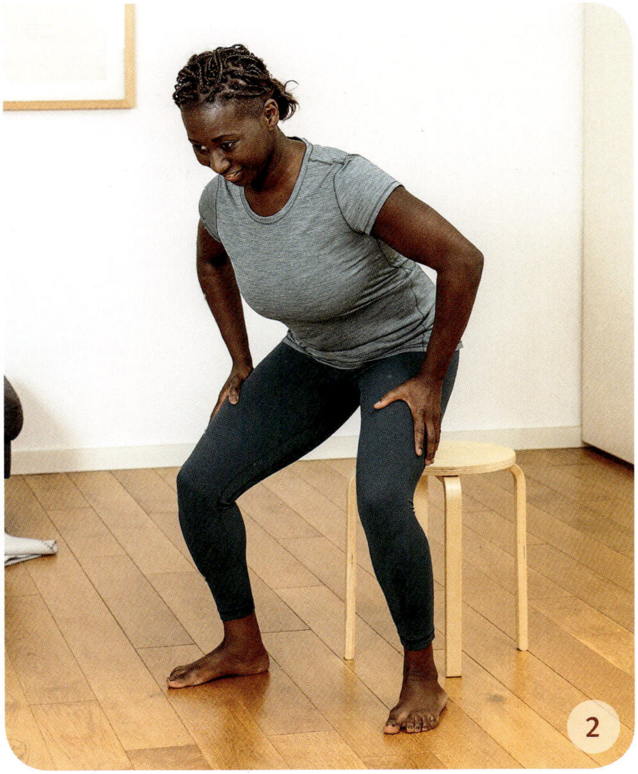
2

Reißverschluss

Ausgangsstellung:

- Lege dich auf die Seite (lege dir bei Bedarf ein Kissen zwischen die Oberschenkel), sodass deine Schultern in einer Linie mit deinem Becken ausgerichtet sind. Deine Knie und Füße liegen übereinander und sind angewinkelt.
- Lege deinen Kopf auf dem unteren Arm ab und deine obere Hand auf deinen Unterbauch. Atme rundherum in den Brustkorb bis ins Becken ein. Baue ausatmend deine Basisspannung auf. Dabei hebt sich deine untere Taille leicht von der Matte.

Bewegungsanweisung:

- Atme wieder ein.
- Hebe ausatmend deinen Beckenboden aktiv in den Bauchraum hinein. Stelle dir dabei einen Reißverschluss vor, der vom Steißbein, über den Damm, bis kurz unter den Bauchnabel reicht. (1)
- Einatmend löst du die Spannung. Mache 4 Sekunden Pause und baue dann die Spannung wieder vom Steißbein, über den Damm bis kurz unter den Bauchnabel auf. Wiederhole das Ganze 15-mal. Mache dann mind. 1 Minute Pause und lege dich auf die andere Seite, um die Übung hier zu wiederholen.

Beachte: Atme fließend weiter. Behalte den größtmöglichen Abstand vom Kopf bis zur Wirbelsäule bei. Bitte initiiere die Bewegung **nicht** über »Bauchnabel nach innen und oben ziehen«. Die Bewegung beginnt mit dem sanften Verschnüren und Heben im Beckenboden.

Knie-Ellenbogen-Stand

Ausgangsstellung:

- Komme in den Knie-Ellenbogenstand. Platziere deine Knie unter dem Becken und die Ellenbogen unter den Schultern.
- Bringe deine Hände als Faust zur Mitte, staple sie übereinander und lege anfangs deine Stirn darauf. Dein Blick ist zur Matte gerichtet, sodass deine Halswirbelsäule lang ist. Deine Wirbelsäule bleibt in ihrer natürlichen Schwingung. Deine Fußrücken liegen auf der Matte. (2)

Bewegungsanweisung:

- Atme ein und weite deinen Brustkorb in alle Richtungen.
- Atme aus, baue deine Basisspannung auf und drücke deinen linken Ellenbogen und dein rechtes Knie in den Boden – schiebe beide imaginär in Richtung Bauchnabel. Halte die Spannung für 3–10 Sekunden aufrecht. Strecke zugleich den rechten Arm und das linke Bein aus. (3)
- Löse die Spannung und wechsle die Diagonale. Wiederhole diese Übung 5-mal auf jeder Diagonalen und mache dann 30 Sekunden Pause. Starte dann erneut und mache noch 2 weitere Runden.

Beachte: Wenn du eine Rektusdiastase hast, die du nicht stabilisieren kannst, dann lasse diese Übung unbedingt aus.

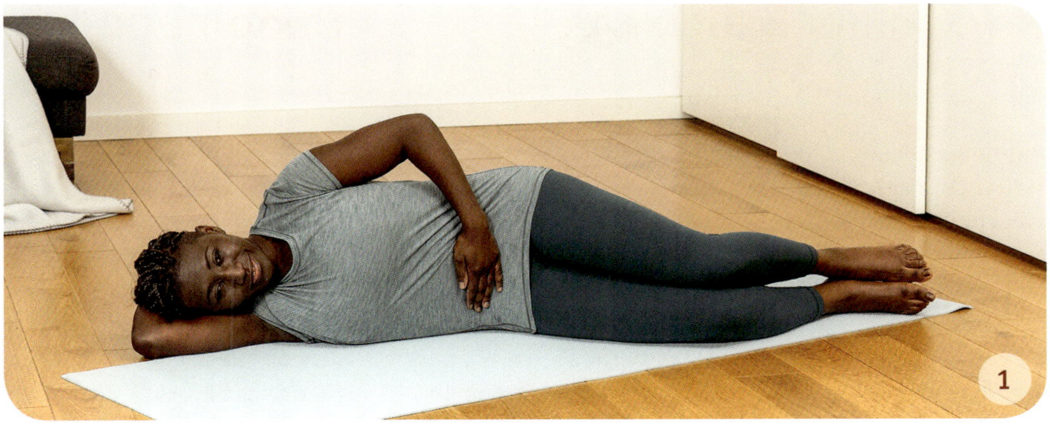
1

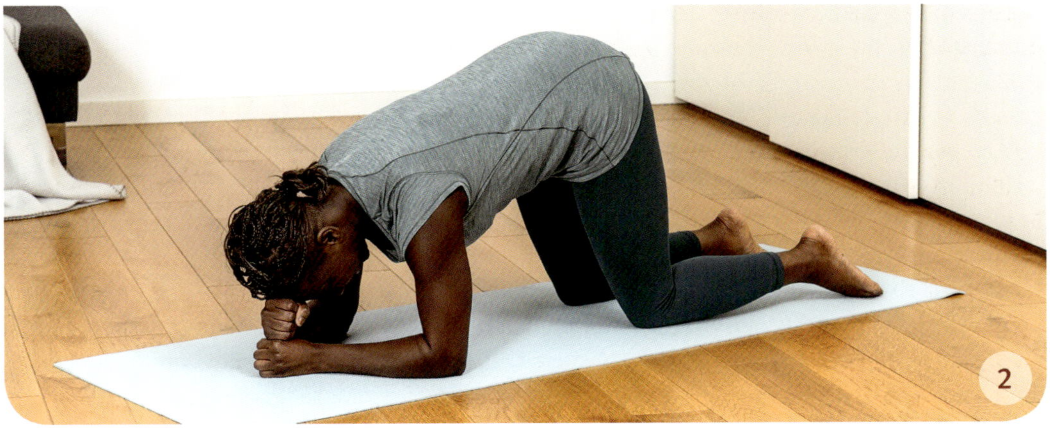
2

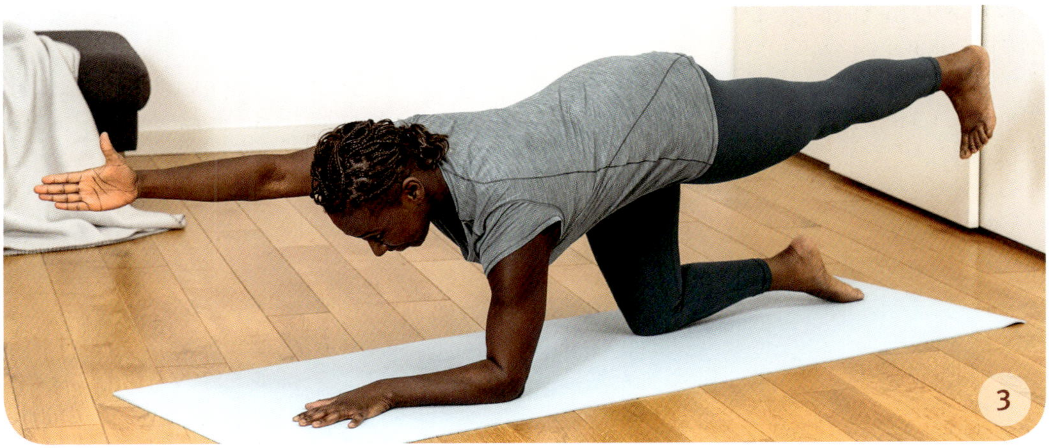
3

P-T-K in der Bauchlage

Ausgangsstellung: Lege dich auf den Bauch. Die Hände sind unter der Stirn verschränkt und die Ellenbogen zeigen zur Seite, sie sind dabei etwas tiefer als deine Schultern. Lasse die Beine hüftbreit geöffnet und lege deinen Fußspann auf den Boden. (1)

Bewegungsanweisung:
- Atme rundherum in den Brustkorb und Bauch ein. Atme aus und baue deine Basisspannung auf.
- Atme aus und sprich kräftig und explosiv die Buchstaben »P«, »T«, »K« 5-mal hintereinander aus.
- Mache eine Pause und atme tief ein und locker wieder aus. Wiederhole das Ganze noch 2-mal. Denke immer an die Pause zwischen den einzelnen Sets

Beachte: Halte nicht die Luft an, lass den Kiefer locker. Im Wochenbett lege dir ein Kissen unter den Bauch. Achte darauf, dass deine Brust frei bleibt und du bequem liegst. Unterstütze den Sprechatem, indem du aktiv deinen Beckenboden und deine Bauchmuskeln in dich hineinhebst. Wenn du einen Kaiserschnitt hattest, dann mache die reaktiven Übungen erst nach dem 21. Tag post partum.

Hopp-hopp-hopp

Ausgangsstellung:
- Komme in die Knie-Ellenbogen-Lage. Platziere deine Knie unter dem Becken und die Ellenbogen unter den Schultern.
- Bringe deine Hände als Faust zur Mitte, staple sie übereinander und lege anfangs deine Stirn darauf. Dein Blick ist zur Matte gerichtet, sodass deine Halswirbelsäule lang ist. Deine Wirbelsäule bleibt in ihrer natürlichen Schwingung. Deine Fußrücken liegen auf der Matte. (2)

Bewegungsanweisung:
- Atme rundherum in den Brustkorb ein.
- Atme aus, anfangs auf »fffff«, später auf »chchchch«, um deine Stützmuskulatur zu aktivieren und deine Basisspannung aufzubauen.
- Atme erneut ein und löse dabei die Spannung nur leicht, um beim nächsten Ausatmen kraftvoll und deutlich »Hopp-Hopp-Hopp« explosiv auszusprechen.
- Sprich 5-mal hintereinander, mach eine kurze Pause, und sprich es dann erneut 5-mal. Mache insgesamt 3 Durchgänge.

Beachte: Bitte achte darauf, dass du immer das Gefühl hast, deinen Beckenboden halten zu können. Solltest du Druck auf dem Beckenboden wahrnehmen, dann beende die Übung vorerst. Wenn dein Beckenboden noch nicht so kräftig ist und du spürst, dass bei dieser Übung Urin oder Winde abgehen, dann schwäche die Übung ab, indem du »Opp-Opp-Opp« sagst.

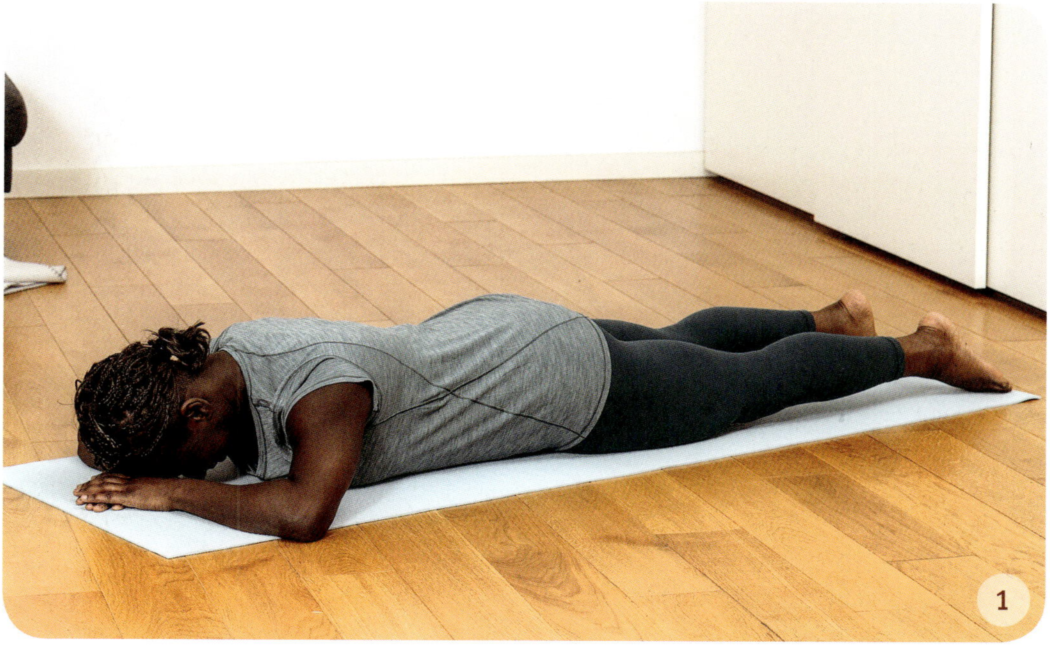
1

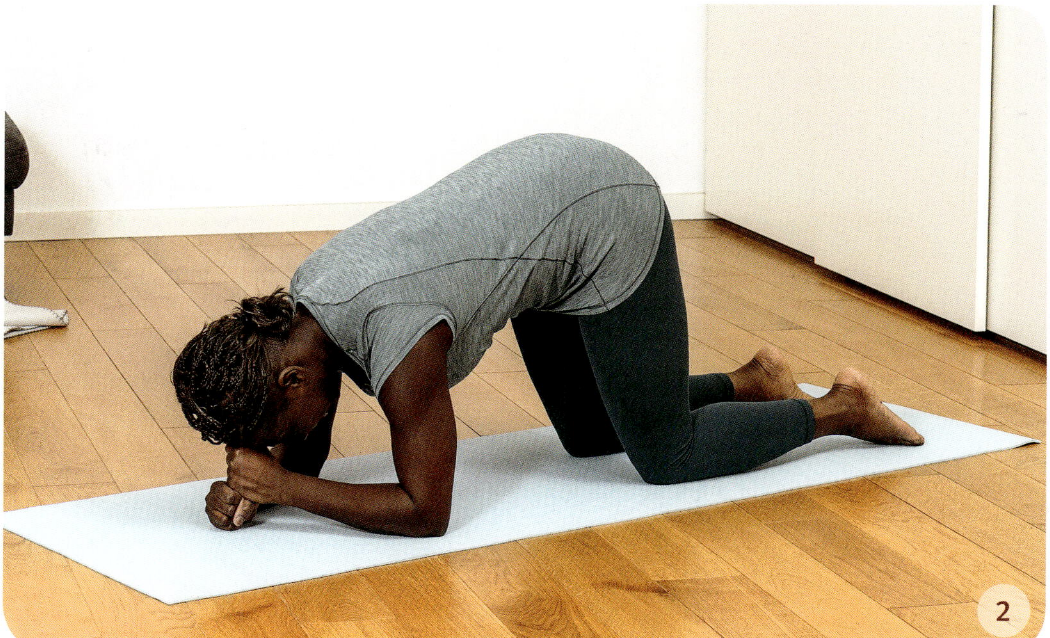
2

Gras zupfen

Ausgangsstellung: Setze dich aufrecht auf deine Sitzbeinhöcker, mit hüftbreit geöffneten Beinen. Wichtig ist, dass dein Stuhl die richtige Höhe hat. Deine Knie sollten leicht unterhalb der Hüfte platziert sein. Deine Hände ruhen locker auf deinen Oberschenkeln.

Bewegungsanweisung:
- Atme rundherum ein und richte dich aktiv auf, sodass deine Schultern über dem Becken ruhen.
- Stelle dir jetzt vor, wie du mit den Muskeln, die deine Harnröhre umschließen, kleine, feine Grashalme aus der Erde zupfst. (1)
- Übe das Gleiche mit den Muskeln der Scheide und des Afters. Zupfe mit jeder Körperöffnung 10-mal Gras.

Beachte: Die Muskeln können nie ganz getrennt voneinander bewegt werden. Dennoch hilft es, die einzelnen Körperöffnungen zu visualisieren. Achte auf ein lockeres Gesäß und darauf, dass du fließend weiteratmest. Die Bewegung ist von außen nicht wahrnehmbar.

Federndes Gehen

Ausgangsstellung: Gehe in den aufrechten Stand. Deine Beine sind hüftbreit geöffnet. Aktivere dein Muskelkorsett. Atme fließend.

Bewegungsanweisung:
- Gehe bewusst durch den Raum und stoße dich mit dem Ballen ab, sodass du federnd und beschwingt 50 Schritte durch den Raum gehst. (2, 3)
- Nimm dabei bewusst deinen Beckenboden wahr und versuche, ihn rhythmisch anzuheben.
- Die Arme bewegen sich dabei mit.

Du kannst diese Art des Gehens auch hervorragend beim Schieben des Kinderwagens nutzen. Aktives Gehen und Abrollen über den Ballen bekommt deinem Beckenboden sehr gut und er wird mit jedem Schritt tonisiert. Für lange Spaziergänge mit dem Kinderwagen oder der Babytrage empfehle ich dir Schuhwerk, dass deine Füße aktiv unterstütz. Also bitte keine High Heels.

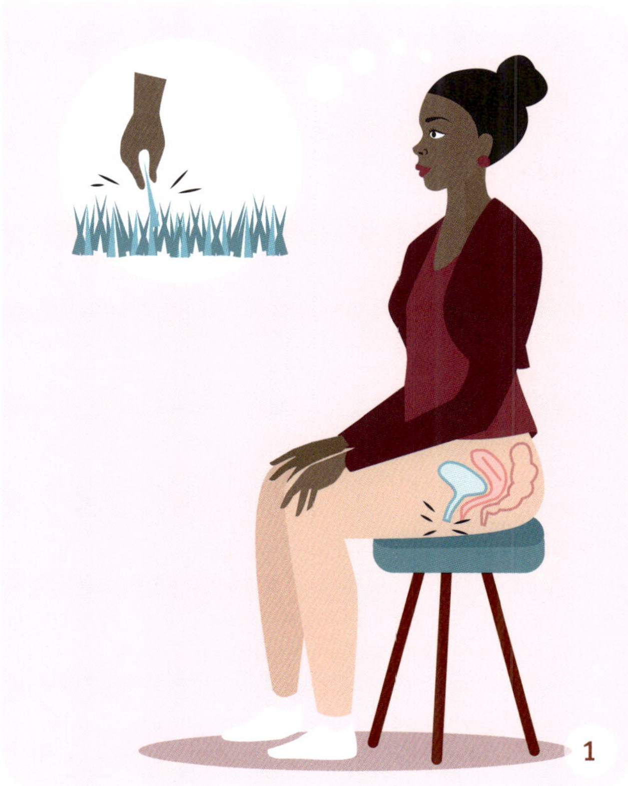
1

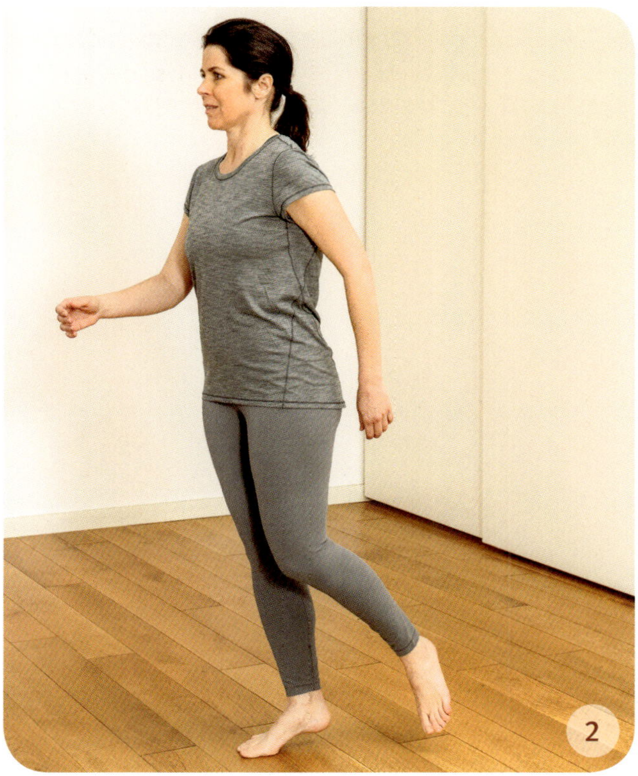
2

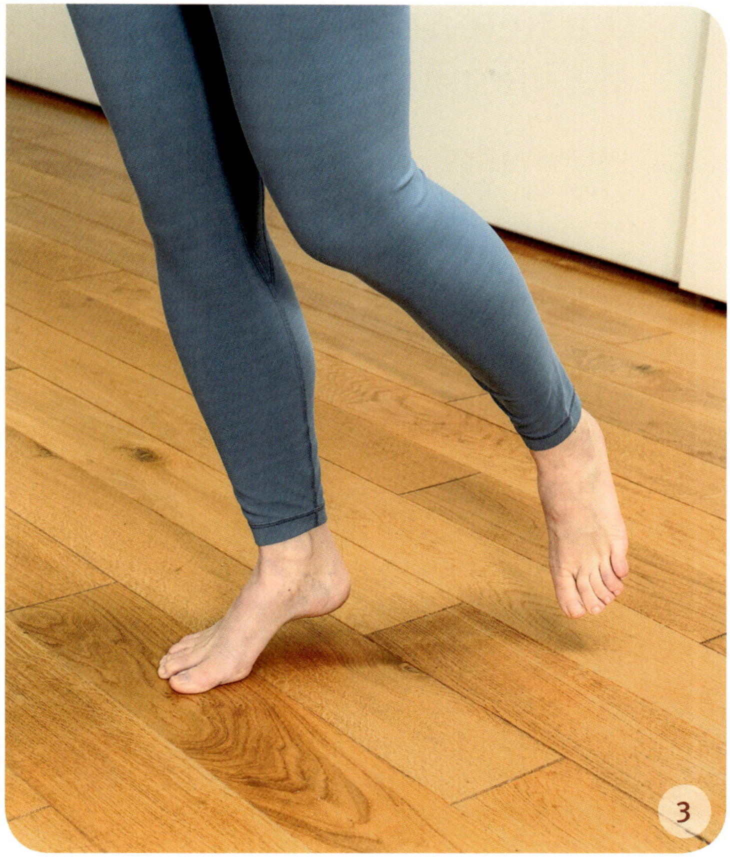
3

Die tiefen Bauchmuskeln aktivieren

Ausgangsstellung:
- Lege dich über die Seite auf den Rücken und stelle die Füße hüftgelenksbreit auf.
- Lege die Hände an der Seite ab.

Bewegungsanweisung Teil 1:
- Atme in alle Richtungen ein. Baue beim Ausatmen deine Basisspannung auf.
- Atme erneut ein und halte die Spannung (sie wird beim Einatmen immer etwas geringer).
- Atme auf »ffffff« (später auf »chchchch«) aus und bringe die gesamte Luft heraus, bis du keine Luft mehr in den Lungenflügeln hast. Dabei machst du den Bereich zwischen Schambein und Bauchnabel ganz flach und die Darmbeinstachel ziehen imaginär zueinander. (1) Wenn dieser Teil gut funktioniert und du ohne weiteres deine Beckenboden-Bauchspannung aufbauen kannst, dann füge den 2. Teil der Übung hinzu.

Bewegungsanweisung Teil 2:
- Verlängere dich gleichzeitig vom Scheitel. Deine Rippenbögen ziehen Richtung Bauchnabel und deine Taille wird schmal. Unterstütze diese Bewegung mit deinen Händen. (2)
- Mit dem Einatmen löst du die Spannung ganz kontrolliert. Mache 8–15 Wiederholungen. Mache 30 Sekunden Pause nach jeder Runde.

Beachte: Wiederhole die Abfolge in der Seitlage, in der Bauchlage, in der Knie-Ellenbogen-Lage und im Sitzen.

»Hallo, schräge Bauchmuskeln«

Ausgangsstellung: Lege dich dafür auf eine Seite. Strecke den unteren Arm aus und platziere deinen Kopf darauf. Winkle die Beine an und halte beide Beine übereinander. Mache eine Faust mit der oberen Hand, stelle sie auf Brusthöhe ab. Dabei schaut der Daumen zu dir. Richte dein Becken sanft auf. (3)

Bewegungsanweisung: Atme ein und weite deinen Brustkorb in alle Richtungen. Baue ausatmend deine Grundspannung auf und bringe die gesamte Luft aus den Lungenflügeln heraus. Drücke gleichzeitig mit der aufgestellten Faust in den Boden. Halte die Spannung für 3–10 Sekunden.

Atme erneut ein, dabei nimmt deine Grundspannung etwas ab. Atme aus und vertiefe deine Spannung erneut. Mache 10–15 Wiederholungen pro Seite.

Beachte: Hebe die untere Taille leicht von der Matte. Dein Becken ist dabei aufgerichtet. Atme fließend. Atme auf »fffff« oder »chchchch« aus und mache die Lungen leer.

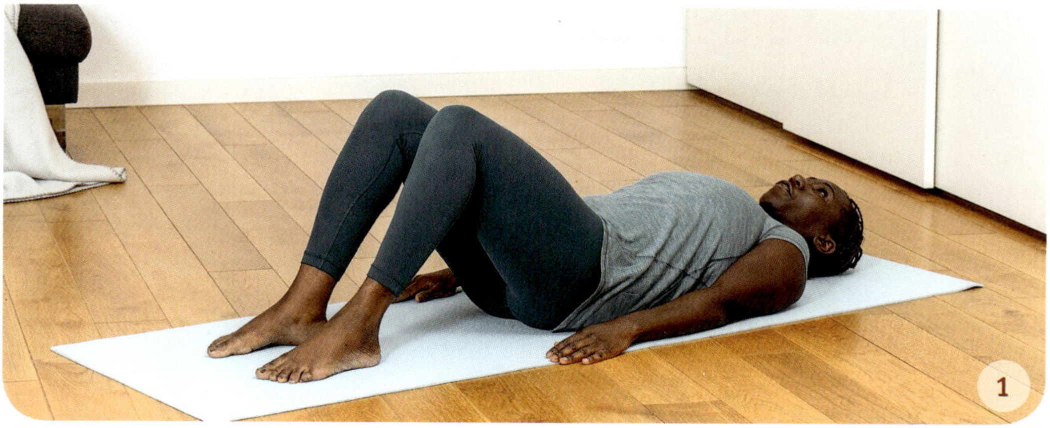
1

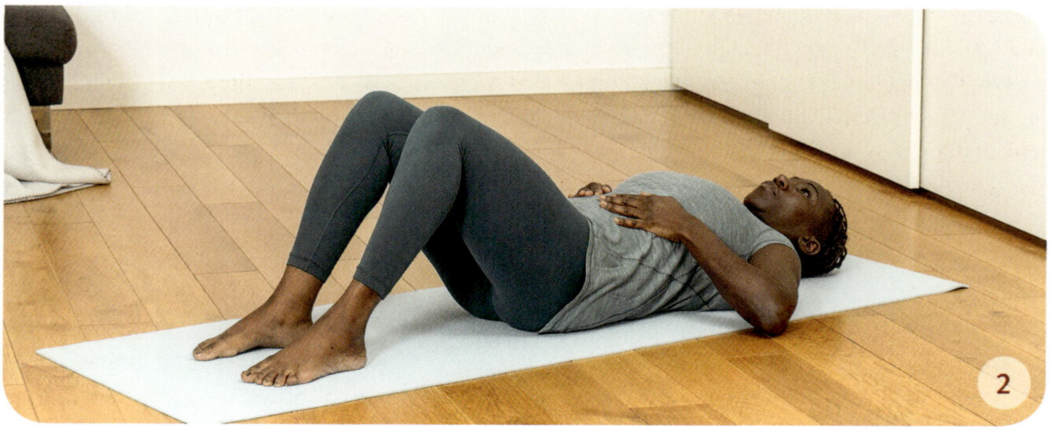
2

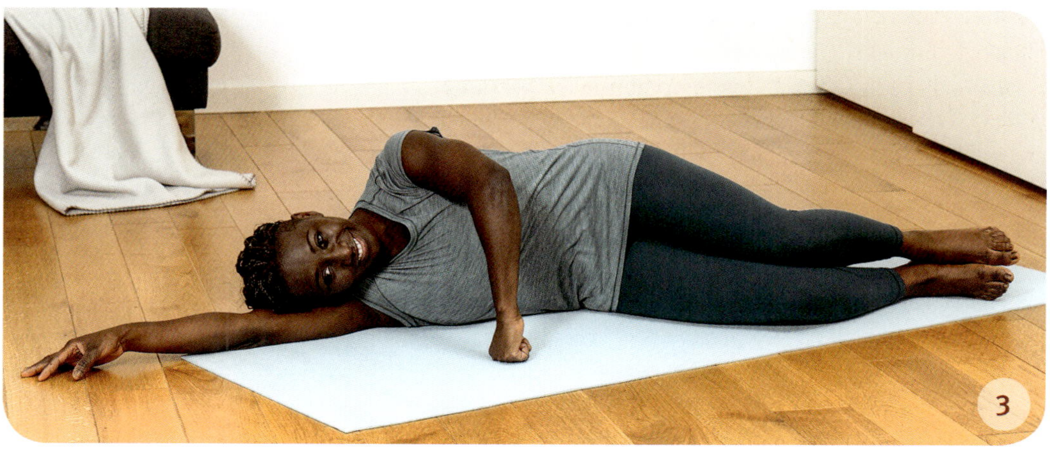
3

Bauchmuskeltraining in der Bauchlage

Ausgangsstellung: Lege dich auf den Bauch. Lasse die Beine hüftbreit geöffnet und lege deinen Fußspann auf den Boden. Deine Hände liegen unter deiner Stirn und die Ellenbogen zeigen zur Seite, sie sind dabei etwas tiefer als deine Schultern. (1) Verlängere dein Kreuzbein sanft in Richtung Fersen, sodass du dein Schambein auf der Matte spürst.

Bewegungsanweisung:

- Atme in den hinteren unteren Brustkorb ein. Atme aus, baue die Basisspannung auf – dann drücke deinen rechten Ellenbogen und deine linke Hüfte in die Matte, ziehe beide Punkte imaginär in Richtung Bauchnabel.
- Halte die Spannung für 3–10 Sekunden. Löse sie dann komplett. Wiederhole insgesamt 10–15-mal pro Seite.

Beachte: Atme fließend weiter, lasse den Kiefer locker. Im Frühwochenbett lege dir ein Kissen unter den Bauch. Achte darauf, dass deine Brust frei bleibt und du bequem liegst.

Half Roll Down

Ausgangsstellung: Setze dich auf einem Stuhl aufrecht auf deine Sitzbeinhöcker, mit hüftbreit geöffneten Beinen. Wichtig ist, dass dein Stuhl die richtige Höhe hat. Deine Knie sollten leicht unterhalb der Hüfte platziert sein. Deine Hände ruhen locker auf deinen Oberschenkeln.

Bewegungsanweisung: Atme rundherum in den Brustkorb ein und verlängere den Rücken. Atme aus und baue deine Basisspannung auf. Kippe das Becken nach hinten, sodass du hinter die Sitzbeinhöcker rollst. Halte deine Bauchmuskeln dabei innen und oben. Der Blick ist geradeaus gerichtet. (2) Dann rolle zurück auf deine Sitzbeinhöcker. Wiederhole das 10–15-mal.

Beachte: Rolle nur so weit zurück, wie du deine Bauchspannung halten kannst. Wenn du eine Rektusdiastase hast und dein Bauch sich vorwölbt bzw. ein Graben zwischen deinen geraden Bauchmuskeln entsteht, dann lasse diese Übung unbedingt aus.

Progression: Setze dich auf den Boden und führe die Übung dort aus. Dabei stellst du deine Beine hüftbreit auf und sitzt aufrecht auf deinen Sitzbeinhöckern und bringst deine Hände an die Oberschenkel-Rückseiten.

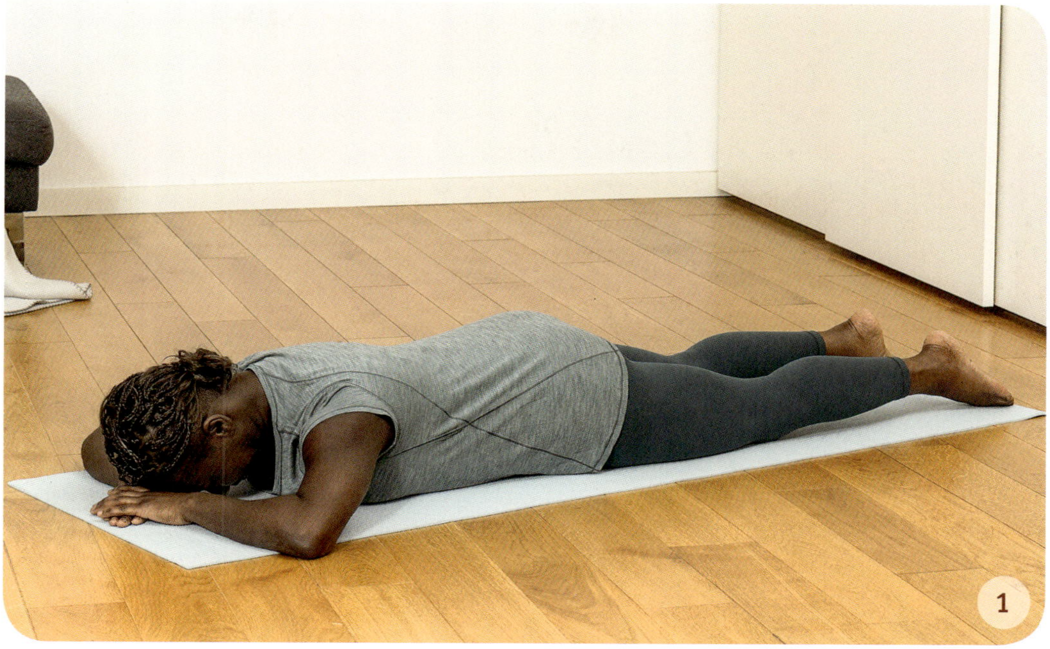
1

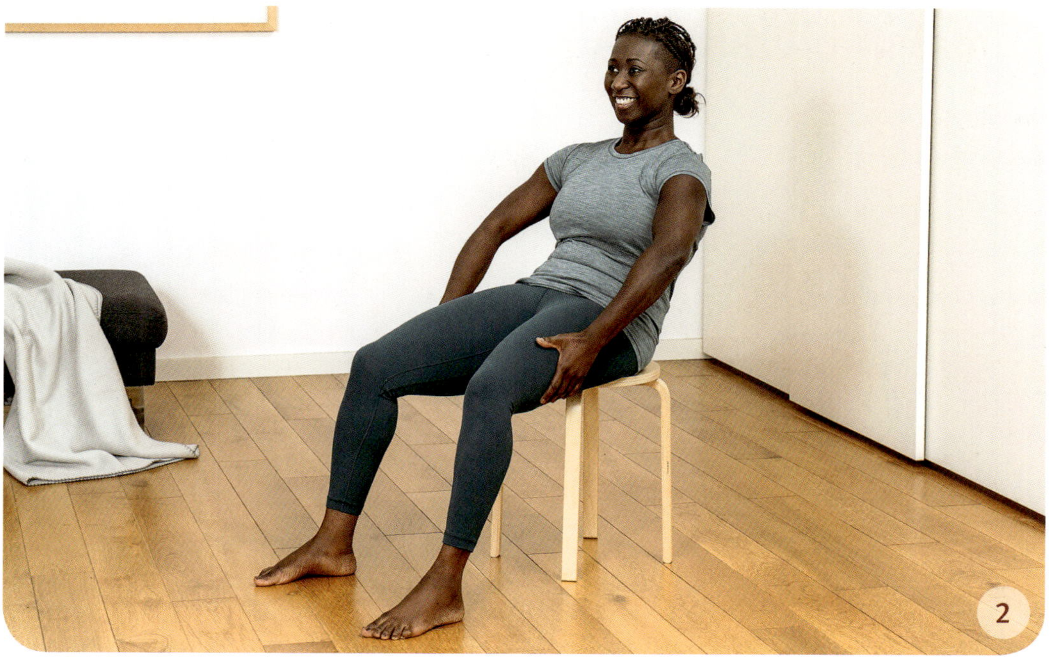
2

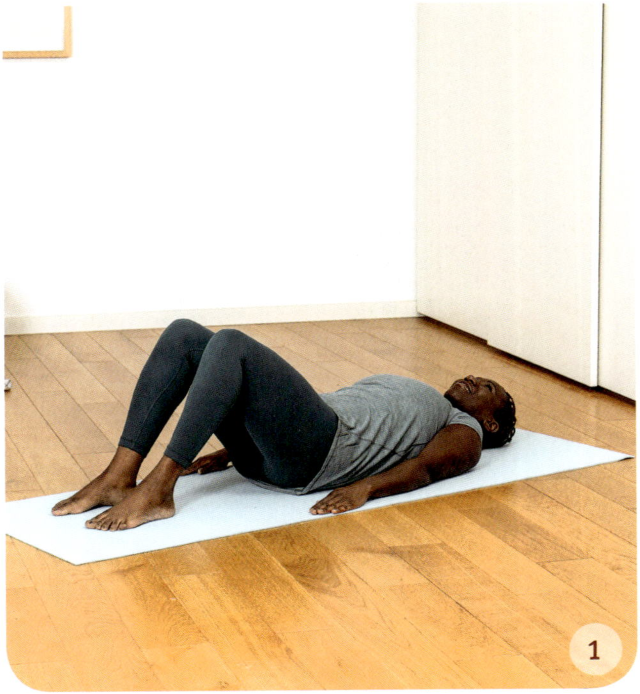

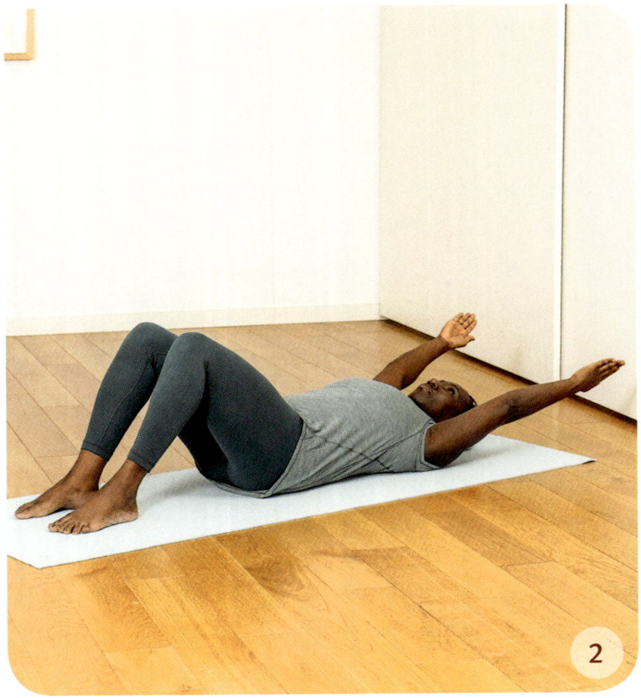

Rumpfstabilität bei Armbewegung

Ausgangsstellung: Lege dich auf den Rücken und stelle die Beine hüftbreit auf. Deine Arme liegen neben dem Körper. (1)

Bewegungsanweisung:

- Atme in alle Richtungen ein. Baue ausatmend deine Basisspannung auf und bringe beide Arme nach hinten über den Kopf. (2) Achte darauf, dass du die Verbindung zwischen Brustkorb und Becken hältst.
- Atme ein, bringe die Arme wieder zurück neben das Becken. Wiederhole dies 10–15-mal.

Beachte: Bringe deine Arme nur so weit zurück, dass du deinen Brustkorb auf dem Boden halten kannst, während du die Arme bewegst. Halte dein Becken stabil.

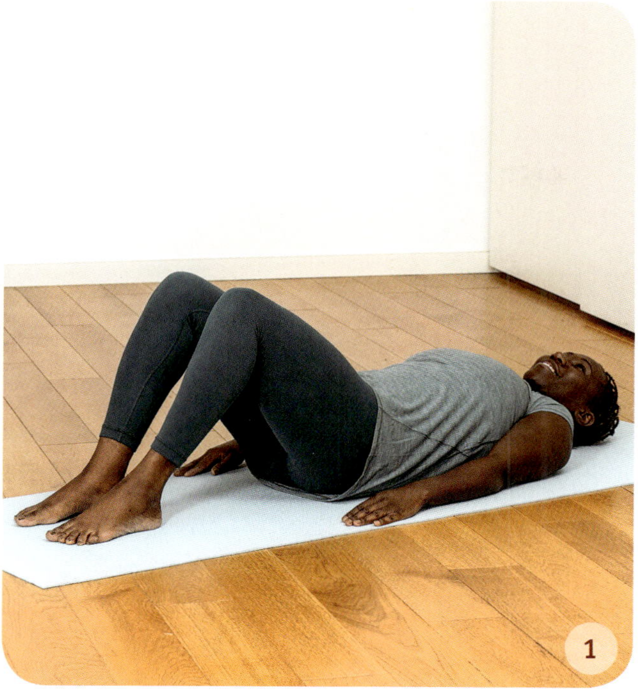

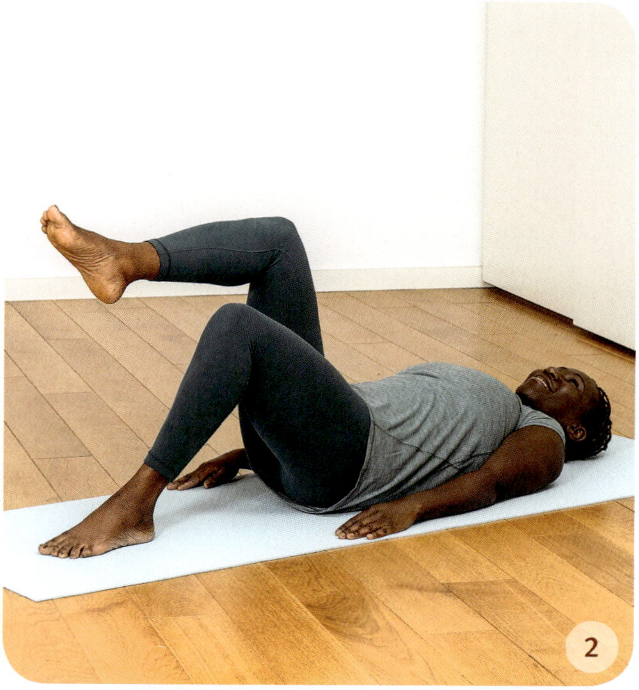

Ein Knie heben

Ausgangsstellung: Lege dich auf den Rücken und stelle die Beine hüftbreit auf. Deine Wirbelsäule bleibt lang. Deine Arme liegen neben dem Körper. Dein Becken ist in der neutralen Position. (1)

Bewegungsanweisung: Atme rundherum ein. Atme aus, baue deine Basisspannung auf und hebe ein Bein so weit nach oben, dass dein Knie über dem Hüftgelenk ist. (2) Dann setzte es wieder ab und wechsle die Seite (10–15 Wiederholungen pro Seite).

Beachte: Halte dein Becken so ruhig wie möglich. Die Lendenwirbelsäule dabei **nicht** auf den Boden drücken. Die Schultern und der Nacken bleiben lang.

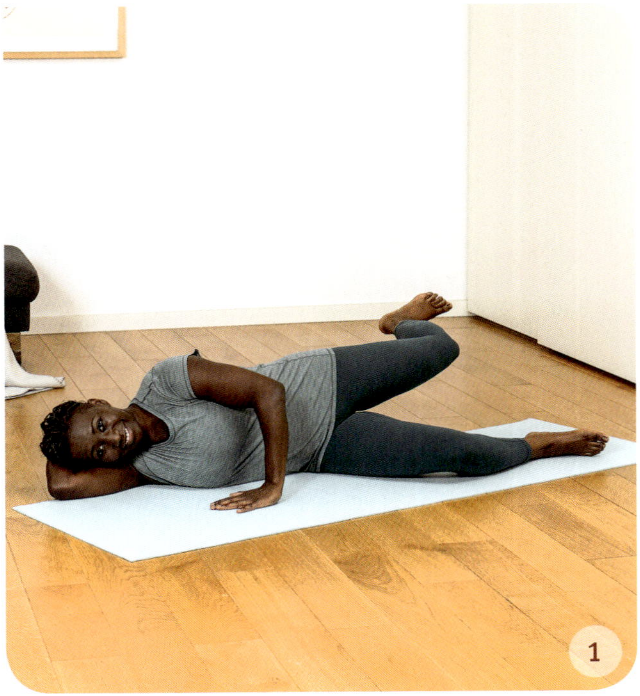

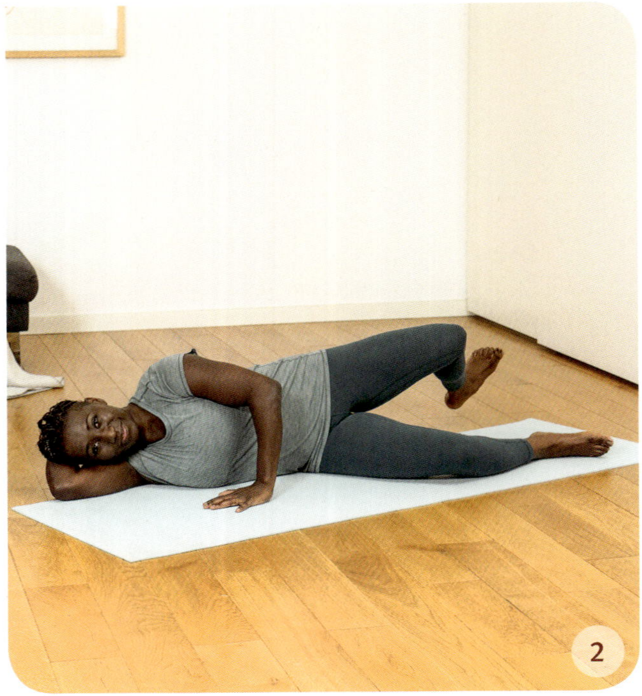

Trainiere deine tiefen Hüftmuskeln

Ausgangsstellung: Lege dich auf eine Seite. Winkle deinen unteren Arm an und platziere deinen Kopf darauf.

Winkle das untere Bein an und halte das obere Bein auf Beckenhöhe in der Luft. Dabei sind Knie und Hüfte in einer Linie. Das Knie ist im 90°-Winkel gebeugt. Der Unterschenkel ist parallel zum Boden. Ziehe die Zehenspitzen zu dir und schiebe den Fußballen weg. Lege die obere Hand auf Brusthöhe auf die Matte. Deine untere Taille ist leicht von der Matte abgehoben. (1)

Bewegungsanweisung: Bringe deine Ferse in Richtung Boden (2) und wieder zurück in die Ausgangsstellung. Halte den Kniewinkel immer gleich. Wiederhole das 10–15-mal pro Seite.

Beachte: Das obere Bein bleibt auf Hüfthöhe. Das Bewegungsausmaß ist klein.

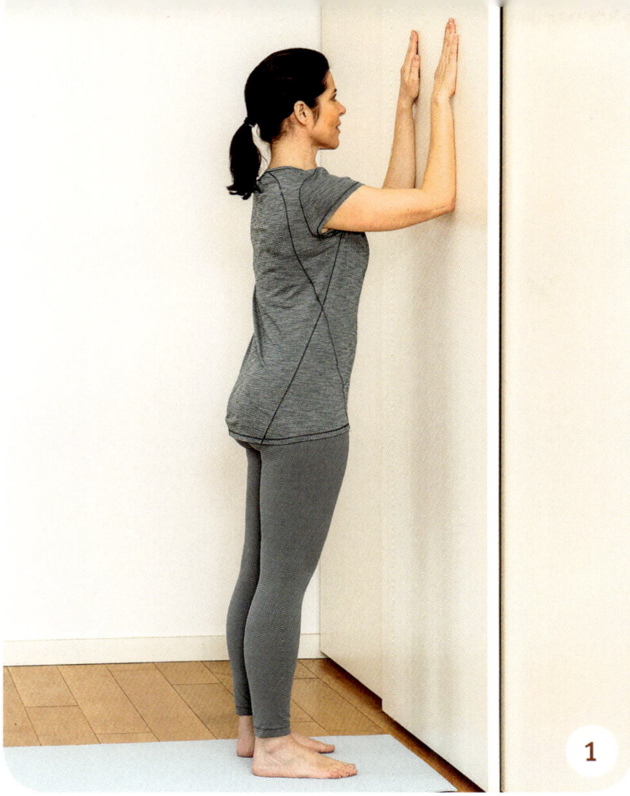

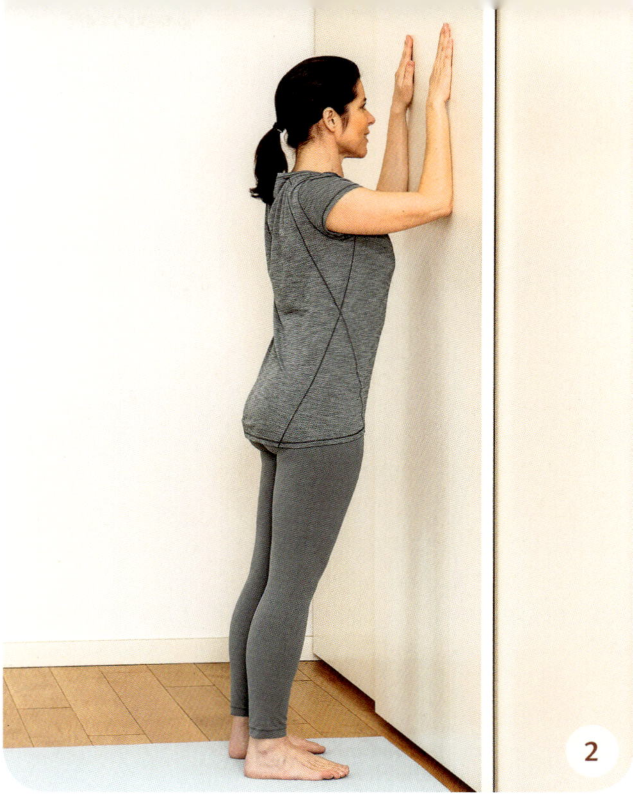

Schultergürtel-Stabilität

Ausgangsstellung: Stelle dich vor die Wand, sodass deine Oberarme parallel zum Boden auf Schulterhöhe und schulterbreit ausgerichtet sind. Deine Unterarme ruhen an der Wand, die Handinnenflächen sind an der Wand platziert. Richte deine Beine hüftbreit aus, sodass deine Füße nach vorne schauen. Halte deine Schultern über dem Brustkorb und deine Rippenbögen integriert. (1)

Bewegungsanweisung: Atme rundherum in den Brustkorb ein. Baue ausatmend deine Basisspannung auf. Bringe dein Brustbein in Richtung Wand (2) und wieder zurück, sodass deine Schulterblätter wieder auf dem Brustkorb liegen.

Beachte: Der Kopf bleibt zwischen den Schultern. Rippenbögen integriert.

Halbkniestand

Ausgangsstellung: Komme in den Halbkniestand. Platziere das Standknie direkt unter deinem Hüftgelenk und stelle den hinteren Fuß auf den Fußballen. Der vordere Fuß ist direkt unter dem Knie aufgestellt. Beide Beckenknochen schauen nach vorne.

Bewegungsanweisung: Atme ein. Baue ausatmend deine Basisspannung auf, dabei senkst du dein Kreuzbein leicht nach unten und hebst das Schambein an, ziehst die vordere Ferse imaginär zum Becken und schiebst dein Gesäß leicht nach vorne, spanne es bewusst an. (1) Halte diese Spannung für 3–10 Sekunden aufrecht und löse dann wieder. Wiederhole das 10–15-mal pro Seite.

Beachte: Achte darauf, dass dein Brustkorb über dem Becken und dein Becken über dem Knie bleibt. Wenn du dich seitlich im Spiegel anschautest, dann wären nur eine Schulter und eine Beckenhälfte zu sehen.

Erweiterungen: Hier zeige ich dir fortgeschrittene Varianten dieser Übung. Bitte gehe erst zur schwierigeren Variante über, wenn du die vorherige Übung mühelos 15-mal ausführen kannst.

*Nimm eine 1,5-l-Flasche Wasser und führe sie um deinen Kopf herum, während du den Halbkniestand hältst. 5-mal in jede Richtung.

**Hebe das vordere Bein 5 cm in die Luft und halte die Balance. Dabei bleibt dein Becken aufgerichtet. (2)

***Komme aus dem Halbkniestand in den aufrechten Stand. Stelle das hintere Bein neben dem vorderen ab. Mache einen großen Ausfallschritt (3) und gehe von hier aus kontrolliert auf deine Matte zurück.

**** Komme aus dem Halbkniestand in den aufrechten Stand und halte das Spielbein in der Luft. (4) Finde die Balance, bevor du das Bein in einem großen Ausfallschritt zurück auf deine Matte bringst.

*****Komme aus dem Halbkniestand in den aufrechten Stand und halte das Spielbein in der Luft. Finde die Balance, bevor du das Bein nach hinten streckst und dich in eine Standwaage begibst. Richte dich wieder auf und bringe in einem großen kontrollierten Ausfallschritt das Knie zurück auf die Matte.

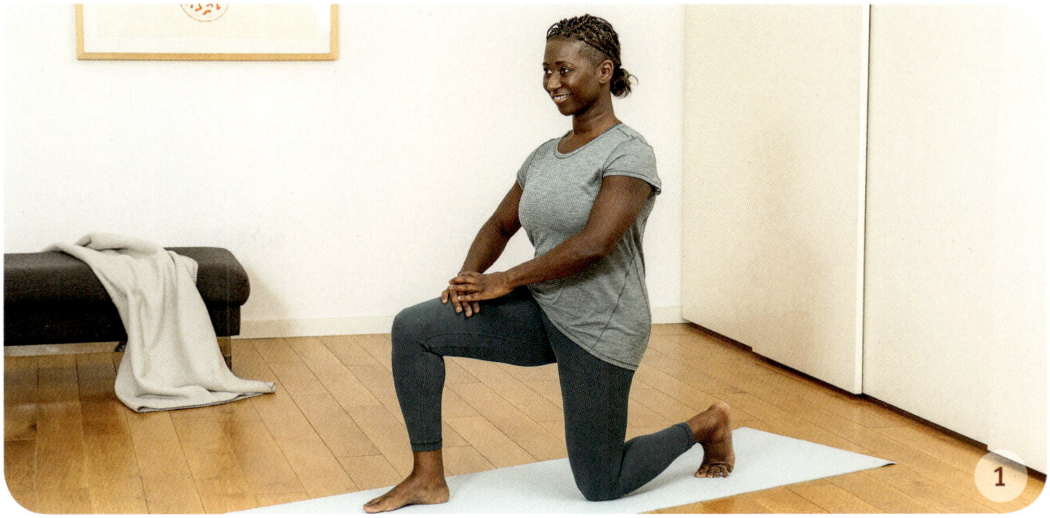
1

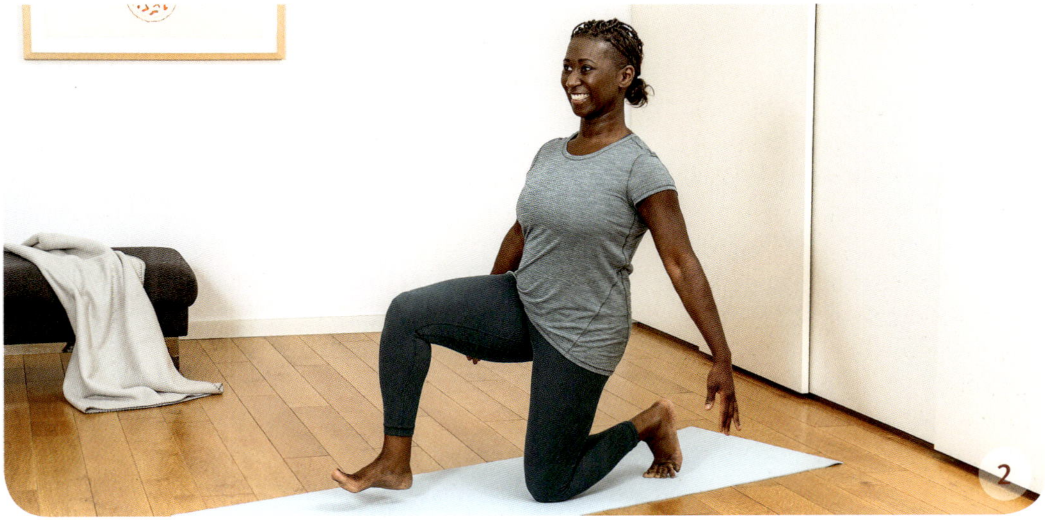
2

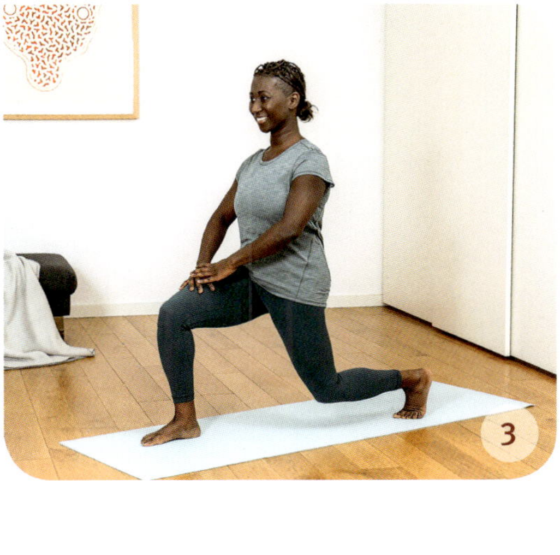
3

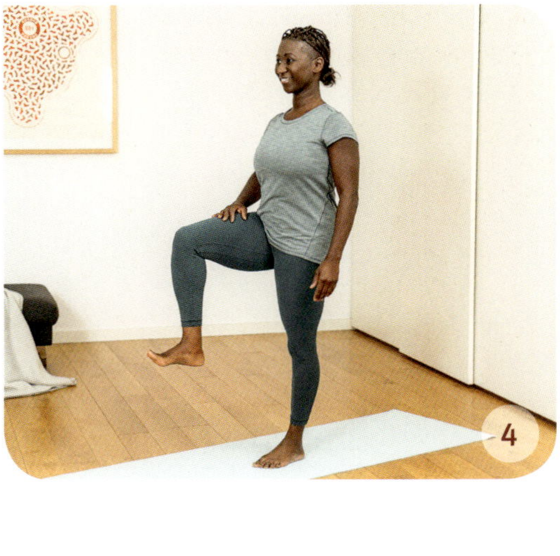
4

Trainingsblöcke 1–3

Wiederhole den jeweiligen Block pro Trainingseinheit 2–3-mal und trage dir dafür ein Herz in die farbige Skala ein. Wenn du den 1. Block 10-mal gemacht hast, kannst du mit der Fokus-Skala testen, ob du zum 2. Block übergehen kannst.

Der Anfang – Finde deine Muskeln

- Die Seerose (Seite 90)
- Deine oberflächlichen Beckenbodenmuskeln (Seite 29) und lerne die tieferen Beckenbodenmuskeln kennen (Seite 29)
- Reißverschluss (Seite 94), 15-mal pro Seite (1)
- Die tiefen Bauchmuskeln aktivieren/Teil 1 (Seite 100)
- P-T-K in der Bauchlage (Seite 96), 3-mal 5. Wenn du per Kaiserschnitt geboren hast, dann mache diese Übung frühestens nach dem 21. Tag post partum

Übungen, die du zusätzlich machen kannst. Suche dir eine pro Kategorie aus:

- Mobilisation: Rippen-Mobilisation (Seite 84), Hip Circles (Seite 88), (2), Arme im U (Seite 89) in der Rückenlage

Du hast deine Muskeln gefunden und es geht weiter

- Beckenboden-Spannung (Seite 92), 3–10 Sekunden halten
- Reißverschluss (Seite 94), 15-mal pro Seite
- Gras zupfen (Seite 98), 3-mal 10
- Die tiefen Bauchmuskeln aktivieren/Teil 1+2 (Seite 100), 10–15-mal (3)
- Bauchmuskeltraining in der Bauchlage (Seite 102), 10–15-mal pro Diagonale (4)

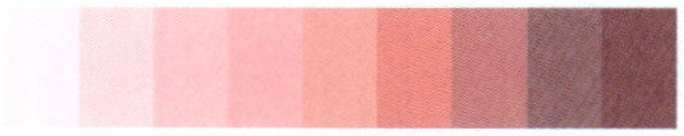

Übungen, die du zusätzlich machen kannst. Suche dir eine pro Kategorie aus:

- Wahrnehmung: Die Seerose (Seite 90), Wellen (Seite 90)
- Mobilisation: Rippen-Mobilisation (Seite 84), Mobilisation des unteren Rückens (Seite 86), Hip Circles (Seite 88)
- Ganzkörperübung: Kniebeugen (10-mal)

Etwas mehr Herausforderung

- Die tiefen Bauchmuskeln aktivieren (Seite 100)/Teil 1+2, 10–15-mal
- »Hallo, schräge Bauchmuskeln« (Seite 100) 3–10 Sekunden, 3–10-mal pro Seite
- Rumpfstabilität bei Armbewegung (Seite 104), 10–15-mal (5)
- Isometrisch sitzen (Seite 123), 3–10 Sekunden, 3–10-mal pro Seite
- Hip Hinge (Seite 133), 10–15-mal (6)

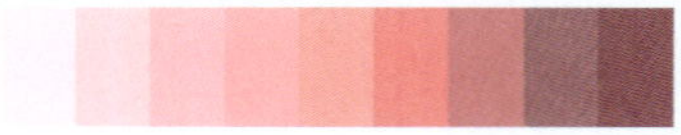

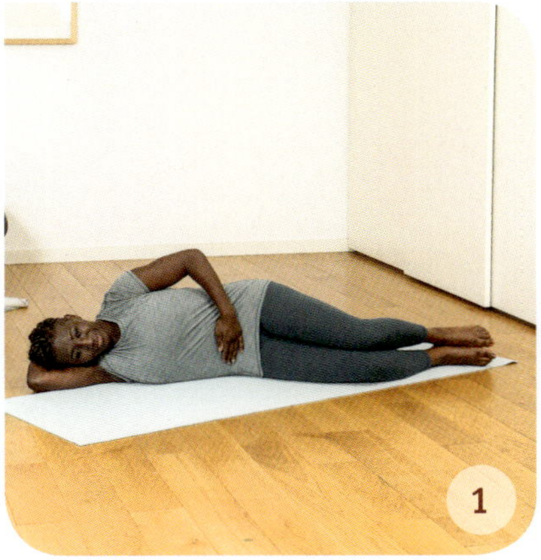

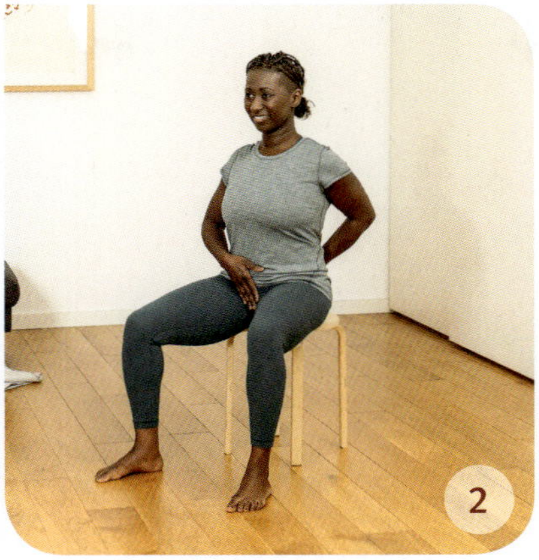

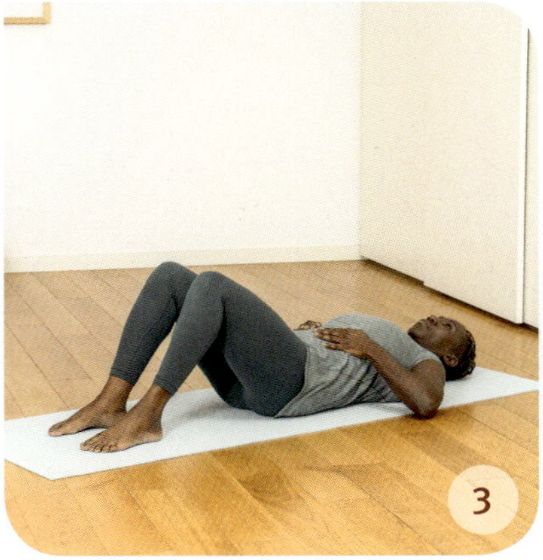

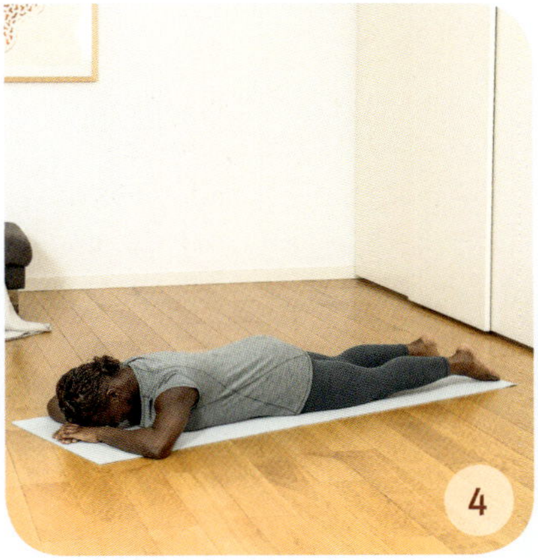

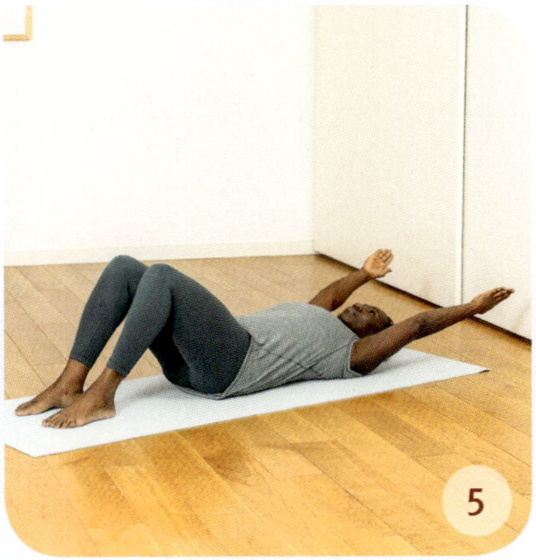

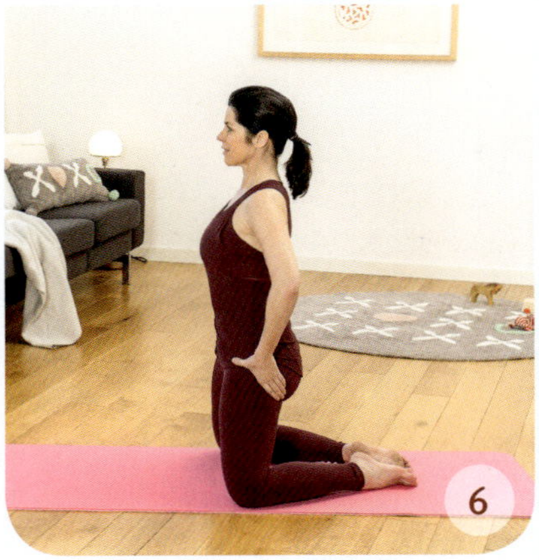

Übungen, die du zusätzlich machen kannst. Suche dir eine pro Kategorie aus:

- Wahrnehmung: Die Seerose (Seite 90), Wellen (Seite 90)
- Mobilisation: Rippen-Mobilisation (Seite 84), Mobilisation des unteren Rückens (Seite 86), Hip Circles (Seite 88), Ganzkörperdehnung in der Seitlage (Seite 87)
- Ganzkörperübung: Knie-Ellenbogen-Stand (Seite 94), Schultergürtel-Stabilität (Seite 107)

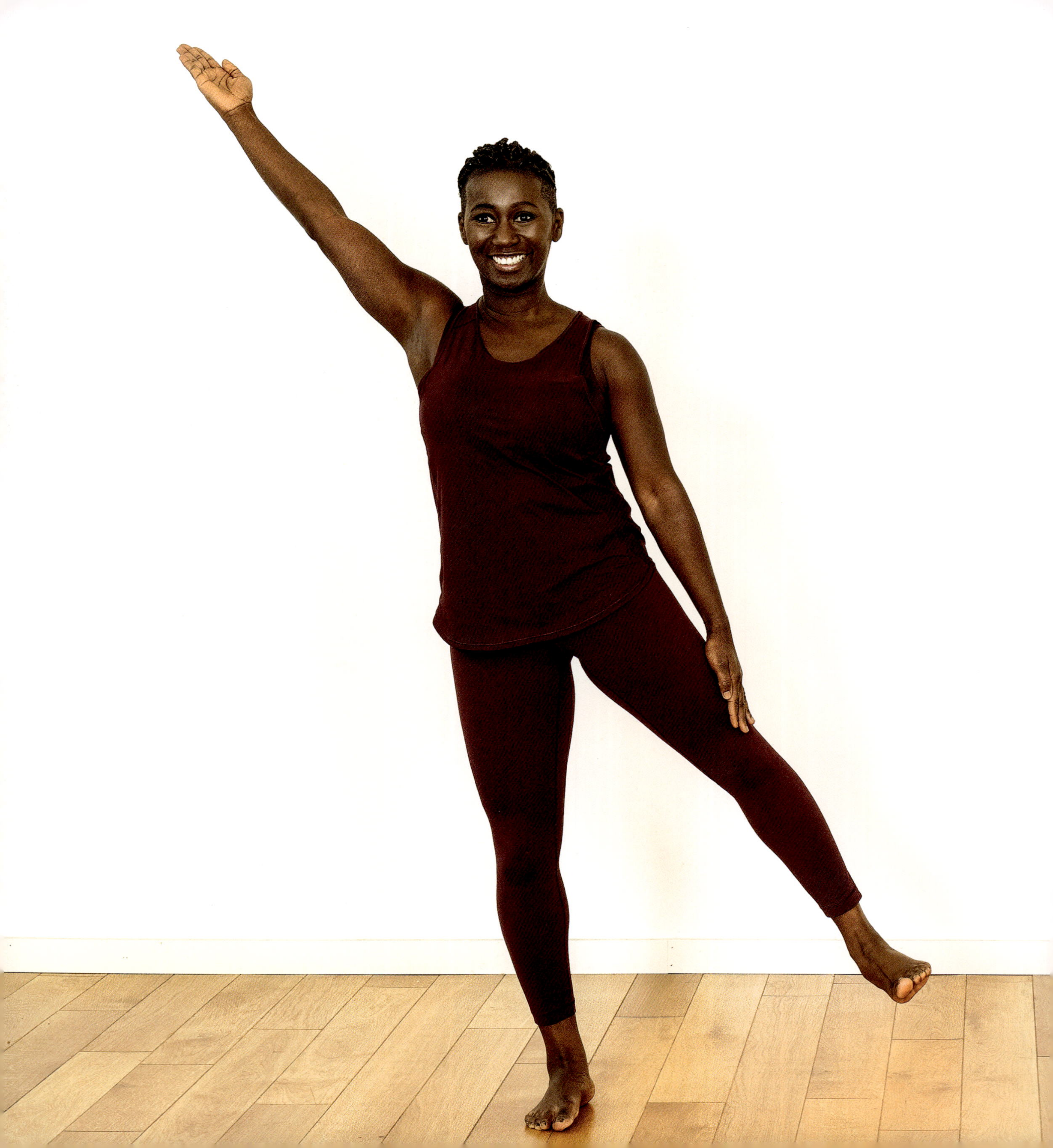

Die Rückbildung

Ein gutes Rückbildungstraining ist der Schlüssel zum Erfolg. Wichtig ist dabei, dass du kontinuierlich und konzentriert übst. So vermeidest du Fehlhaltungen und Überlastungen, die dich sonst später einholen.

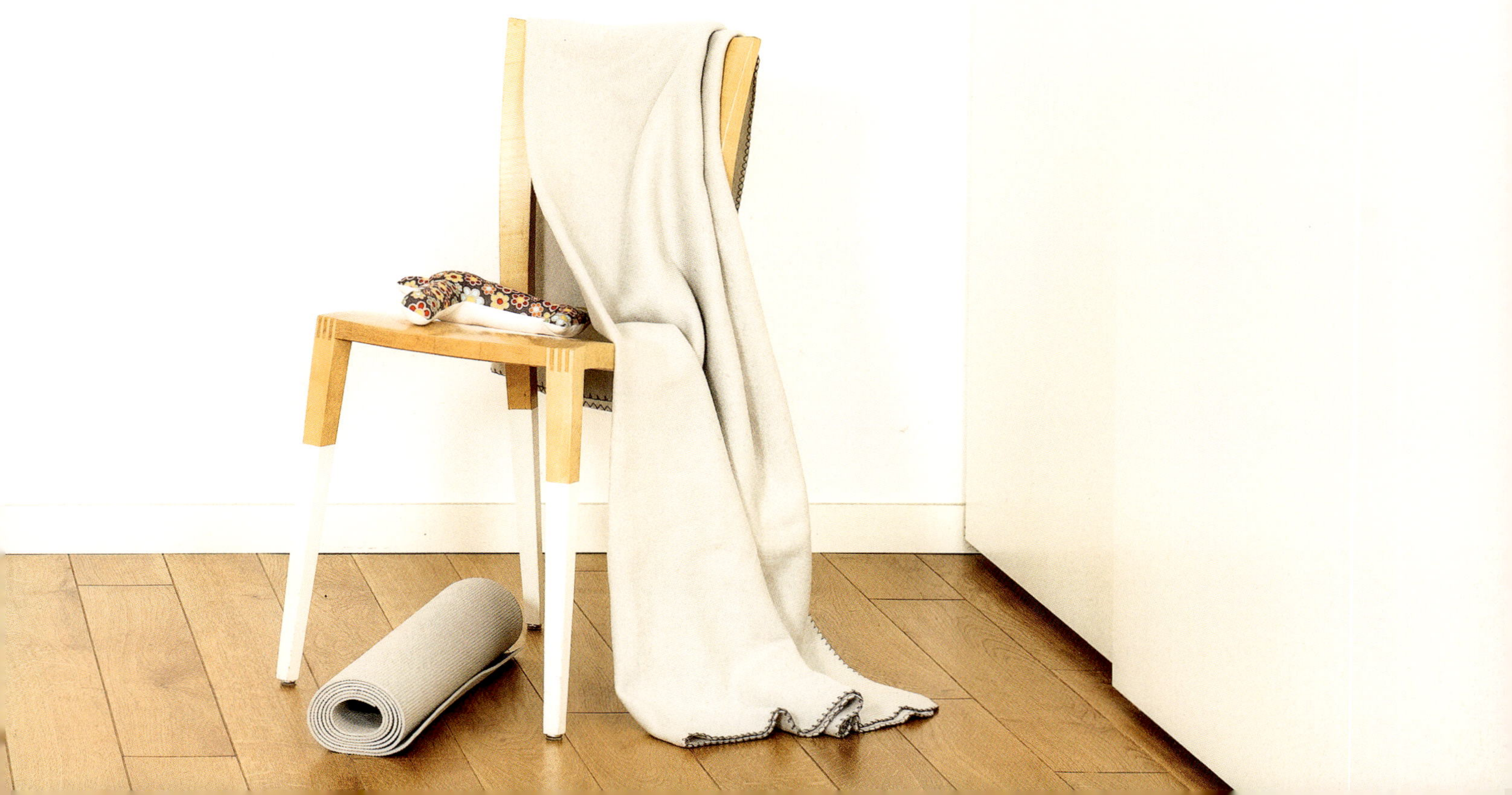

Dein Rückbildungstraining

Yeah! Du bist bereit für deinen Rückbildungskurs. Deine Gesundheit ist wichtig, daher nutze die Übungen in diesem Buch, um dich für den Alltag mit Baby fit zu machen.

Das, was du im Wochenbett gelernt hast, ist die Basis für alles Weitere. Das Prinzip der Basisspannung muss bei allen Übungen, bei denen es angegeben ist, integriert werden. So vermeidest du Überbelastung oder Schmerzen, die dich bei der Rückbildung zurückwerfen können. Wenn du dieses Buch erst nach deinem Wochenbett erwirbst, dann ist es wichtig, vor dem Training den Beckenboden- (Seite 80) und den Rektusdiastasen-Test (Seite 62) zu absolvieren, um zu wissen, ob du mit dem Programm fortfahren kannst. Wenn du eine manifeste Rektusdiastase hast, dann steige bitte beim Wochenbett-Teil ein und mache dich mit den Grundlagen des Beckenboden- und Bauchmuskeltrainings vertraut. Gleiches gilt bei einer Belastungsinkontinenz. Erst das Wochenbetttraining (Beckenbodentraining), dann die Rückbildungsübungen.

Aber auch wenn du den Wochenbettteil schon absolviert hast, ist es gut, den Beckenbodentest (Seite 80) und den Test für die Rektusdiastase (Seite 62) zu wiederholen. Deine Beckenbodenkraft, die Reaktivität und die Ausdauer sollte sich vom ersten zum zweiten Test um mindestens 1 Punkt verbessert haben. Auch die Fähigkeit, deinen Beckenboden bewusst anzuspannen, sollte sich verbessert haben. Wenn du das Gefühl einer Verspannung im Beckenboden hast, du deinen Urin nicht richtig halten kannst oder Schwierigkeiten beim Wasserlassen hast, dann sprich mit deinem Gynäkologen und bitte um ein Rezept für Physiotherapie. Deine Rektusdiastase sollte sich 6 Wochen nach der Geburt verkleinert haben und die Mittellinie sollte nicht mehr so tief einsinken. Vielleicht kannst du bereits etwas Spannung auf der Linea alba wahrnehmen oder du hast bereits eine gute Kontrolle und eine einigermaßen feste Bauchdecke.

Der Rückbildungskurs

Mit dem richtigen Training gibst du deinem Körper die Möglichkeit, schneller zu regenerieren. Auch wenn du sonst nicht viel mit Sport am Hut hast, bedenke dass es sich bei der Zeit im Wochenbett und in der Rückbildung um dein 4. Trimester handelt. Dein Körper regelt nach der Schwangerschaft viel von allein, da ist es nur sinnvoll, dass du ihn unterstützt, wieder zurück zu alter Form zu finden. Ich vergleiche das gerne mit einem Leistungssportler, der z. B. auf die olympischen Spiele hin trainiert. In unserem Fall ist es die Geburt. Keine Profisportlerin dieser Welt würde, nachdem sie alles gegeben und die Goldmedaille gewonnen hätte, ihre körperlichen Aktivitäten einstellen. Es wir abtrainiert, regeneriert, Trainingsumfänge werden verkleinert und neugeplant. So eine Schwangerschaft ist in vielerlei Hinsicht eine Hochleistung, die mit der Geburt ihren Höhepunkt erlebt. Und die Zeit danach ist die Regeneration.

Ich zeige dir Übungssequenzen, die alle Komponenten des Wochenbettprogramms beinhalten, nur mit erhöhtem Schwierigkeitsgrad. Ziel ist, dass du im Laufe der Zeit vermehrte Kraft in deiner Körpermitte aufbaust, deine Körperhaltung und Ausrichtung verbesserst, um eine optimale Druckverteilung im Bauchraum zu schaffen und das Gelernte im Alltag einzusetzen.

Deine Atmung

Die Bauch-Brustkorb-Atmung ist essentiell für ein erfolgreiches Training. Nur so kannst du gewährleisten, dass Kräfte im Körper optimal verteilt werden und alle Strukturen im Körper optimal belastet werden. Forciertes Atmen in den Bauch baut ständigen Druck auf das Gewebe im Bauchraum auf. Eine flache Atmung sorgt u. a. für eine schlechte Sauerstoffversorgung der Muskeln.

Deine Körperspannung

Diese sollte deinen Aktivitäten angepasst sein. Achte im Alltag einmal darauf, ob du vielleicht häufig die Schultern hochziehst, die Zähne zusammenbeißt, deine Gesäßmuskeln anspannst, ständig die Bauchmuskeln einziehst oder eventuell versuchst, deine Beckenbodenspannung aufrechtzuerhalten. All das sind Anzeichen dafür, dass die Spannung im Körper nicht optimal verteilt ist.

Me-Time

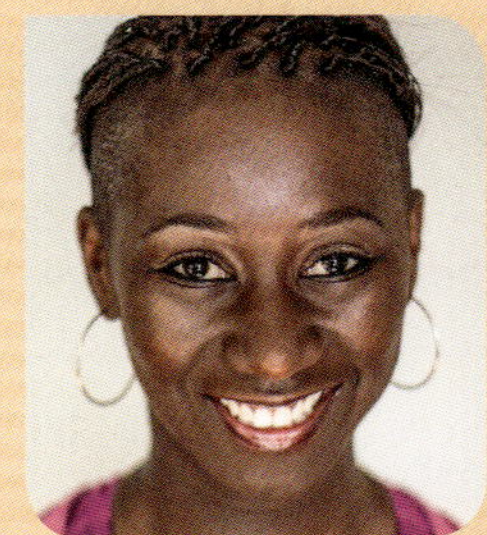

Mädels, ich bin ein absoluter Fan von Rückbildungskursen, sonst würde ich dieses Buch ja nicht schreiben. Der persönliche Kontakt und der Austausch mit anderen Müttern sind so wichtig für uns Mütter. Ein noch größerer Fan bin ich von Rückbildung ohne Baby. Ich liebe meine Kinder und ich weiß aus eigener Erfahrung, wie schwierig es ist, morgens um 10 Uhr einen Babysitter für 2 Stunden zu organisieren, wenn man nicht gerade eine Oma um die Ecke oder eine Nanny hat. Es ist für viele Mamas unmöglich. Daher sind Rückbildungskurse am Abend, wenn Papa zu Hause auf euer Baby aufpassen kann, eine tolle Sache. Mir ist bewusst, dass der innere Schweinehund und die Müdigkeit abends am größten sind. Die Rückbildung ist ohne Kind aber am effektivsten, weil du dich dann ganz auf die Bewegungsabfolgen und deinen Körper konzentrieren kannst.

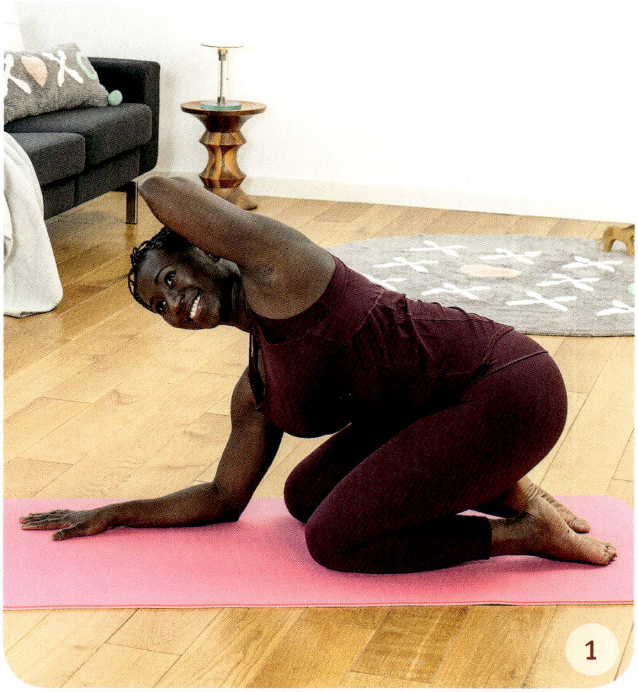

1

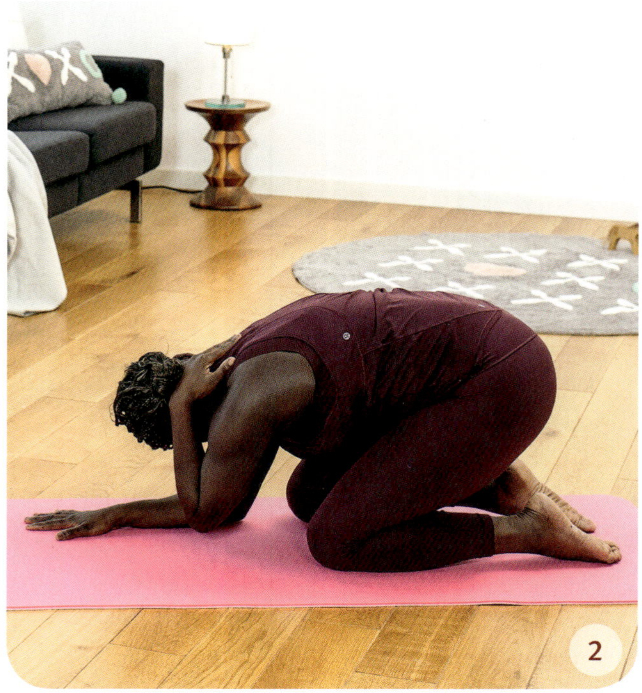

2

Beweglichkeit für die Brustwirbelsäule

Ausgangsstellung:

- Komme in den Knie-Ellenbogen-Stand. Platziere deine Knie unter den Hüftgelenken, lasse den Fußspann am Boden. Lege den Unterarm so ab, dass der Ellenbogen direkt unter der Schulter ist.
- Schiebe dein Gesäß nach hinten in Richtung Fersen und bringe eine Hand in den Nacken und öffne den Oberkörper so weit, dass der Ellenbogen nach oben zeigt. (1)

Bewegungsanweisung:

- Atme rundherum in den Brustkorb ein.
- Rotiere ausatmend so weit zur Mitte, dass der Ellenbogen fast unter der gegenüberliegenden Seite ankommt. (2)
- Komme einatmend wieder in die Ausgangsposition. Mache 5–10 Durchgänge, dann wechsle die Seite.

Beachte: Atme fließend und drehe dich nur so weit, dass beide Beine am Boden bleiben können. Behalte die Länge in der Wirbelsäule bei.

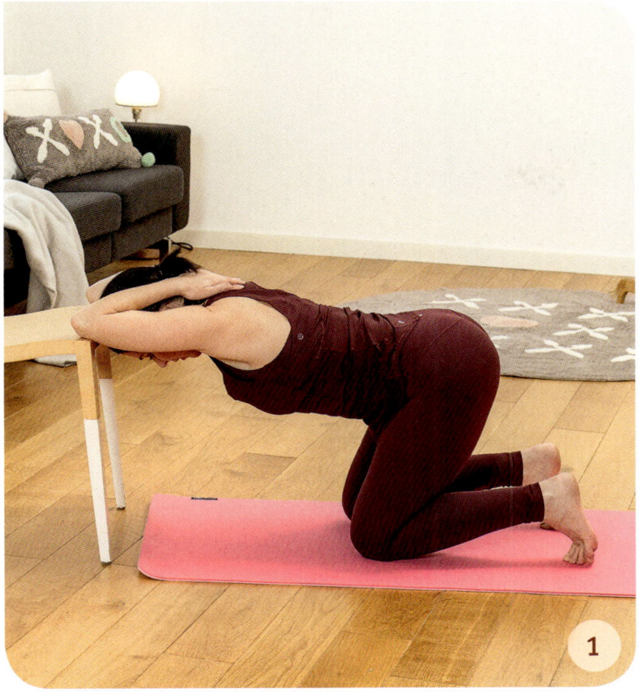
1

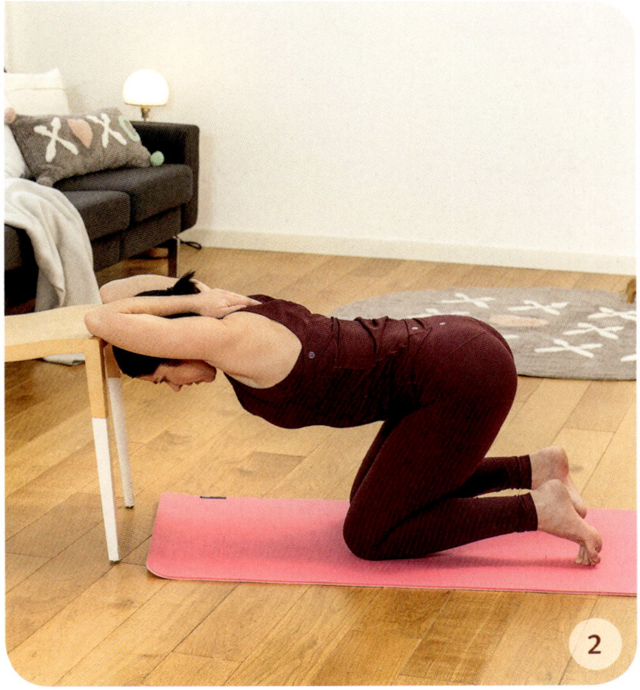
2

Schultergürtel-Mobilisation

Ausgangsstellung:

- Komme vor deinem Stuhl in den Vierfüßlerstand. Platziere deine Knie unter den Hüftgelenken. Stelle die Zehenballen auf.
- Bringe deine Ellenbogen auf die Sitzfläche des Stuhls und lege deine Hände in den Nacken. (1)

Bewegungsanweisung:

- Atme fließend, während du dein Gesäß kontrolliert nach hinten in Richtung Fersen schiebst. Gehe so weit, wie du ein angenehmes Ziehen in den Schultern wahrnimmst. (2)
- Bewege dich kontrolliert vor und zurück. Mache 5–10 Wiederholungen.

Beachte: Gehe nur so weit, wie deine Schultern es zulassen. Nimm an der tiefsten Stelle noch 3 Extra-Atemzüge, bevor du kontrolliert zurückkommst.

Auf dem Kissen sitzen

Du benötigst ein dickes Kissen, Bolster oder Stillkissen. Alternativ kannst du die Übung auch auf einem Ball machen.

Ausgangsstellung: Setze dich rittlings auf ein Kissen. Lasse dein Kreuzbein leicht sinken und platziere deine Schultern über dem Becken. (1) Lege deine Hände ineinander.

Bewegungsanweisung:

- Schaffe einatmend Weite in Brustkorb, Rücken und Becken.
- Ausatmend schnürst du bewusst die Muskeln um den After, die Scheide und die Harnröhre zusammen und hebst deinen Damm in den Bauchraum. Während du das machst, fließen deine Hände entlang der Körpervorderseite bis zum Kinn.
- Beim Einatmen bringst du sie kontrolliert wieder zurück. Stelle dir vor, dass du bei der Ausatmung das Kissen mit dem Damm anhebst, um über den Boden zu schweben.

Beachte: Halte deine Oberschenkelinnenseiten- und Gesäßmuskulatur entspannt. Kiefer und Gesichtsmuskeln bleiben locker.

90/90-Atmung

Ausgangsstellung: Lege dich über die Seite auf den Rücken und platziere deine Füße an eine Wand. Dabei achte darauf, dass deine Beine im Hüft- sowie im Kniegelenk im 90°-Winkel platziert sind. Die Arme liegen locker neben dir auf der Matte. (2)

Wenn es dir schwerfällt, in dieser Position die Oberschenkel, die Gesäßmuskulatur oder den unteren Rücken entspannt zu halten, dann lege dir ein gerolltes Handtuch zwischen die nach innen rotierten Oberschenkel.

Bewegungsanweisung:

- Atme rundherum in den Brustkorb, den Bauch und ins Becken ein.
- Beim Ausatmen baue deine Basisspannung auf. Spanne für 3–10 Sekunden mit 40–60% deiner Kraft an und mache 4 Sekunden Pause und wiederhole das Ganze 10-mal. Mache dann eine mind. 60-sekündige Pause.

Beachte: Atme fließend. Behalte die Kurven deiner Wirbelsäule bei.

Erweiterung: Während du ausatmest, rolle Wirbel für Wirbel vom Becken bis zu den unteren Rippenbögen auf. (3) Atme ein und rolle Wirbel für Wirbel zurück und entspanne dabei deinen Beckenboden. Wiederhole 10–15-mal.

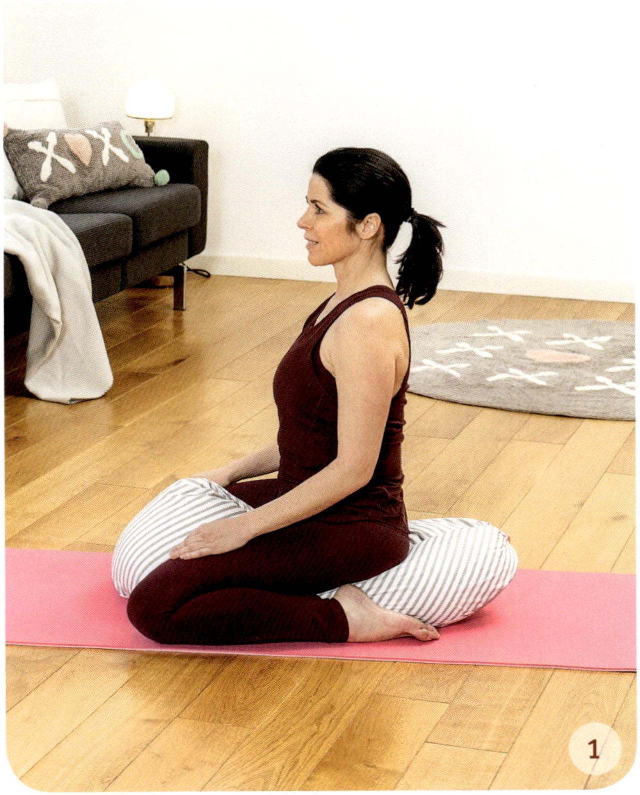
1

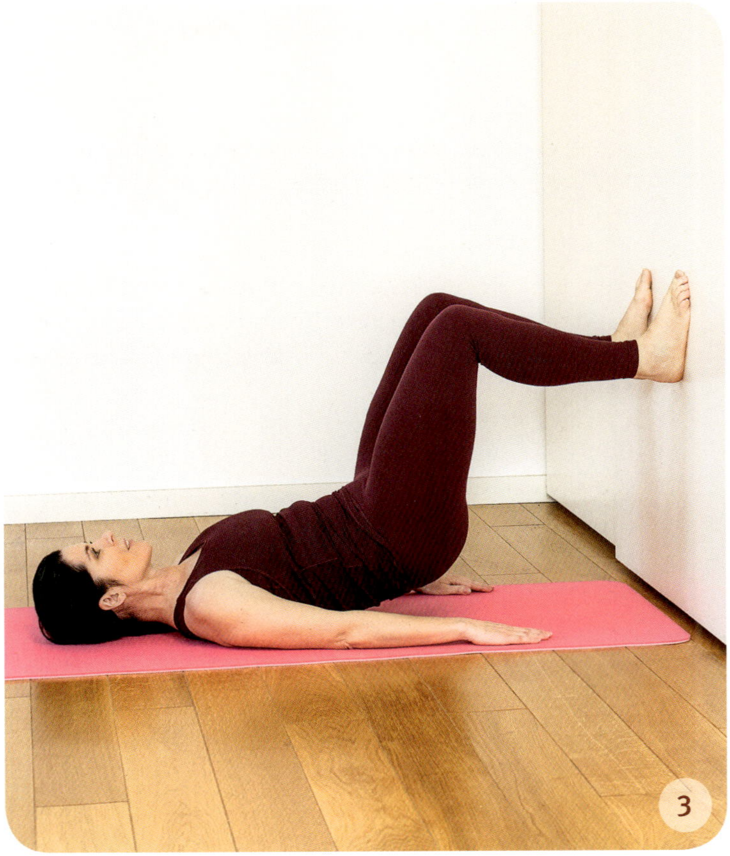
3

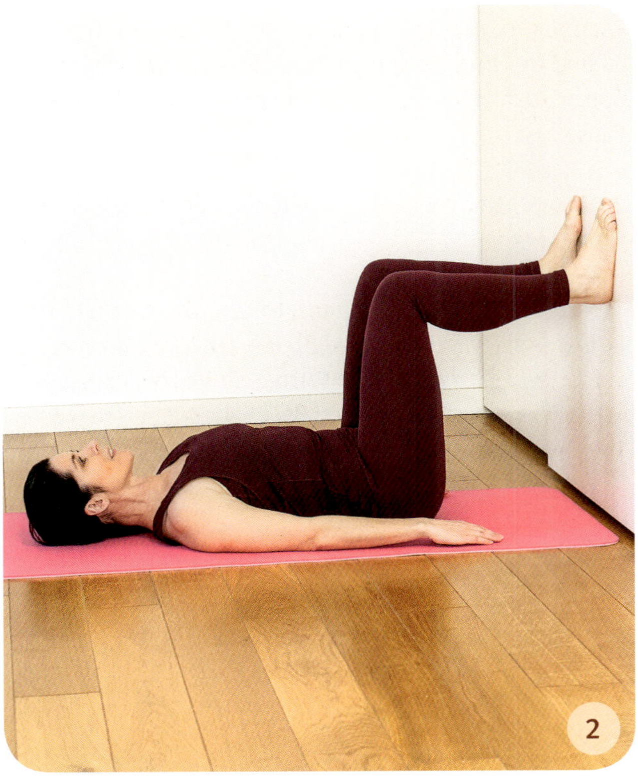
2

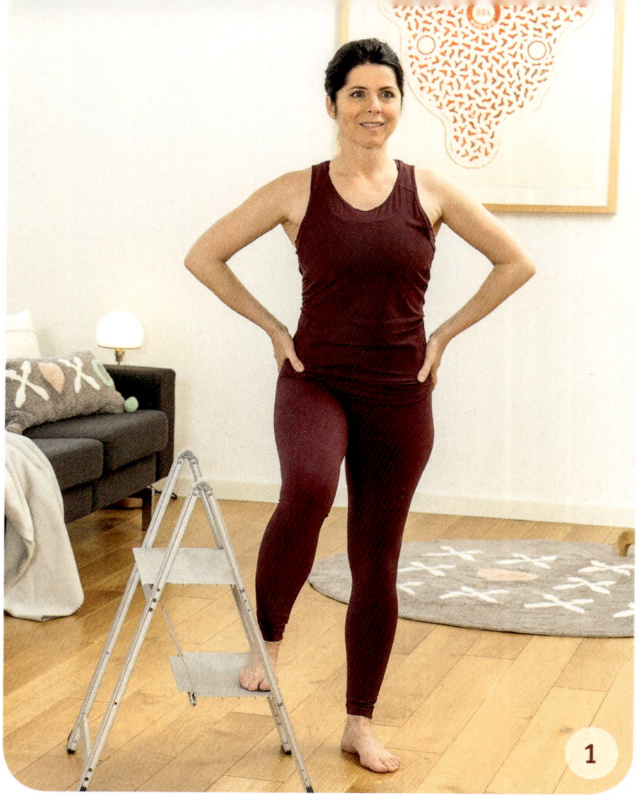

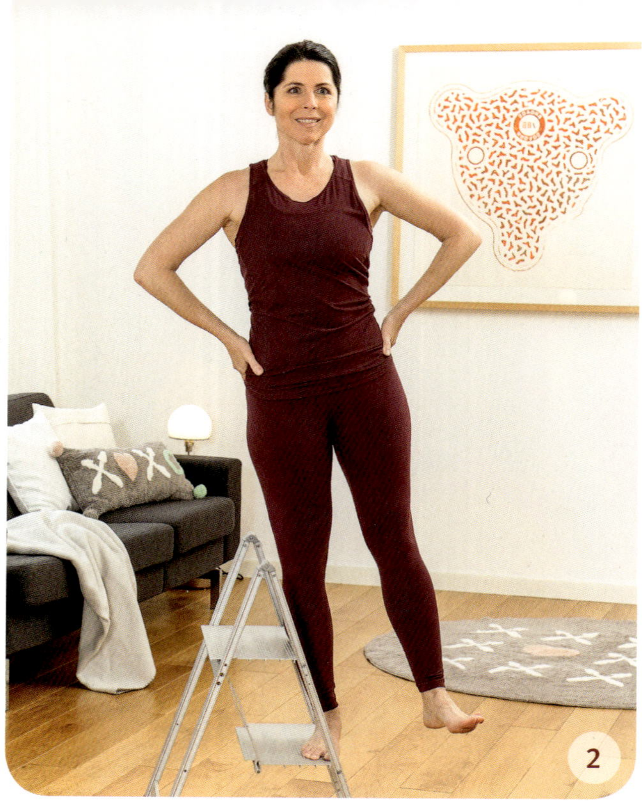

Beckenboden im Stand

Hierfür kannst du eine kleine Trittleiter, eine Treppenstufe oder Ähnliches benutzen.

Ausgangsstellung: Du stehst seitlich auf einer Trittleiter. Ein Fuß ist mittig darauf platziert, der andere Fuß ist am Boden. Deine Füße sind geerdet und du stehst mit aktivem Muskelkorsett. (1) Atme fließend.

Bewegungsanweisung:

- Atme ein. Drücke ausatmend deinen oberen Fuß in den Boden und strecke das Bein, sodass das Bodenbein abhebt. (2)
- Einatmend setzt du es dann kontrolliert wieder zurück zum Boden, indem du die Zehen, den Fußballen und zuletzt die Ferse absetzt. Wiederhole das 10–15-mal pro Seite.

Beachte: Mit dem Ausatmen spannst du deinen Beckenboden bewusst an, einatmend löst du die Spannung bewusst. Lande leise auf dem Boden.

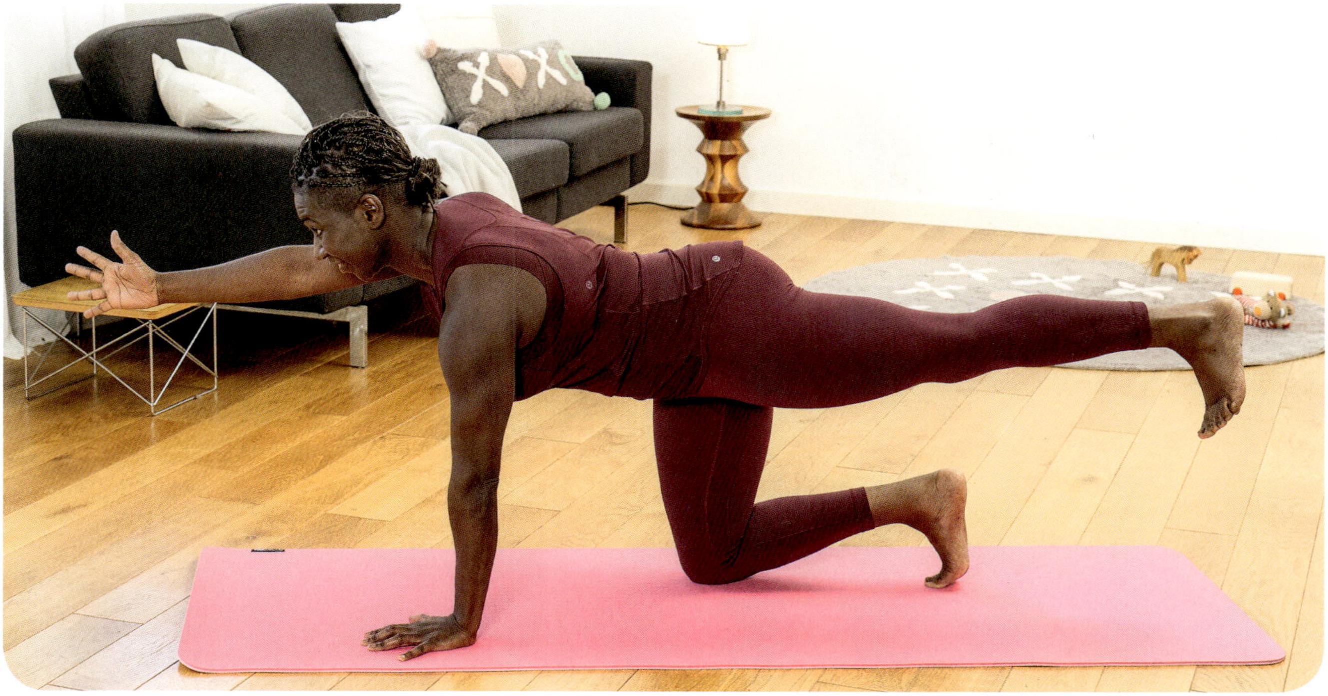

Vierfüßlerstand

Ausgangsstellung: Komme in den Vierfüßlerstand. Platziere deine Knie unter dem Becken und die Hände unter den Schultern. Fächere deine Hände leicht auf, deine Oberarminnenseiten schauen zueinander. Dein Blick ist zum vorderen Mattenrand gerichtet, sodass deine Halswirbelsäule lang ist. Deine Wirbelsäule bleibt in ihrer natürlichen Schwingung. Die Zehenballen sind aufgestellt.

Bewegungsanweisung:

- Atme ein. Beim Ausatmen baust du deine Basisspannung auf und hebst einen Arm nach vorne, bis Handgelenk und Schulter auf einer Linie sind. Der Daumen schaut dabei nach oben.
- Stelle den Arm wieder ab und wechsle auf die andere Seite. Wiederhole das 10–15-mal pro Seite.

Beachte: Halte deine Körpermitte stabil und atme fließend. Die Ellenbogen bleiben lang, aber nicht überstreckt.

Erweiterungen: *Strecke nacheinander die diagonalen Arme und Beine jeweils gleichzeitig.

**Bringe nacheinander jeweils die diagonalen Ellenbogen und Knie unter dem Bauchnabel zusammen und komme zurück in die Streckung.

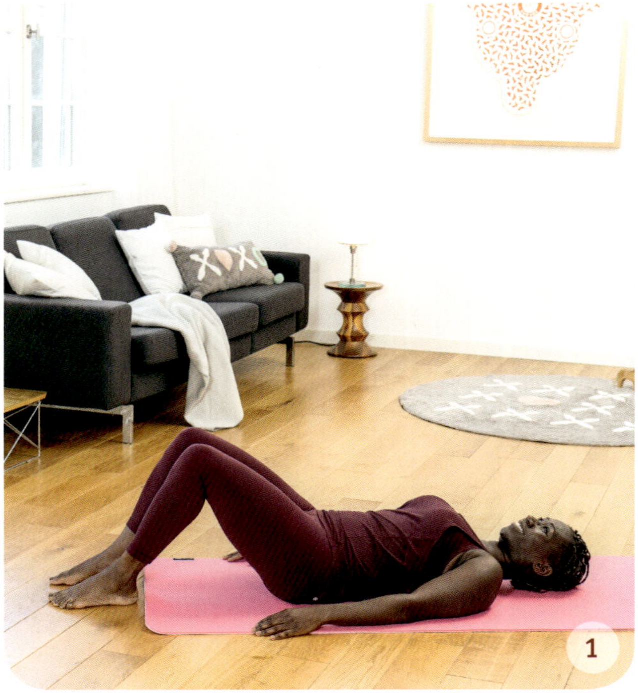

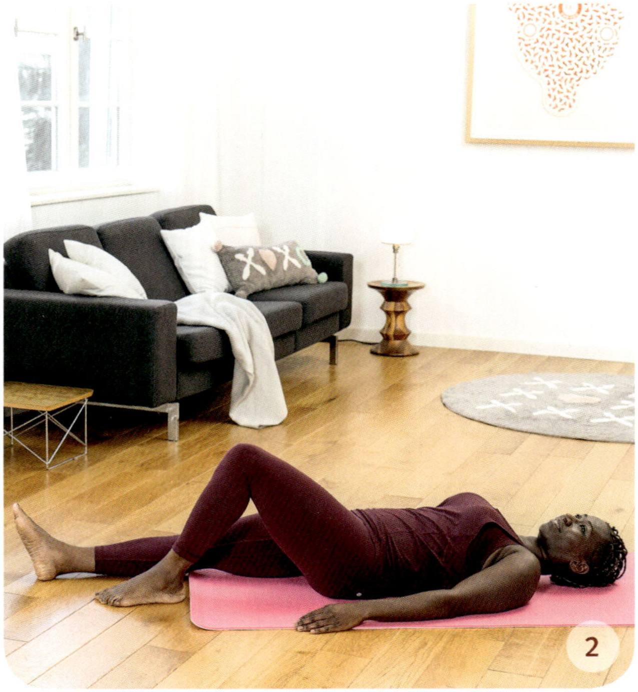

Leg Slide

Ausgangsstellung: Lege dich auf deinen Rücken an den Anfang deiner Matte, sodass die Füße auf rutschigem Boden liegen. Stelle beide Beine hüftbreit auf und erde deine Füße. Lege die Arme an der Seite ab. (1)

Bewegungsanweisung:

● Atme rundherum in den Brustkorb und Bauchraum ein. Baue ausatmend deine Basisspannung auf und schiebe ein Bein entlang des Bodens, bis es gestreckt ist. (2) Atme ein.

● Beim Ausatmen ziehst du das Bein wieder zurück und stellst es auf. Wechsle dann die Seite. Wiederhole das für jedes Bein 5–10-mal.

Beachte: Dein Bein hält die ganze Zeit Bodenkontakt. Halte das Becken stabil. Stelle dir beim Heranziehen vor, wie du dein Bein durch eine Matschkuhle ziehst. Halte dein Becken stabil und die Spannung zwischen Brustkorb und Becken aufrecht.

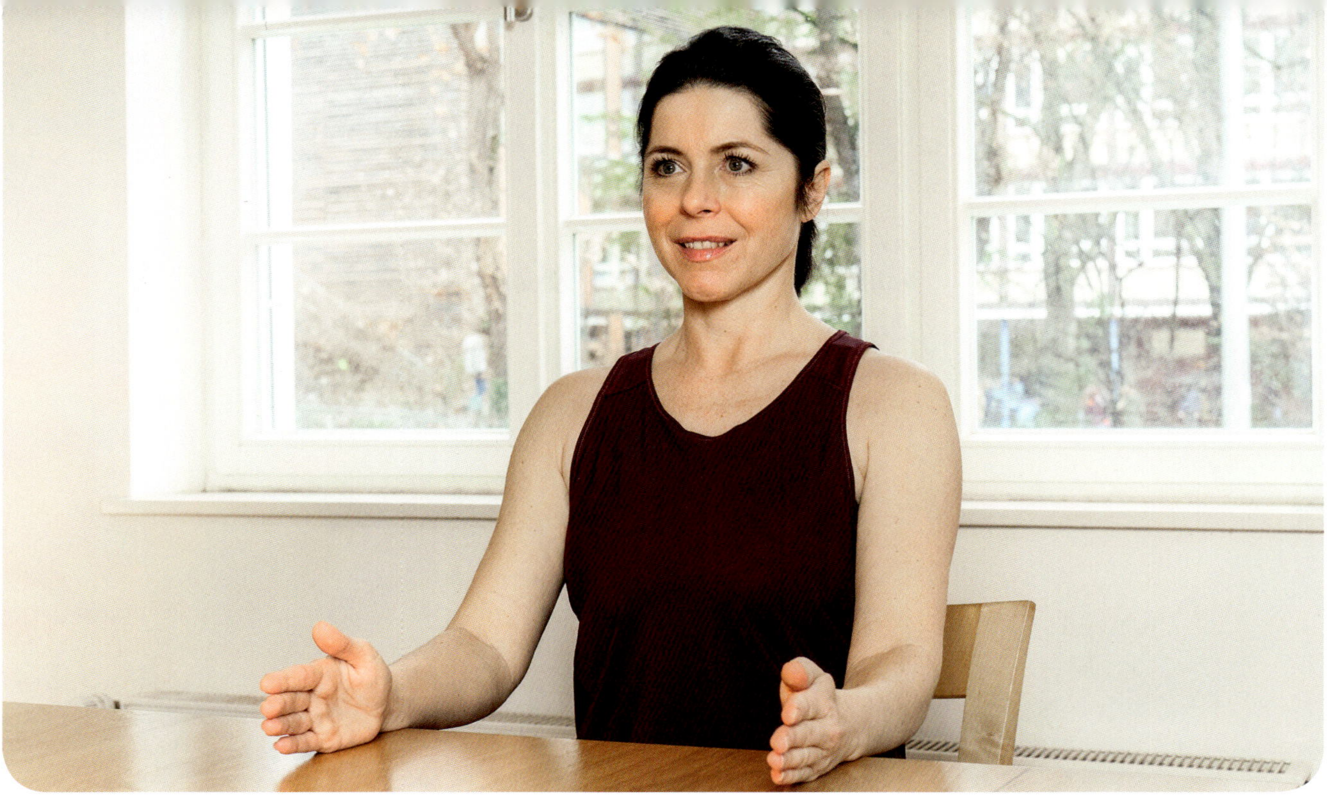

Isometrisch sitzen

Ausgangsstellung: Setze dich aufrecht auf deine Sitzbeinhöcker auf einen Stuhl vor einem Tisch. Lege die Handkanten auf den Tisch, die Daumen schauen nach oben. Die Füße sind gut geerdet.

Bewegungsanweisung:

- Atme rundherum in den Brustkorb und Bauchraum ein.
- Baue ausatmend deine Basisspannung auf und drücke mit den Handkanten auf den Tisch. Halte die Spannung 3–10 Sekunden und löse sie wieder. Mache 5–10 Wiederholungen und dann 30 Sekunden Pause. Mache insgesamt 3 Durchgänge.

Beachte: Dein Gesäß bleibt locker, Atme fließend weiter. Während du Druck auf den Tisch ausübst, richte dich in der Wirbelsäule auf und halte die Länge vom Hinterkopf bis zum Steißbein.

Erweiterung: Drücke abwechselnd mit einer Handkante auf den Tisch.

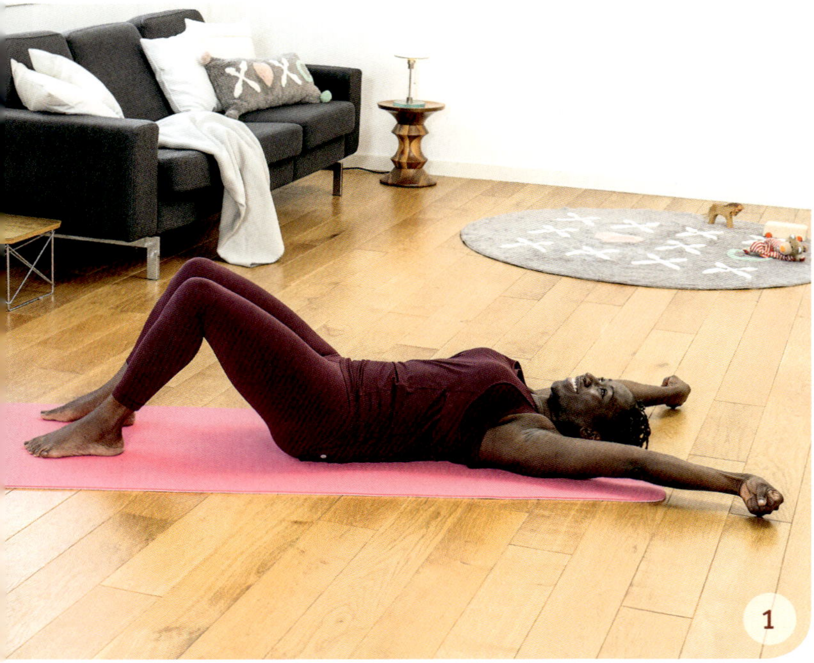

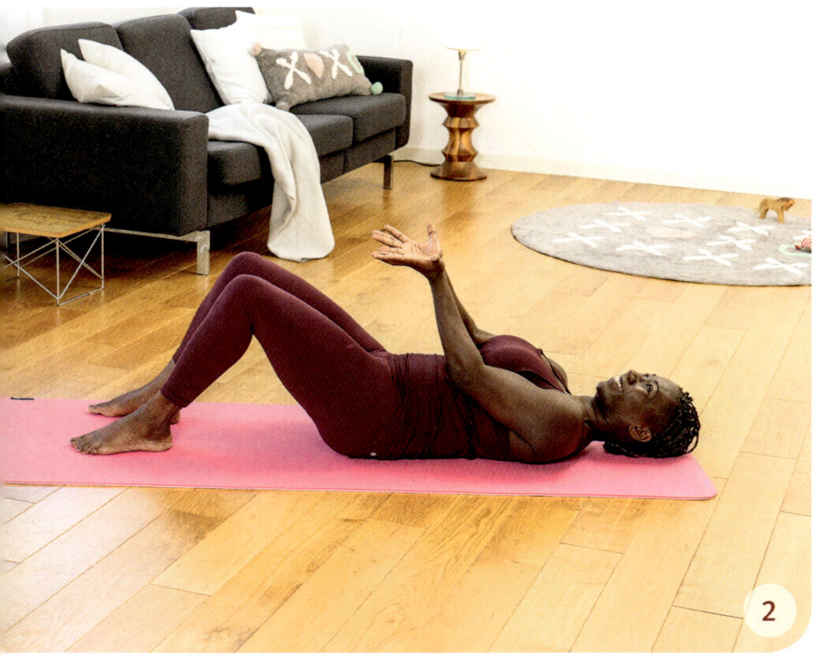

Froscharme

Ausgangsstellung: Lege dich auf deinen Rücken. Stelle beide Beine hüftbreit auf und erde deine Füße. Strecke deine Arme über dem Kopf aus und lege sie auf dem Boden ab. Mache Fäuste und drehe diese nach außen. (1)

Bewegungsanweisung:
- Atme rundherum in den Brustkorb und Bauchraum ein. Baue ausatmend deine Basisspannung auf und hebe deine Arme. Bringe deine Ellbogen vor der Brust zusammen. Dabei öffnen sich deine Fäuste und deine Hände formen ein Tablett. (2)
- Bringe einatmend deine Arme zurück in die Ausgangsposition. Wiederhole das 10–15-mal.

Beachte: Begleite deine Armbewegung mit der Atmung. Halte das Becken stabil. Die hinteren unteren Rippenbögen bleiben in der Ausgangsstellung auf der Matte.

Froschbeine

Ausgangsstellung: Lege dich auf deinen Rücken. Am besten so, dass dein Gesäß direkt vorne an der Mattenkante abschließt und deine Beine auf rutschigem Boden liegen. Strecke beide Beine flach und geschlossen auf dem Boden aus. Deine Arme liegen neben dir an der Seite. (1)

Bewegungsanweisung:

- Atme rundherum in den Brustkorb und Bauchraum ein. Baue ausatmend deine Basisspannung auf und ziehe deine Beine entlang des Bodens zum Gesäß. Dabei öffnen sich deine Knie schulterbreit. Die Zehen bleiben die gesamte Zeit geschlossen.
- Wenn es nicht mehr weitergeht, hebe die Beine an und ziehe sie in Richtung Bauchnabel. (2) Atme erneut ein. Mit dem Ausatmen setzt du beide Füße dicht am Gesäß auf den Boden und schiebst die Beine zurück in die Ausgangsposition. Wiederhole das 10–15-mal.

Beachte: Halte dein Becken stabil und weiche nicht ins Hohlkreuz aus. Halte deine Basisspannung und atme fließend.

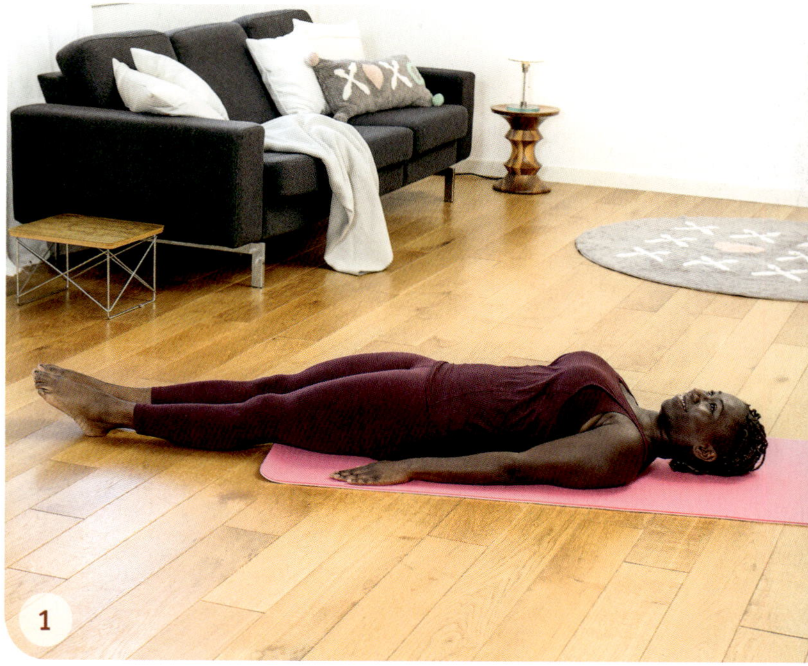
1

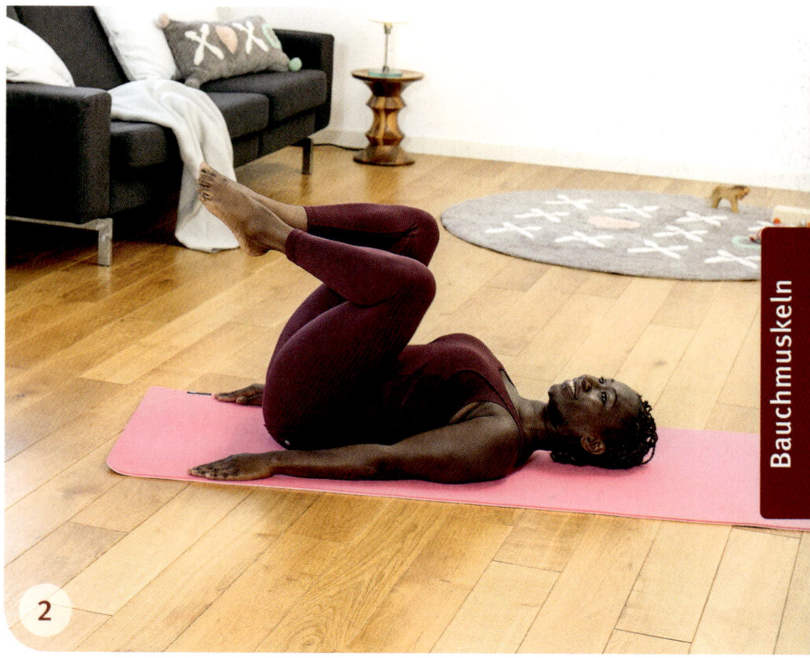
2

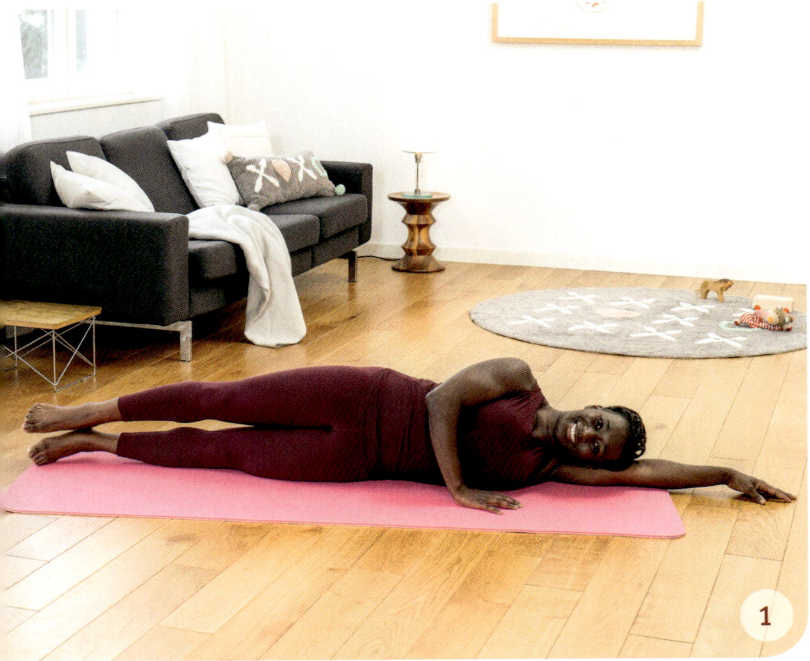

1

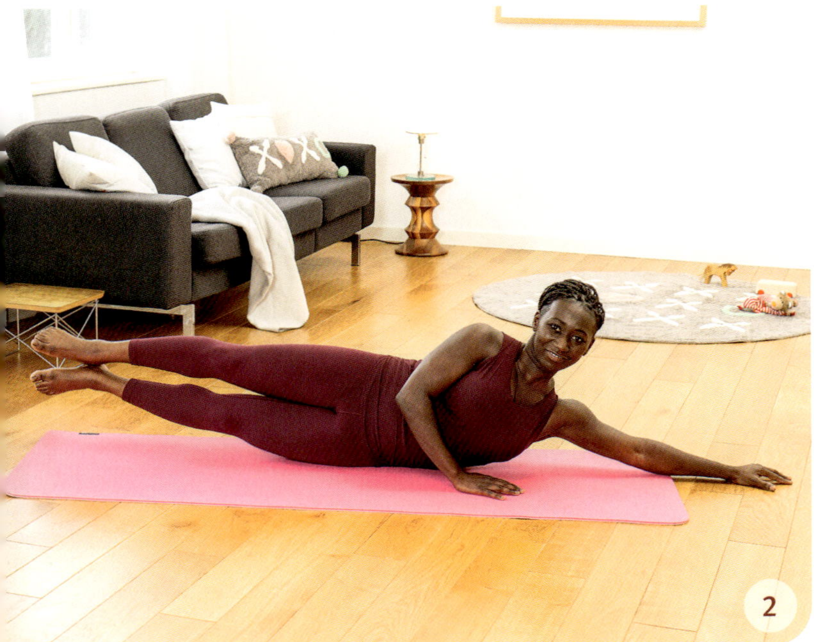

2

Side lying lifts

Ausgangsstellung: Lege dich auf die Seite, sodass du parallel zum Mattenrand liegst. Dein unterer Arm ist lang ausgestreckt, Schultern, Hüfte und Füße liegen in einer Linie. Die obere Hand ist vor der Brust aufgestellt. (1)

Bewegungsanweisung:

- Atme rundherum in den Brustkorb und Bauchraum ein. Baue ausatmend deine Basisspannung auf, hebe den Oberkörper und das obere Bein auf Beckenhöhe an, dann hebe das untere Bein so weit an, dass sich die Füße treffen. (2)
- Lege beide Beine und den Oberkörper gleichzeitig wieder ab.

Beachte: Bleibe stabil liegen. Hebe das obere Bein maximal auf Beckenhöhe an. Atme fließend. Halte die Oberschenkel-Innenseiten aktiv zusammen, wenn beide Beine in der Luft sind.

Curl-ups

Ausgangsstellung: Lege dich auf den Rücken. Stelle beide Beine hüftbreit auf und erde deine Füße. Kreuze die Arme vor der Brust. (1)

Bewegungsanweisung: Atme rundherum in den Brustkorb und Bauchraum ein. Baue ausatmend deine Basisspannung auf, schiebe deinen Hinterkopf heraus und hebe den Oberkörper bis zu den Schulterblattspitzen hoch. (2) Nimm 2–5 Atemzüge und setze wieder ab. Wiederhole 2–5-mal.

Beachte: Halte das Becken stabil und drücke den unteren Rücken nicht auf den Boden. Achte darauf, dass dein Bauch flach bleibt und keine Wölbung nach außen oder ein Einsacken nach unten entsteht. Lasse den Kiefer locker und die Augen geradeaus gerichtet.

Erweiterung:

*Schräger Curl-up: Nimm hier die Ausgangsposition vom Curl-up ein. Schiebe den Hinterkopf heraus, hebe den Oberkörper und bringe eine Schulter in Richtung gegenüberliegendes Becken.

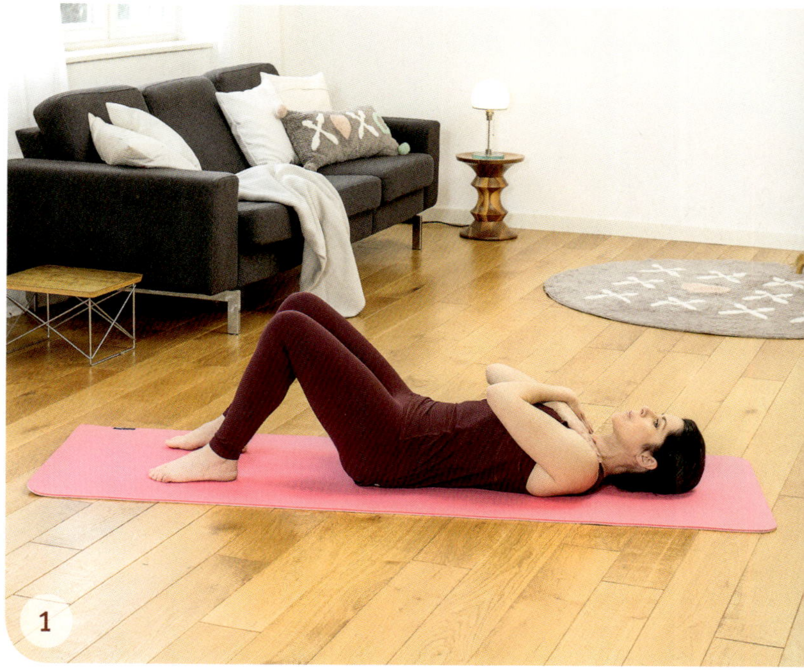
1

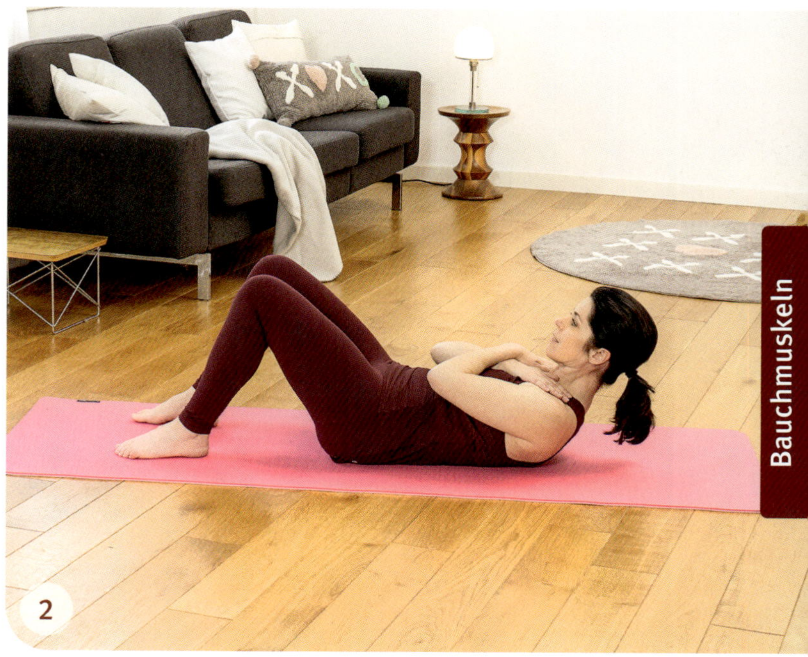
2

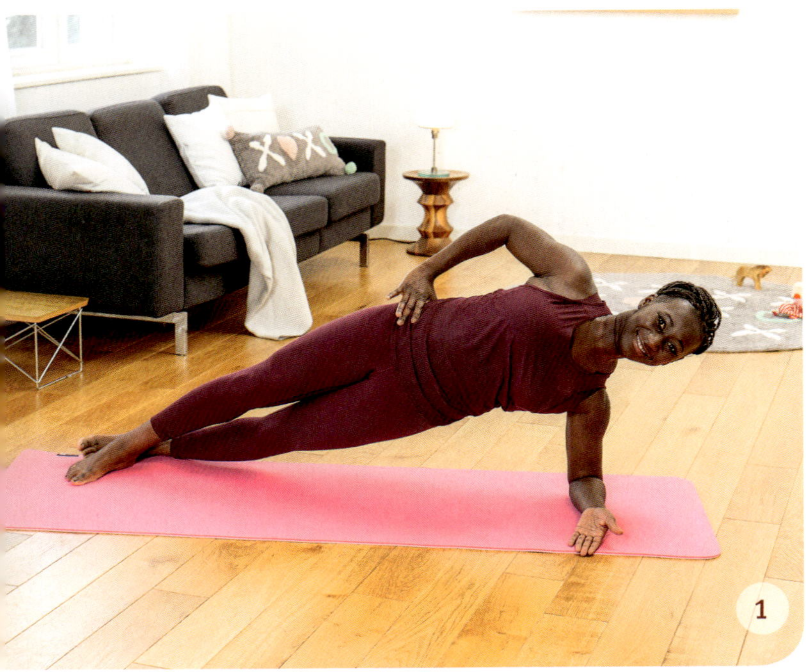
1

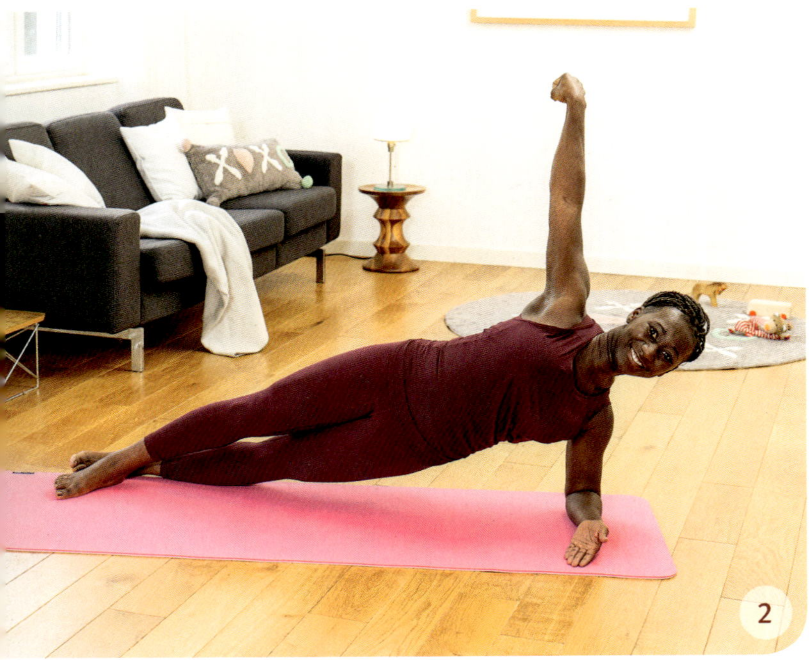
2

Side-Plank-Variationen

Ausgangsstellung: Komme in den Seitstütz. Platziere deinen Ellenbogen dabei unter der Schulter. Deine Handinnenfläche schaut nach oben, dein Unterarm schaut nach vorne. Füße, Knie und Becken sind in einer Linie. Der obere Arm ruht auf deinem Becken.

Bewegungsanweisung:
● Atme rundherum in den Brustkorb und Bauchraum ein. Baue ausatmend deine Basisspannung auf und hebe das Becken, sodass Schultern und Becken eine Linie bilden. (1) Bringe das Becken wieder zurück, bis du fast die Matte erreichst. Wiederhole 10–15-mal.

Beachte: Halte beide Beckenknochen übereinander. Atme fließend. Halte beide Seiten deiner Taille lang. Leichter wird die Übung, wenn du die Beine anwinkelst.

Erweiterungen: * Füge mit dem oberen Arm die Froschbewegung aus. Dabei ist dein Becken in der Ausgangsstellung unten und der obere Arm ist zur Decke ausgestreckt. Die Hand ist zur Faust geballt, das Handgelenk dabei angewinkelt. (2)

Während du das Becken hebst, bringst du den Ellenbogen in Richtung Bauchnabel und öffnest die Faust, sodass die Handinnenfläche nach oben schaut.

**Hebe das obere angewinkelte Bein bis auf Beckenhöhe ab und halte es dort, während du das Becken hebst und senkst.

Swimming

Ausgangsstellung: Lege dich auf den Bauch und strecke die Arme lang über Kopf auf der Matte aus. Der Daumen schaut nach oben. Die Beine sind hüftbreit geöffnet. Der Fußspann liegt jeweils am Boden.

Bewegungsanweisung:

- Atme rundherum in den Brustkorb und Bauchraum ein. Baue ausatmend deine Basisspannung auf und hebe einen Arm von der Matte. Dann setze ihn wieder ab und wechsle den Arm.
- Nimm dann die Beine dazu und hebe Arm und Bein in der Diagonale. (1) Wiederhole 10–15-mal je Diagonale.

Beachte: Die Beine bleiben parallel, das Gesäß hat eine natürliche Grundspannung, der Bauch zieht weg von der Unterlage.

Erweiterungen: *Hebe den Oberkörper an.

**Die Arme bleiben die gesamte Zeit in der Luft und haben keinen Bodenkontakt mehr.

***Die Beine und Arme bleiben in der Luft während des diagonalen Anhebens. (2)

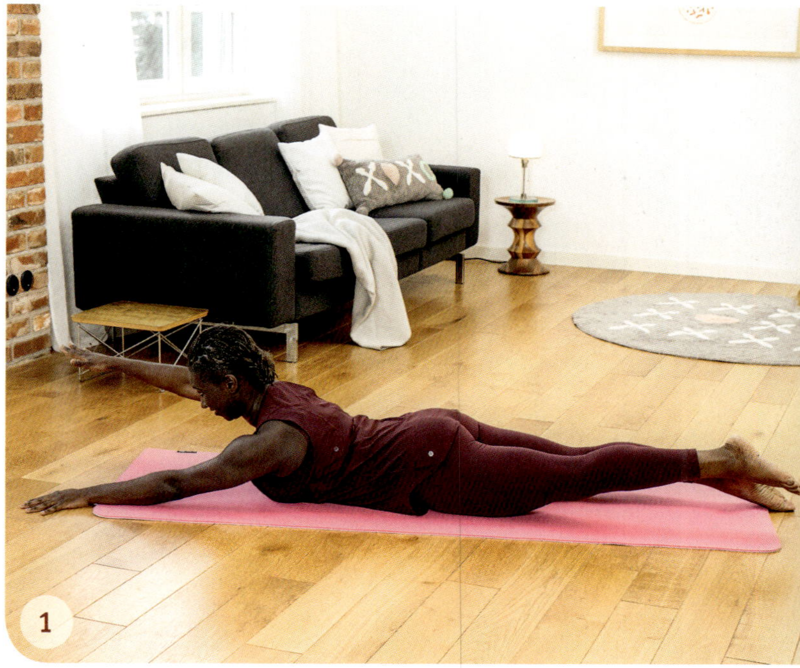

1

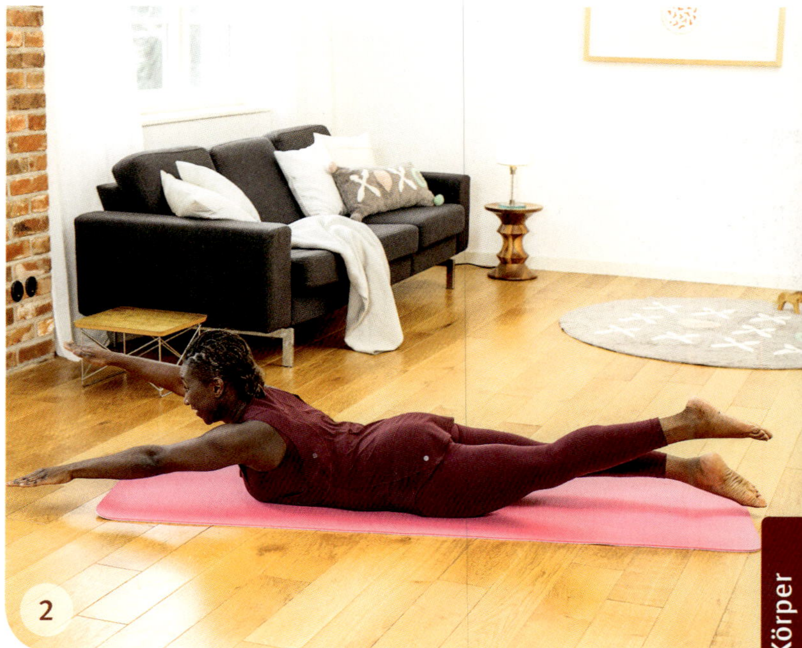

2

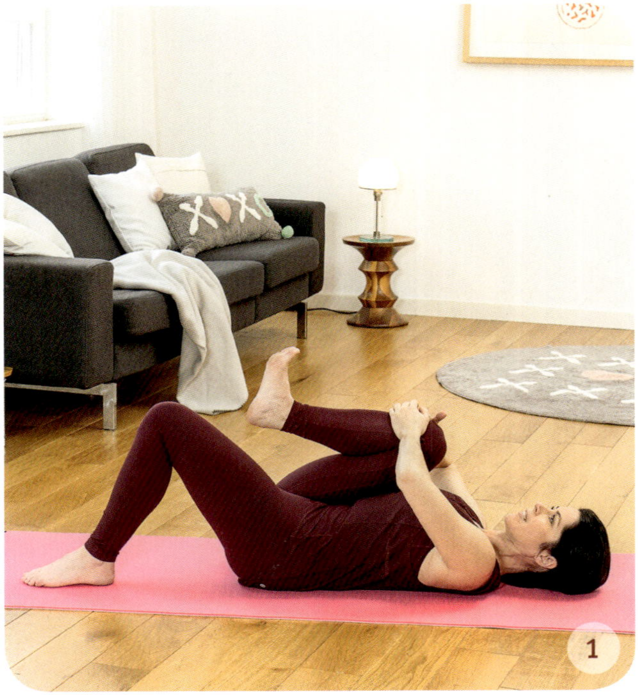
1

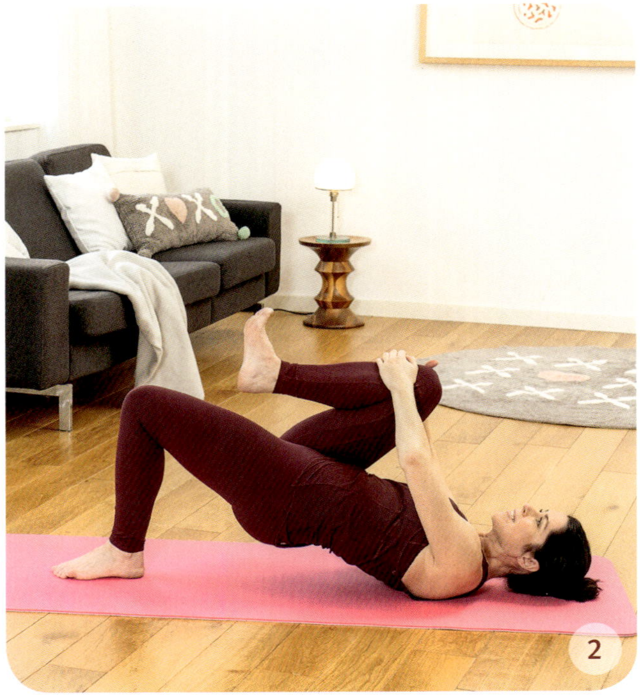
2

Cook Hip Bridge

Ausgangsstellung: Lege dich auf deinen Rücken. Stelle beide Beine hüftbreit auf und ziehe dann ein Bein zur Brust. Halte es mit beiden Händen am Schienbein fest und bringe es so dicht wie möglich an dich heran. Ziehe die Zehen zu dir heran und drücke mit deinem Fußballen auf ein imaginäres Gaspedal. (1)

Bewegungsanweisung:

- Atme rundherum in den Brustkorb und Bauchraum ein.
- Baue ausatmend deine Basisspannung auf und hebe das Becken so hoch, bis es auf einer Linie mit der Schulter ist. (2) Halte 5–8 Sekunden und bringe das Becken kontrolliert zum Boden zurück. Wiederhole das 5–8-mal pro Bein.

Beachte: Halte das Knie dicht bei dir. Halte den Standfuß geerdet. Atme fließend. Die Bewegung startet mit dem Anspannen des Gesäßmuskels.

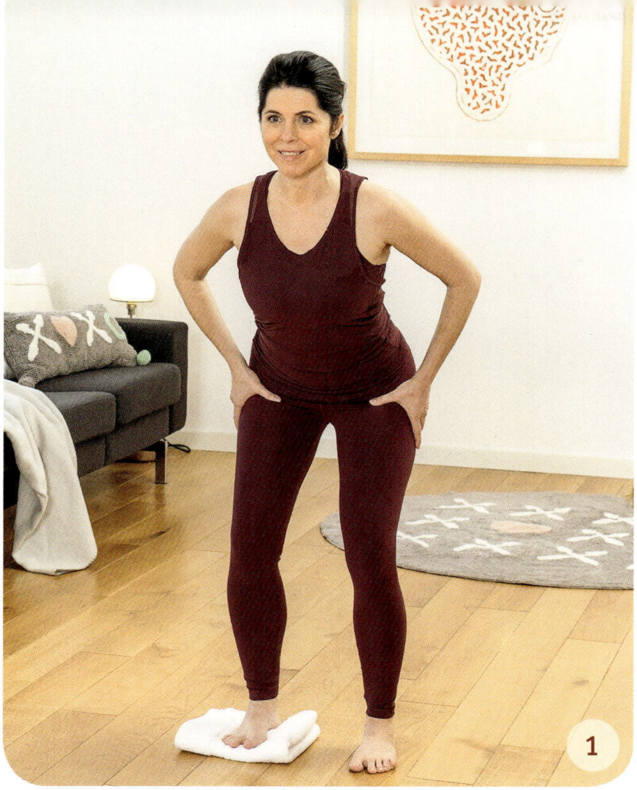
1

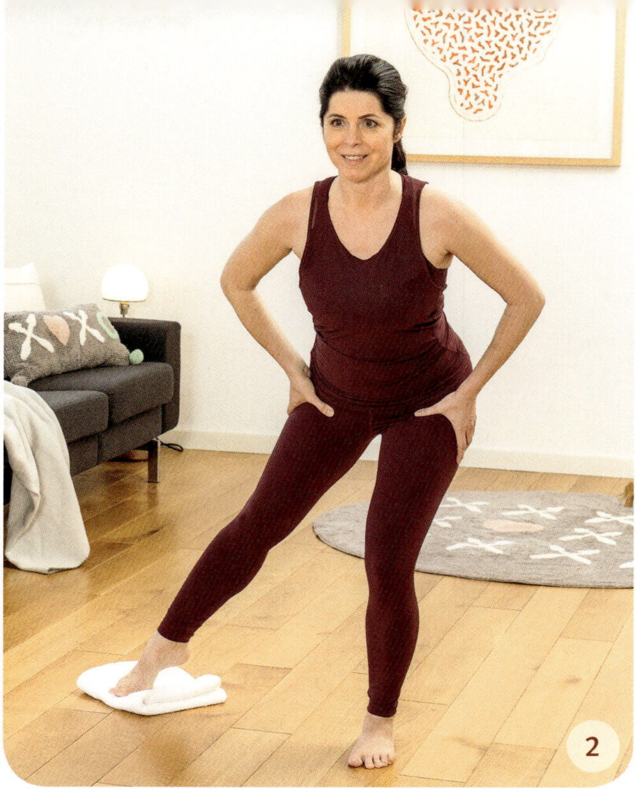
2

Single Leg Stance

Ausgangsstellung: Stelle dich aufrecht hin. Lege ein kleingefaltete Handtuch unter einen Fuß. Die Beine sind hüftbreit geöffnet. Die Hände ruhen auf den Oberschenkeln. Schiebe dein Gesäß etwas zurück und beuge die Knie leicht. (1)

Bewegungsanweisung: Atme rundherum in den Brustkorb und Bauchraum ein. Baue ausatmend deine Basisspannung auf und schiebe das Bein nach vorne, zurück zur Mitte und nach hinten. (2) Wiederhole 10–15-mal pro Bein.

Beachte: Achte auf eine fließende Atmung. Halte deine Rippen integriert und deine Bauchmuskeln aktiv. Anfangs kann es sein, dass du ein Brennen in deinen äußeren Hüftmuskeln auf der Standbeinseite fühlst. Das vergeht mit der Zeit und ist ein Zeichen dafür, dass die Muskeln, die das Becken stabilisieren, aktiviert werden.

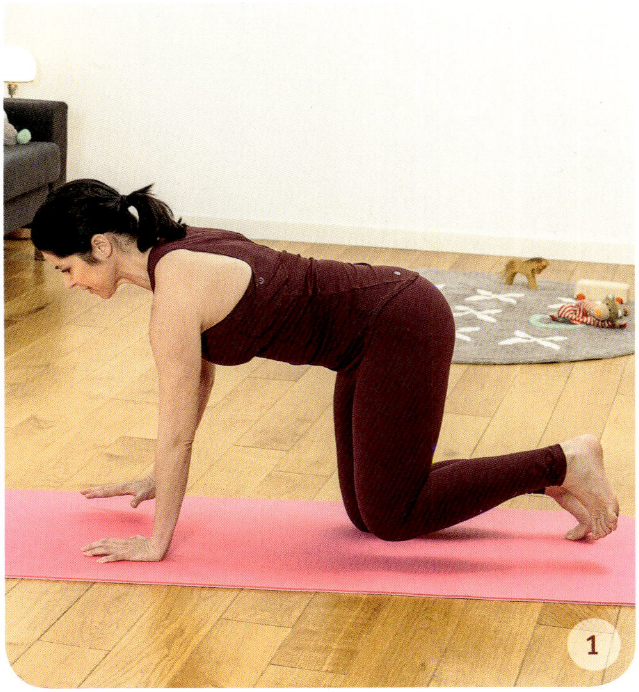

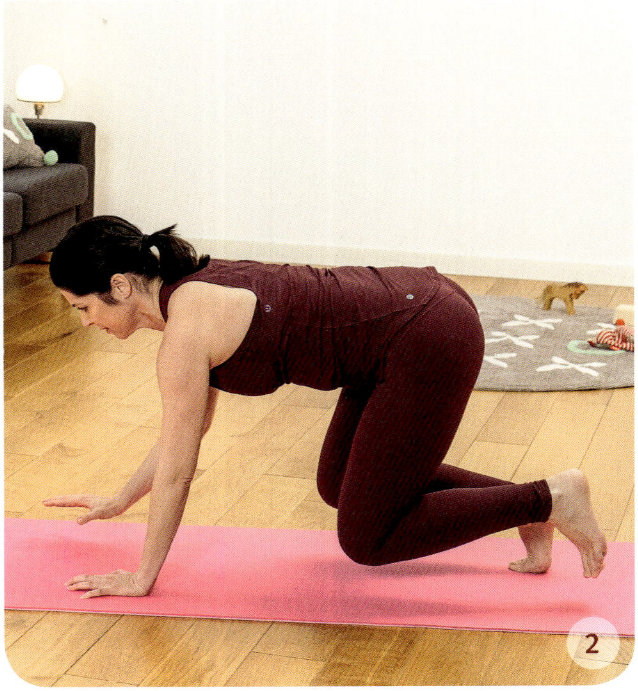

Bear Crawls

Ausgangsstellung: Komme in den Vierfüßlerstand. Platziere deine Knie unter dem Becken und die Hände unter den Schultern. Fächere deine Hände leicht auf, deine Oberarminnenseiten schauen zueinander. Dein Blick ist zur Matte gerichtet, sodass deine Halswirbelsäule lang ist. Deine Wirbelsäule bleibt in ihrer natürlichen Schwingung. Die Zehenballen sind aufgestellt.

Bewegungsanweisung: Baue deine Grundspannung auf und hebe im Wechsel die rechte Hand, das linke Knie (1), die linke Hand und das rechte Knie 5 cm von der Matte. Als würdest du auf der Stelle gehen.

Beachte: Halte deine Grundspannung. Atme fließend.

Erweiterungen: *Hebe ausatmend beide Knie 5 cm vom Boden und halte diese Position für 3–10 Sekunden.

**Wandere mit angehobenen Knien 5 Schritte vor und 5 Schritte zurück. Danach gehe 5 Schritte seitwärts. (2)

***Hebe beide Knie an und stütze dich auf den linken Arm. Bringe das linke Bein nach rechts und senke die Hüfte bis kurz über der Matte. Komme zurück zur Mitte und wiederhole das Ganze auf der anderen Seite. Mache das 10–15-mal pro Seite.

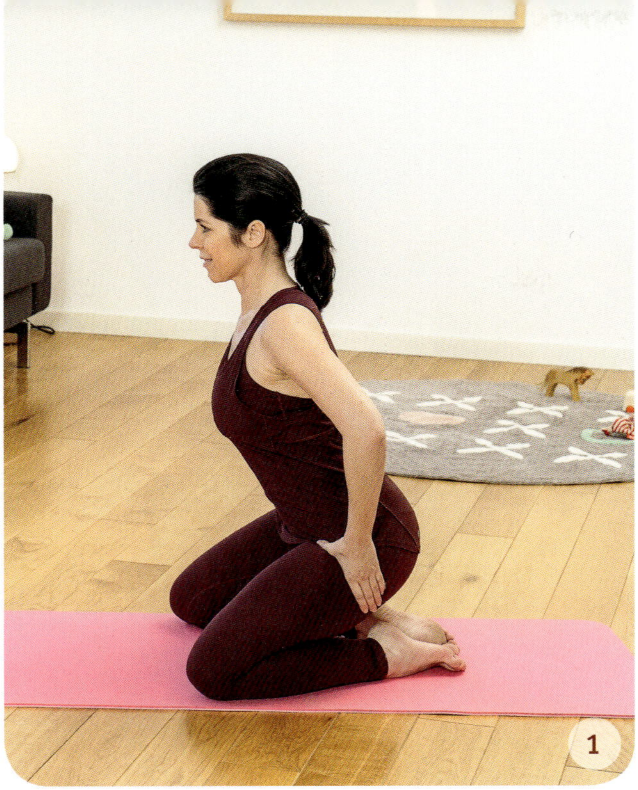

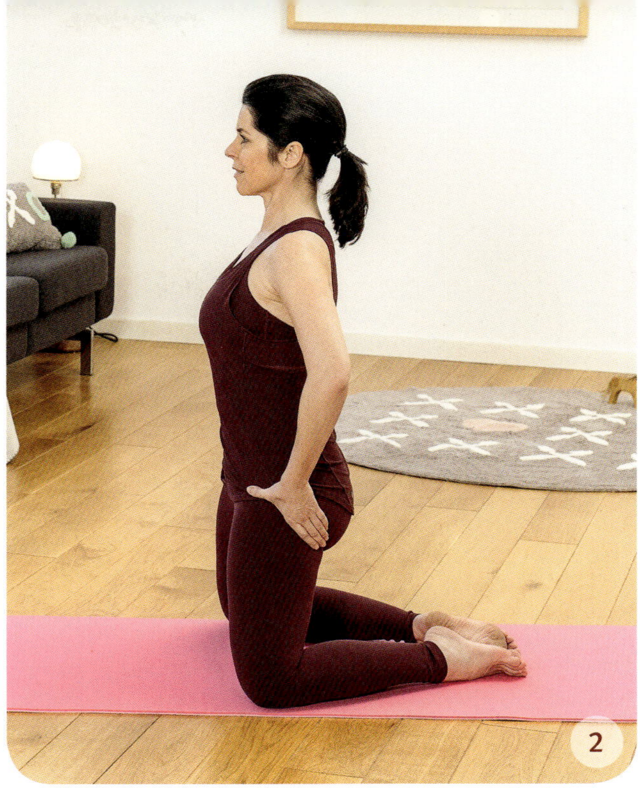

Hip Hinge

Ausgangsstellung: Komme in den Kniestand. Die Knie sind etwas weiter als hüftbreit geöffnet. Die Zehen zeigen zueinander. Hände in den Hüften. Setze dich mit deinem Gesäß zurück in Richtung Fersen. Deine Wirbelsäule ist lang. (1)

Bewegungsanweisung:

- Atme rundherum ein. Ausatmend baust du deine Basisspannung auf und hebst dein Gesäß an, bis deine Hüfte vollständig gestreckt ist. Richte dein Becken auf. (2) Dann komme zurück in die Ausgangsstellung. Wiederhole das 10–15-mal.

- **Beachte:** Halte deine Wirbelsäule lang. Dein Muskelkorsett bleibt aktiv. Schiebe dein Gesäß zurück und halte deinen unteren Rücken lang.

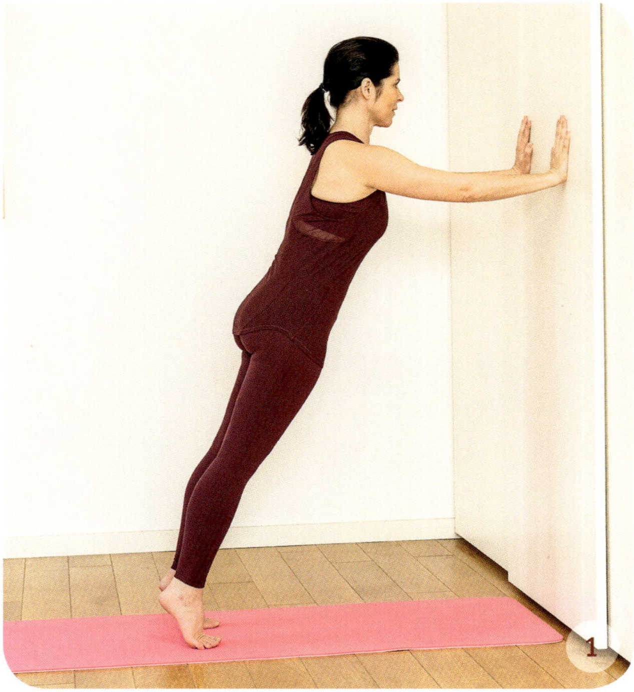

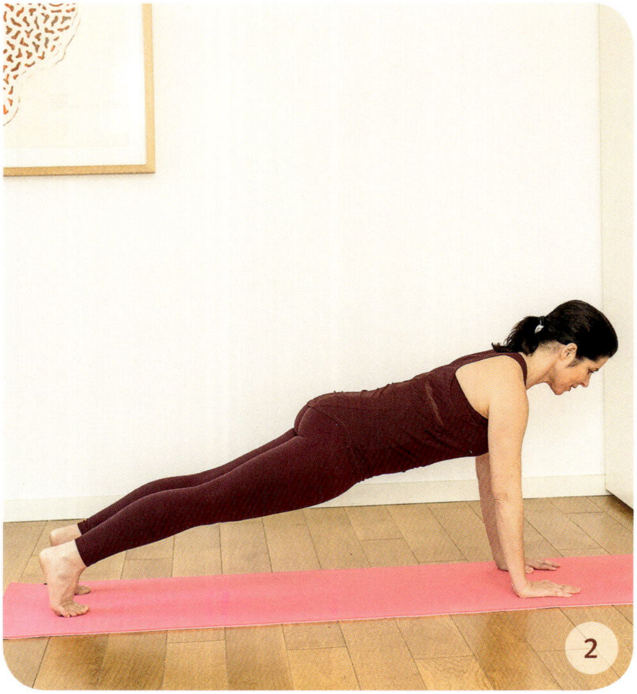

Plank Progressionen

Ausgangsstellung: Stelle dich eine Armlänge von der Wand entfernt hin. Platziere die Hände auf Schulterhöhe an der Wand. Die Beine sind hüftbreit geöffnet, hebe deine Fersen an. (1)

Bewegungsanweisungen: Atme rundherum in den Brustkorb und Bauchraum ein. Baue ausatmend deine Basisspannung auf. Halte diese Position für 3–10 Sekunden und mache eine Pause.

Beachte: Halte deine Spannung im Körper aufrecht. Die Wirbelsäule bleibt lang und die Schulterblätter bleiben am Brustkorb. Atme fließend. Deine Gesäßmuskeln sind angespannt. Dein Kreuzbein zieht in Richtung Fersen und dein Schambein ist leicht gehoben. Die Bauchmuskeln sind aktiv.

Erweiterungen: *Platziere deine Hände auf einer Sofalehne.

**Platziere deine Hände auf dem Boden. (2)

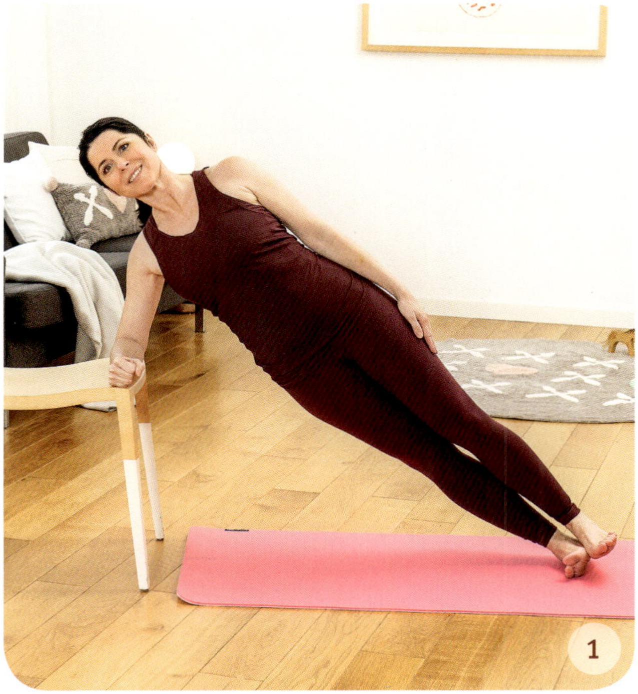

1

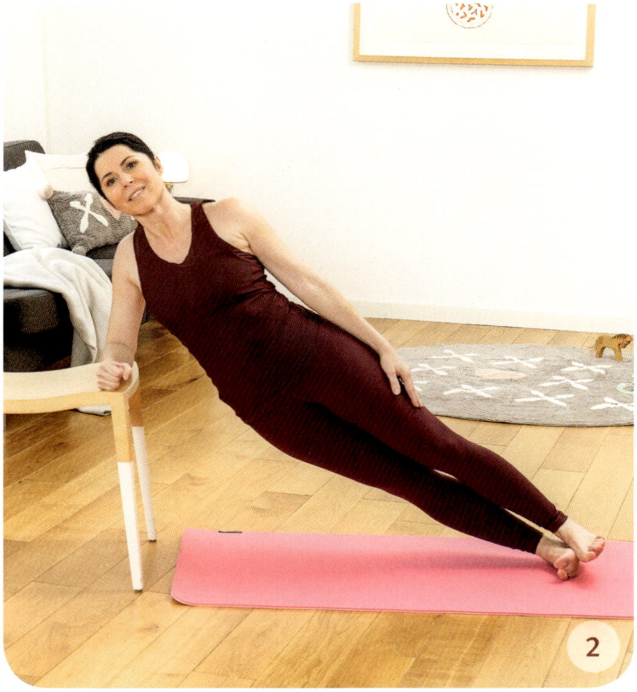

2

Side Plank mit Stuhl

Ausgangsstellung: Komme mit deinem Ellenbogen auf einem Stuhl in den Seitstütz. Platziere deinen Ellenbogen dabei unter der Schulter. Deine Handinnenfläche schaut nach oben, dein Unterarm schaut nach vorne. Deine Beine sind ausgestreckt. Halte beide Füße übereinander. Die Fersen sind mit deinem Becken in einer Linie. Der obere Arm ruht auf deinem Becken.

Bewegungsanweisung: Atme rundherum in den Brustkorb und Bauchraum ein. Baue ausatmend deine Basisspannung auf und hebe dein Becken so weit nach oben, dass du von der Ferse bis zur Schulter auf einer Linie bist. (1) Senke das Becken in Richtung Matte ab (2) und hebe es wieder an.

Beachte: Lasse beide Seiten deiner Taille lang. Halte die Spannung im Bauch. Atme fließend.

Modifikation: *Stelle den oberen Fuß vor den unteren.

Erweiterung: **Mache den Seitstütz auf einer Matte.

Die Rückbildungsblöcke 4–10

Trage jedes Mal, wenn du eine Einheit absolviert hast, ein Herz in die farbige Skala ein. Mit den zusätzlichen optionalen Übungen kannst du dein Training optimal deinen momentanen Bedürfnissen anpassen.

Noch ein bisschen schwieriger

- Kniebeugen (Seite 92), 10–15-mal
- Ein Knie heben (Seite 105), 10–15-mal pro Seite
- Trainiere deine tiefen Hüftmuskeln (Seite 106), 10–15-mal pro Bein (1)
- Knie-Ellenbogen-Stand (Seite 94), 3–10 Sekunden halten, 5–8-mal wiederholen
- Isometrisch sitzen (Seite 123), 3–10 Sekunden halten, 5–8-mal wiederholen (2)

Übungen, die du zusätzlich machen kannst. Suche dir eine pro Kategorie aus:

- Wahrnehmung: Die Seerose (Seite 90), Wellen (Seite 90)
- Mobilisation: Rippen-Mobilisation (Seite 84), Mobilisation des unteren Rückens (Seite 86), Hip Circles (Seite 88), Ganzkörperdehnung in der Seitlage (Seite 87)
- Ganzkörperübung: 90/90-Atmung (Seite 118)

Neue Herausforderungen

- Leg Slide (Seite 122), 10–15-mal
- Froscharme (Seite 124), 10–15-mal (3)
- Vierfüßlerstand (Seite 121), 10–15-mal
- Isometrisch sitzen (Seite 123), am Tisch, schräg, 3–10 Sekunden halten, 5–8-mal wiederholen
- Beckenboden im Stand (Seite 120), 10–15-mal

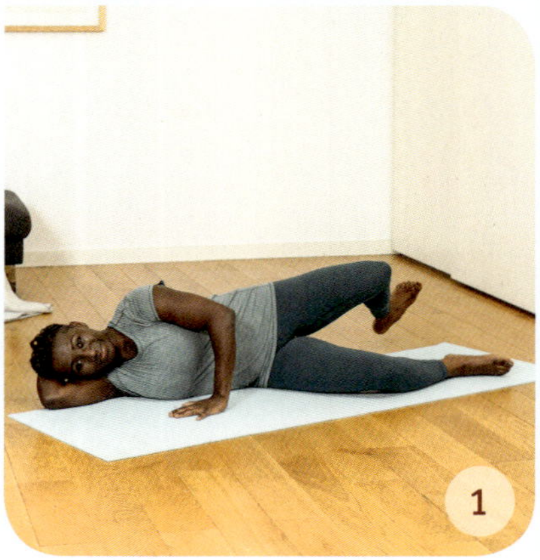
1

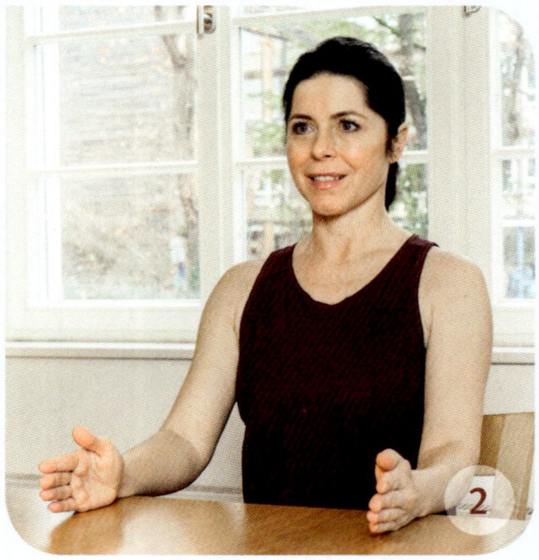
2

Übungen, die du zusätzlich machen kannst. Suche dir eine pro Kategorie aus:

- Wahrnehmung: Die Seerose (Seite 90), Wellen (Seite 90)
- Mobilisation: Rippen-Mobilisation (Seite 84), Mobilisation des unteren Rückens (Seite 86), Hip Circles (Seite 88), Ganzkörperdehnung in der Seitlage (Seite 87), Schultergürtel-Mobilisation (Seite 117)

Super, mehr Center Work

- Froscharme (Seite 124), 10–15-mal
- Froschbeine (Seite 125), 10–15-mal
- Side lying lifts (Seite 126), 10–15-mal (4)
- Vierfüßlerstand* (Seite 121), 10–15-mal pro Seite (5)
- Halbkniestand (Seite 108) (6)
- Squats (Seite 174), 10–15-mal

Übungen, die du zusätzlich machen kannst. Suche dir eine pro Kategorie aus:

- Wahrnehmung: Seerose (Seite 90), Wellen (Seite 90)
- Mobilisation: Rippen-Mobilisation (Seite 84), Mobilisation des unteren Rückens (Seite 86), Hip Circles (Seite 88), Ganzkörperdehnung in der Seitlage (Seite 87), Schultergürtel-Mobilisation (Seite 117)

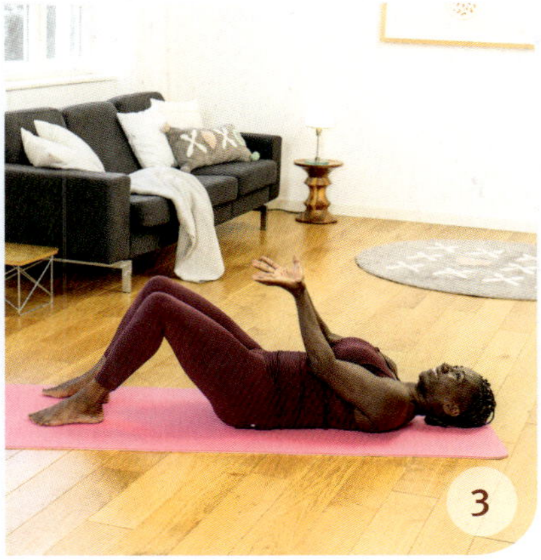
3

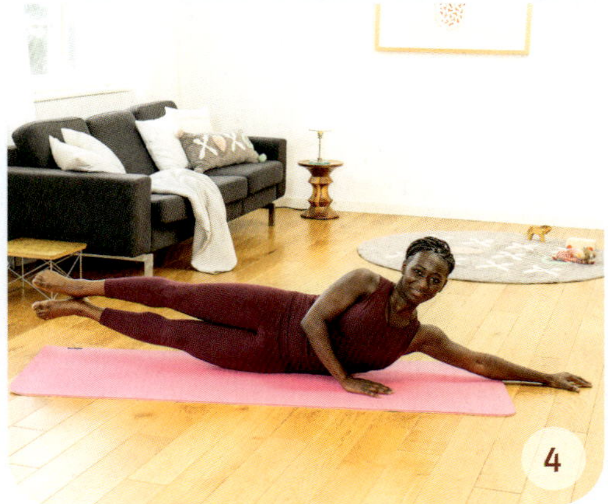
4

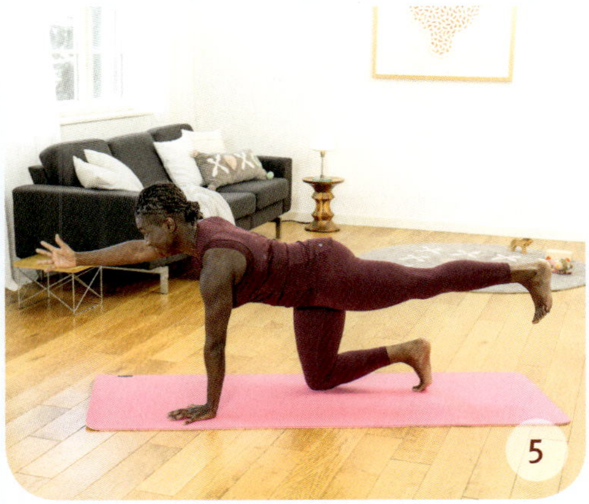
5

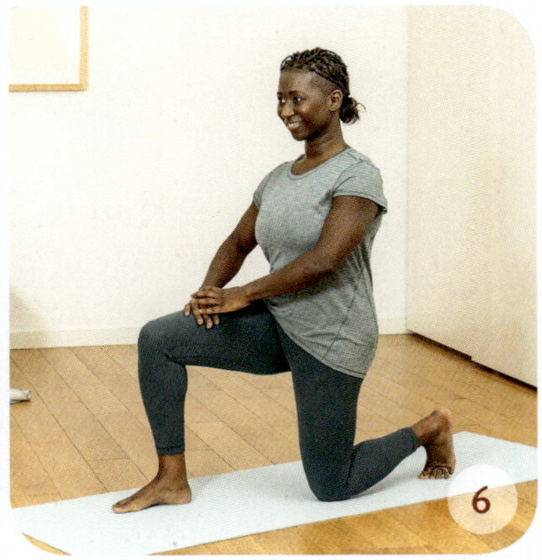
6

Auf dem Weg zum Profi

- Froscharme (Seite 124), 10–15-mal
- Froschbeine (Seite 125), 10–15-mal
- Cook Hip Bridge (Seite 130), 5–8-mal (7)
- Side-Plank-Variationen (Seite 128), 10–15-mal
- Halbkniestand* (Seite 108), 5-mal pro Richtung
- Single Leg Stance (Seite 131), 10–15-mal pro Seite (8)

Übungen, die du zusätzlich machen kannst. Suche dir eine pro Kategorie aus:

- Wahrnehmung: Die Seerose (Seite 90), Wellen (Seite 90)
- Mobilisation: Rippen-Mobilisation (Seite 84), Mobilisation des unteren Rückens (Seite 86), Hip Circles (Seite 88), Ganzkörperdehnung in der Seitlage (Seite 87), Schultergürtel-Mobilisation (Seite 117)

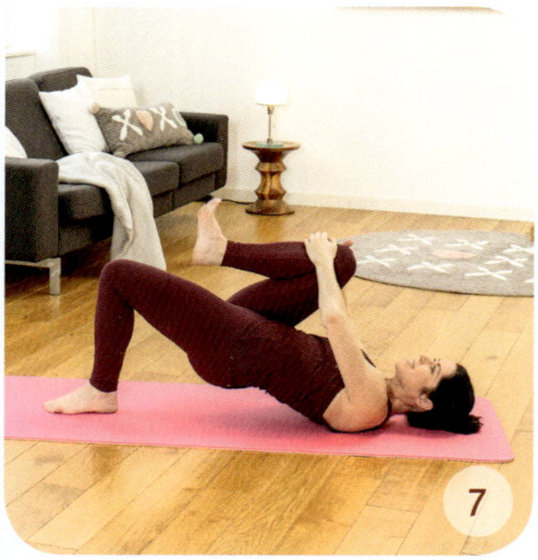
7

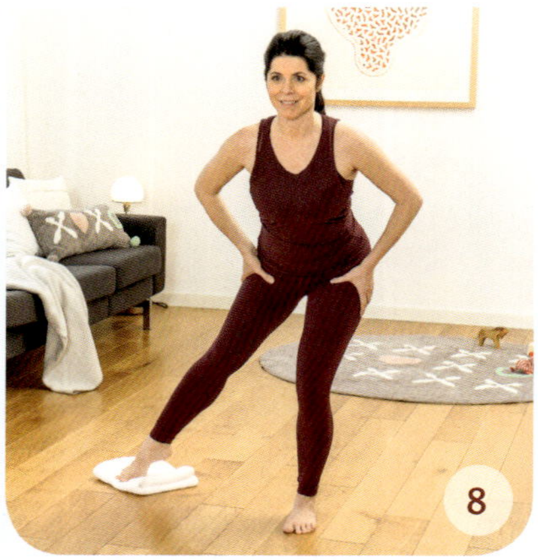
8

Großartig

- Swimming (Seite 129), 10–15-mal pro Diagonale (9)
- Bear Crawls (Seite 132), 10–15-mal (10)
- Side-Plank-Variationen* (Seite 128), 10–15-mal pro Seite
- Halbkniestand** (Seite 108), 10–15-mal pro Seite
- Squats (Seite 174), 10–15-mal pro Seite

Übungen, die du zusätzlich machen kannst. Suche dir eine pro Kategorie aus:

- Wahrnehmung: Die Seerose (Seite 90), Wellen (Seite 90)
- Mobilisation: Rippen-Mobilisation (Seite 84), Mobilisation des unteren Rückens (Seite 86), Hip Circles (Seite 88), Ganzkörperdehnung in der Seitlage (Seite 87), Schultergürtel-Mobilisation (Seite 117)

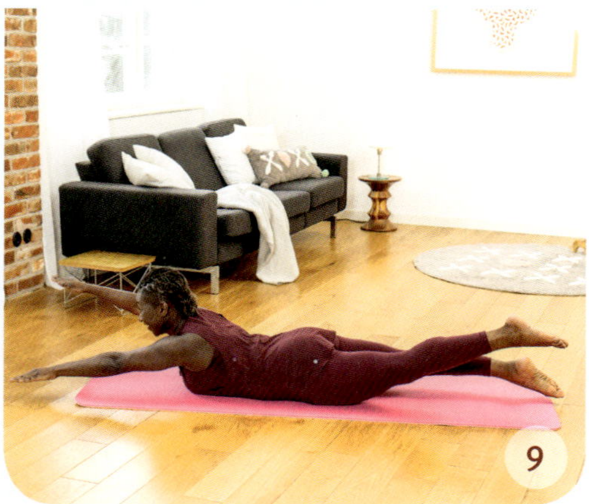
9

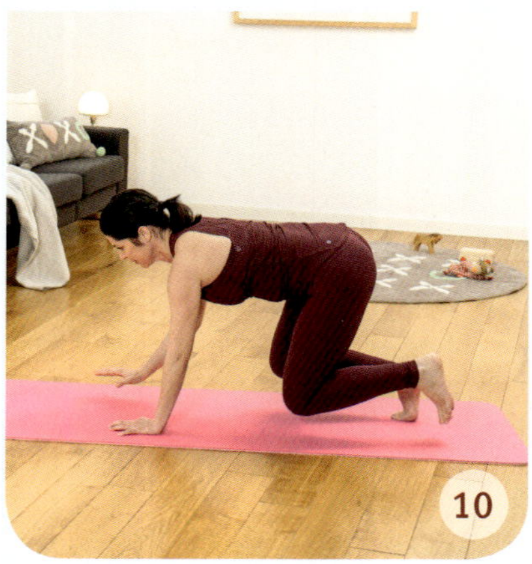
10

Fast geschafft

- Bear Crawls* (Seite 132), 3–10 Sekunden halten
- Curl-ups (Seite 127), 2–5-mal (11)
- Side-Plank-Variationen (Seite 128), 10–15-mal pro Seite
- Halbkniestand*** (Seite 108), 10–15-mal pro Seite (12)
- Squats (Seite 174), 10–15-mal (13)

Übungen, die du zusätzlich machen kannst. Suche dir eine pro Kategorie aus:

- Wahrnehmung: Die Seerose (Seite 90), Wellen (Seite 90)
- Mobilisation: Rippen-Mobilisation (Seite 84), Mobilisation des unteren Rückens (Seite 86), Hip Circles (Seite 88), Ganzkörperdehnung in der Seitlage (Seite 87), Schultergürtel-Mobilisation (Seite 117)

10: Super-Strong-Mom

- Bear Crawls** (Seite 132), 5-mal vor, 5-mal zurück, 5-mal seitwärts
- Side-Plank-Variationen**** (Seite 128), 10–15-mal pro Seite
- Halbkniestand**** (Seite 108), 10–15-mal pro Seite
- Plank Progressionen** (Seite 134), 3–10 Sekunden halten, 8–15-mal (14)
- Squats (Seite 174), 10–15-mal

Übungen, die du zusätzlich machen kannst. Suche dir eine pro Kategorie aus:

- Wahrnehmung: Die Seerose (Seite 90), Wellen (Seite 90)
- Mobilisation: Rippen-Mobilisation (Seite 84), Mobilisation des unteren Rückens (Seite 86), Hip Circles (Seite 88), Ganzkörperdehnung in der Seitlage (Seite 87), Schultergürtel-Mobilisation (Seite 117)

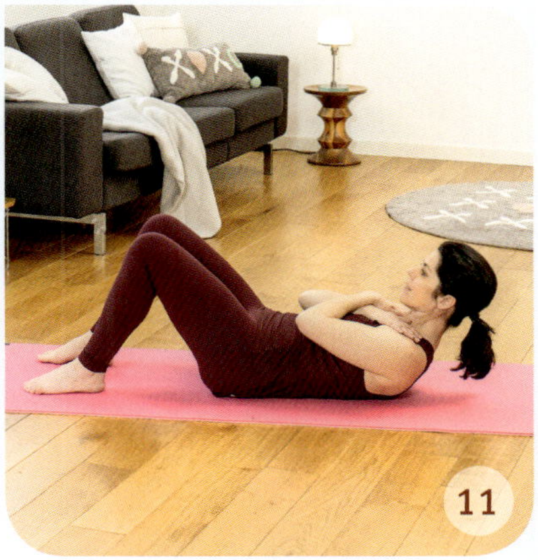

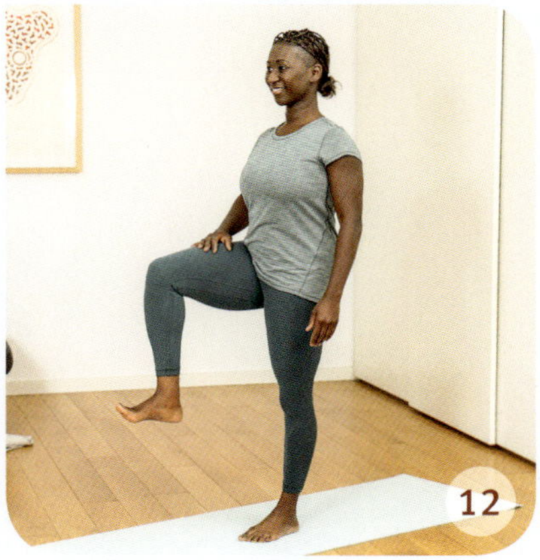

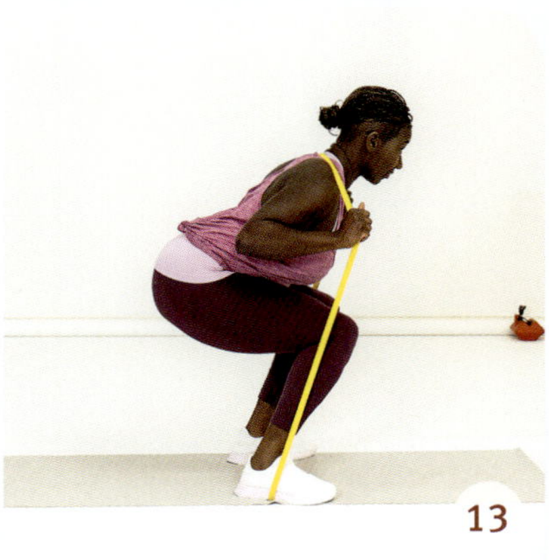

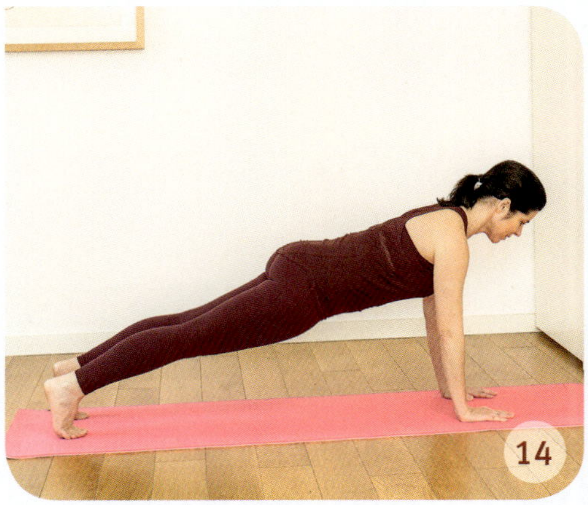

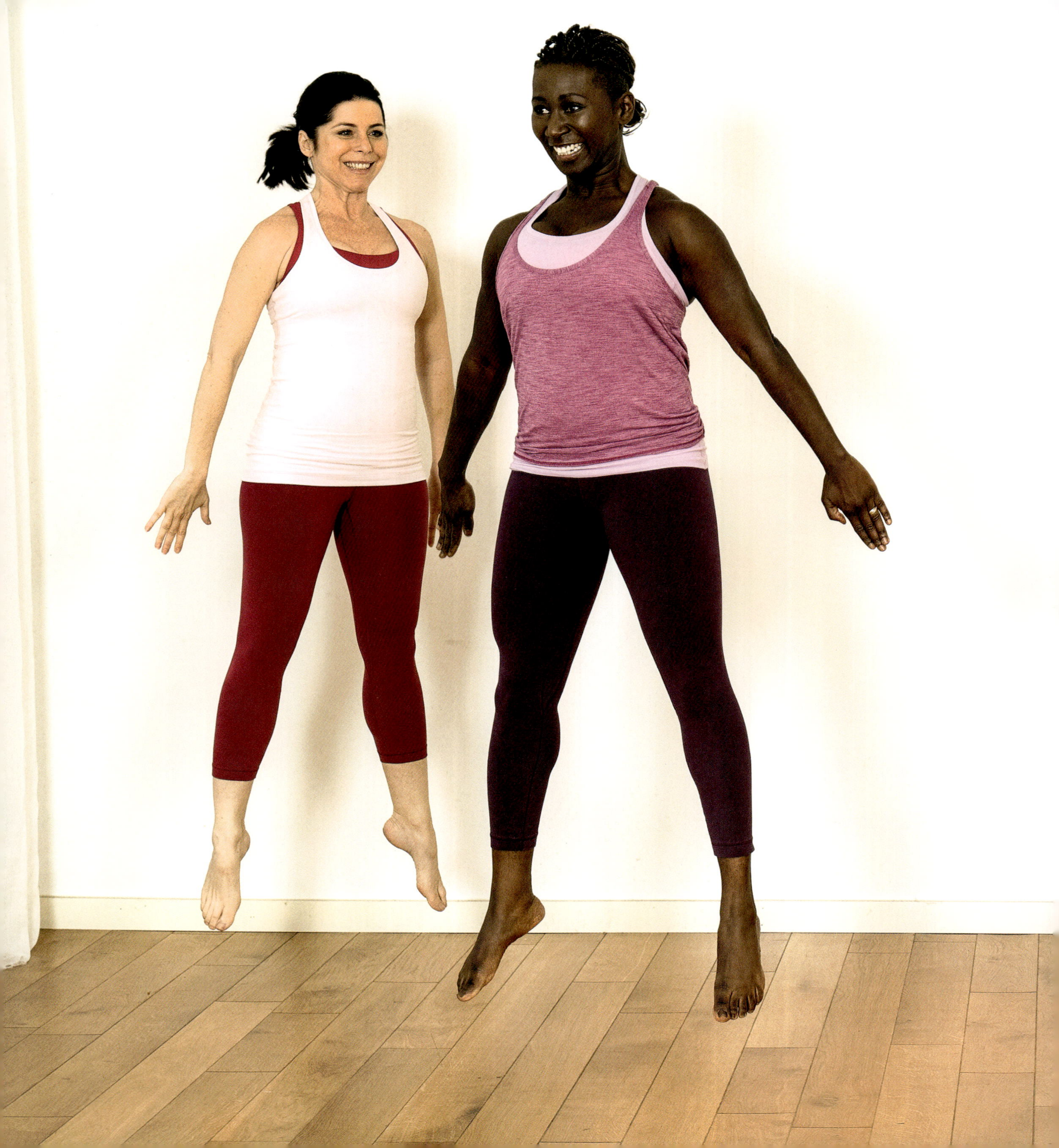

Der Wiedereinstieg

So ein sportlicher Neuanfang will gut vorbereitet sein. Im Folgenden findest du viele Übungen, mit denen du sanft ins Training einsteigen kannst, aber auch praktische Tipps dafür, worauf du beim Weitermachen achten solltest.

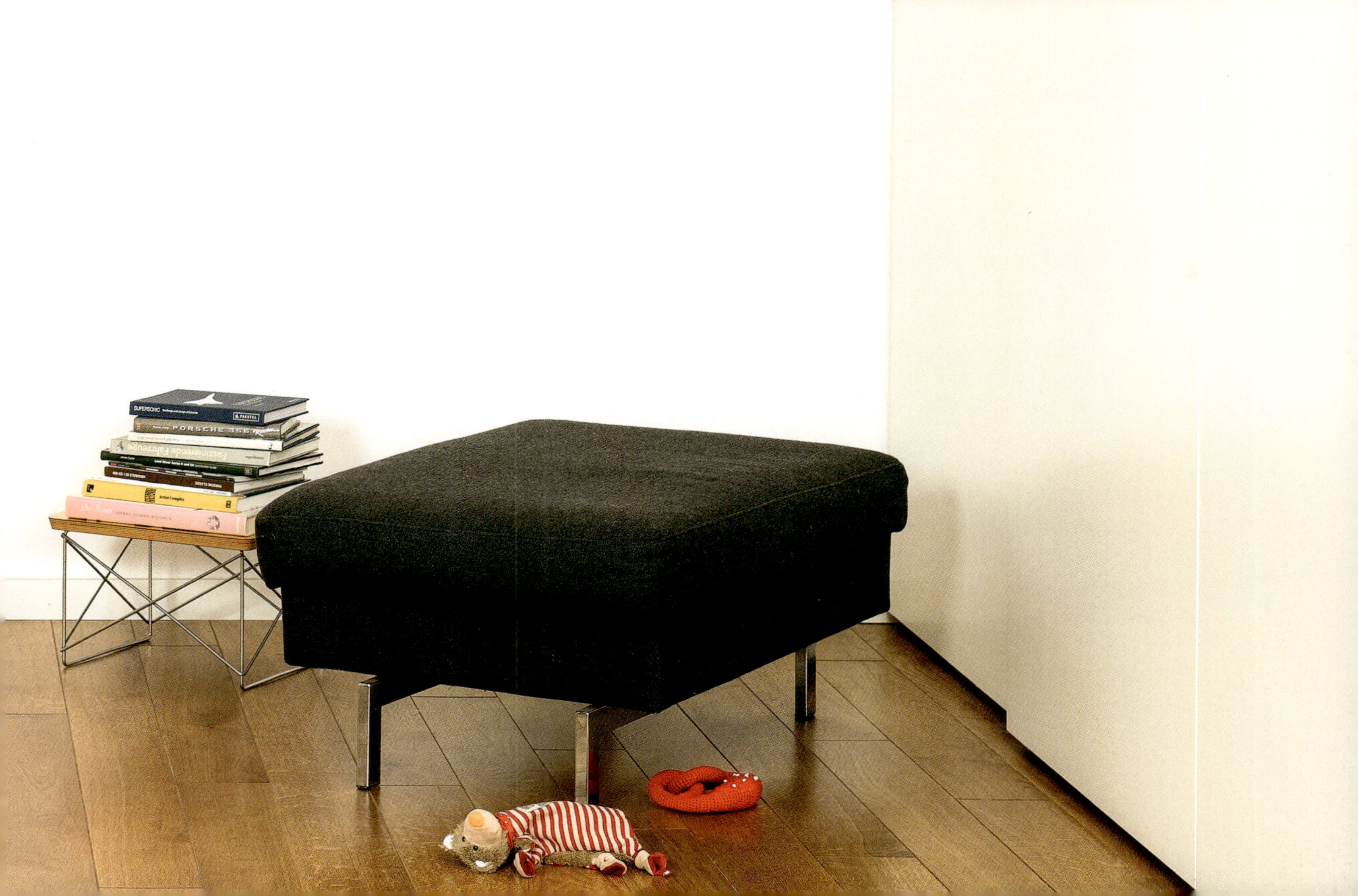

Zurück zu alter Form?

Nein, eher nicht, noch nicht. Lass es langsam angehen. Vielleicht haben sich nicht nur dein Körper und dein Alltag, sondern auch deine sportlichen Vorlieben geändert und du brauchst jetzt etwas Ganzheitliches.

Rückbildung absolviert – Was jetzt?

Jetzt, wo du die Rückbildung absolviert hast, könnte man denken, dass deinem herkömmlichen Training nichts mehr im Weg steht. Leider ist dem nicht so. Die Kraft der Bauchmuskulatur ist bis zu einem Jahr nach der Schwangerschaft eingeschränkt[39]. Ich schreibe hier mal auf, warum es sich lohnt, mindestens 6 Monate bzw. 12 Monate zu warten, bis du wieder zurück in dein herkömmliches Sportprogramm kannst. Natürlich gibt es auch hier wieder Mamas, die schon immer extrem sportlich waren und bei denen die Rückbildung insgesamt schneller vonstattengeht als bei weniger sportlichen Frauen.

- Wenn du dein Wochenbetttraining innerhalb der ersten 4 Wochen nach der Geburt begonnen hast, dann bist du jetzt erst 3 bzw. 4 Monate post partum.
- Wenn du stillst, ist dein Prolaktinspiegel hoch, was dafür sorgt, dass das Gewebe recht aufgelockert ist. Für High-Impact-Sportarten z. B. Joggen, Volleyball etc., fehlt es an Stabilität.
- Wenn du regelmäßig Rückbildung gemacht hast, dann sollte sich bereits eine Verbesserung deiner Beckenbodenkraft, Ausdauer und Reaktivität eingestellt haben. Wenn du jetzt 5 oder 6 Monate post partum bist, ist dein Beckenboden noch nicht wieder voll belastbar.
- Die statischen Veränderungen, die der Körper während der Schwangerschaft durchlaufen hat, machen sich immer noch bemerkbar. Daher werden z. B. bei Stoßbelastungen die Gelenke übermäßig stark belastet.
- Die Rückbildung dauert mind. 9 Monate, kann aber bis zu 2 Jahre dauern, bis du wieder so belastbar bist wie vor deiner Schwangerschaft.
- Zu frühes, zu intensives Training begünstigt eine Inkontinenz und/oder eine Beckenorgansenkung.

Trotzdem ist es jetzt an der Zeit, weiter zu trainieren und deinen Körper bei der Rückbildung zu unterstützen. Bevor du jedoch mit weiterführendem Training und komplexeren Übungen beginnst, absolviere bitte die folgenden Tests (Seite 144). Hier kannst du erken-

nen, ob dein Körper bereit ist oder ob es Sinn hat, das Rückbildungsprogramm noch 2–4 Wochen weiter zu absolvieren.

fitdankbaby® und Co

Du möchtest wieder richtig loslegen, dich sportlich betätigen, und das auch gerne mit deinem Kind? Was liegt da näher, als die Angebote in deiner Umgebung anzuschauen? Von LAUFMAMALAUF®, über fitdankbaby®, BuggyWorkout, superMAMAfitness® bis zu MamaWORKOUT® findest du vielfältige Angebote. Das gemeinsame Outdoortraining an der frischen Luft mit deinem Kind ist eine gute Ergänzung und unterstützt dich dabei, etwas für dich zu tun.

Mama-Sport ist keine Rückbildung

Allein schon wegen der frischen Luft finde ich diese Kursformate super. Häufig glauben Mamas aber, dass es sich bei diesem Training um Rückbildung handelt. Das ist definitiv nicht der Fall. Diese Form des Trainings empfehle ich dir erst dann, wenn du die Rückbildung absolviert hast. Die Outdoorkurse sind ein gutes Training für deinen Wiedereinstieg. Aber bitte achte auch hier darauf, ob die Trainerin entsprechende Qualifikationen vorweisen kann. Beim zügigen Schieben deines Buggys im Wechsel mit Kräftigungseinheiten solltest du deine Körperhaltung gut unter Kontrolle haben und Joggen ist eben nur dann angebracht, wenn dein Beckenboden dazu in der Lage ist, der Belastung standzuhalten. Die Hoffnung, dass sich eine anhaltende Inkontinenz durch ein allgemeines Training von allein verflüchtigt, muss ich dir leider nehmen. Auch sollten du und die Kursleiterin sichergehen, dass du keine Rektusdiastase hast.

Wenn dein Training einem Bootcamp gleicht, ist auch das 5–6 Monate nach der Geburt nicht unbedingt das Richtige. Vor allen Dingen dann nicht, wenn auf dem Trainingsplan Crunches und Planks in Dauerschleife stehen.

Sport mit dem Baby

Wenn du mit deinem Baby in der Trage Sport machst, hat es Sinn, dass du dir die Trage von einer Trageberaterin anpassen lässt. So hältst du die Belastung auf dem Becken und dem Schultergürtel möglichst gering. Diese Form des Trainings bedeutet nur 3 Monate post partum eine große Belastung für den Beckenboden, auch wenn es ein Low-Impact-Training ist. Das zusätzliche Gewicht deines Babys und die schwangerschaftsbedingten statischen Veränderungen in deinem Körper sorgen für eine sehr hohe Belastung. Diese Art von Training ist für die Rückbildung nicht geeignet. Wenn du die Rückbildung abgeschlossen hast und keine Probleme wie Beckenorganabsenkungen, Inkontinenz oder eine Rektusdiastase hast, dann ist es eine gute Möglichkeit, mit deinem Baby eine tolle Zeit zu verbringen. Trage dein Baby auf dem Rücken und beginne einen solchen Kurs nicht vor einem halben Jahr post partum (und nach abgeschlossener Rückbildung).

Die Tests für den Wiedereinstieg

Auch wenn es dich jetzt in den Fingern juckt, du hast immer noch alle Zeit der Welt, um wieder so sportlich wie vor der Schwangerschaft zu werden (vielleicht sogar fitter). Anhand der folgenden 3 Tests siehst du, wo du stehst.

1. Absolviere den Rektusdiastasen-Test (Seite 62).

2. Aktives gerades Beinheben – ASLR Bei diesem Test geht es darum, den Rumpf stabil zu halten, während du deine Beine getrennt voneinander bewegst, wie beim Gehen. Auf der Spielbeinseite geht es darum, das Bein kontrolliert anzuheben und dabei die Bauchspannung aufrechtzuerhalten. Auf der Seite, wo dein Bein liegt, geht es um die Hüftstreckung, die du möglichst aufrechthältst, wenn du das andere Bein hebst. Im Idealfall kannst du das Spielbein senkrecht zur Decke heben. Dabei bleiben deine Bauchmuskeln aktiv. Die Dehnfähigkeit deiner Muskulatur auf der Oberschenkelrückseite spielt hier nur eine Nebenrolle.
Führe den Test seitlich vor einem großen Spiegel liegend aus. Lege dich so hin, dass du dich von der Seite sehen kannst.

Ausgangsstellung:
Lege dich über die Seite auf den Rücken. Strecke die Beine lang aus und ziehe die Zehen zu dir heran. Lege die Arme an der Seite ab. Die Handflächen schauen zum Boden. Halte ein Bein am Boden, dabei schaut die angezogene Fußspitze die gesamte Zeit nach oben zur Decke.

Bewegungsanweisung:
Hebe ein Bein nach oben.

3 Punkte
- Du kannst das Bein senkrecht (90°) zur Decke heben. (1)
- Das andere Bein bleibt währenddessen unverändert am Boden liegen.
- Die Hüfte des Bodenbeins bleibt gestreckt, das Knie bleibt auf der Matte/auf dem Boden.

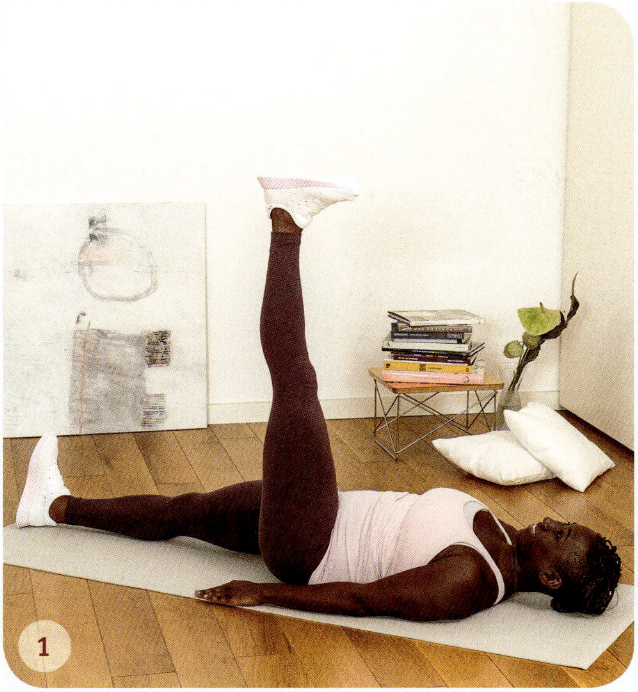

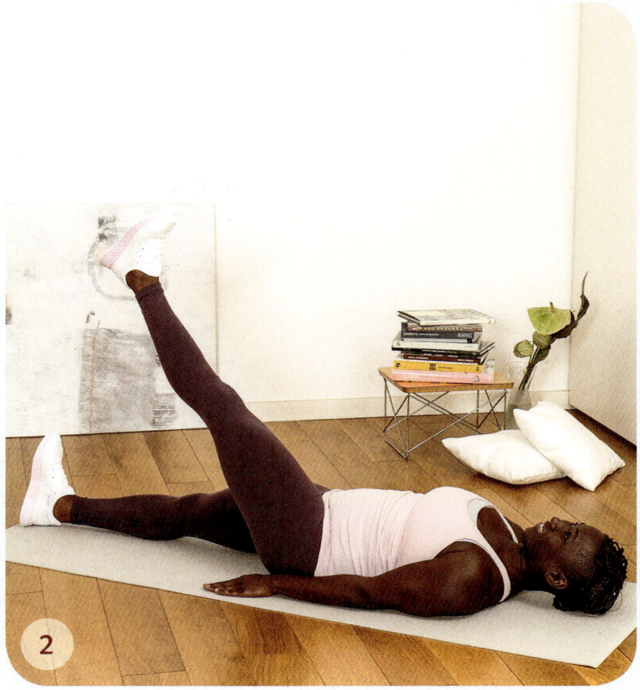

- Du kannst deine Basisspannung aufrechterhalten.
- Du bleibst auf dem Hinterkopf liegen.

2 Punkte
- Du kannst das Bein zwischen 90° und 45° anheben.
- Das andere Bein bleibt währenddessen unverändert am Boden liegen. (2)
- Die Hüfte des Bodenbeins bleibt gestreckt, das Knie bleibt auf der Matte/auf dem Boden.
- Du kannst deine Basisspannung aufrechterhalten.

1 Punkt: Du kannst das Bein max. bis 45° anheben (Seite 146, Bild 3).

0 Punkte: Die Übung bereitet dir Schmerzen. Bitte lasse dich von deinem Arzt untersuchen.

Punkte: ________

3.Tiefe Kniebeuge Die tiefe Kniebeuge ist eine komplexe Übung, die viele Fähigkeiten miteinander vereint. Es geht um die Beweglichkeit deiner Hüft-, Knie- und Sprunggelenke sowie der Schultergelenke und deiner Brustwirbelsäule. Dazu kommt, dass du eine gute Rumpfstabilität benötigst für eine sorgfältig ausgeführte tiefe Kniebeuge. Bei diesem Test kannst du gut erkennen, ob es Unterschiede zwischen deiner rechten und linken Körperseite gibt und/oder Bewegungseinschränkungen in den Schultern, Hüftgelenken, Sprunggelenken oder in der Brustwirbelsäule.

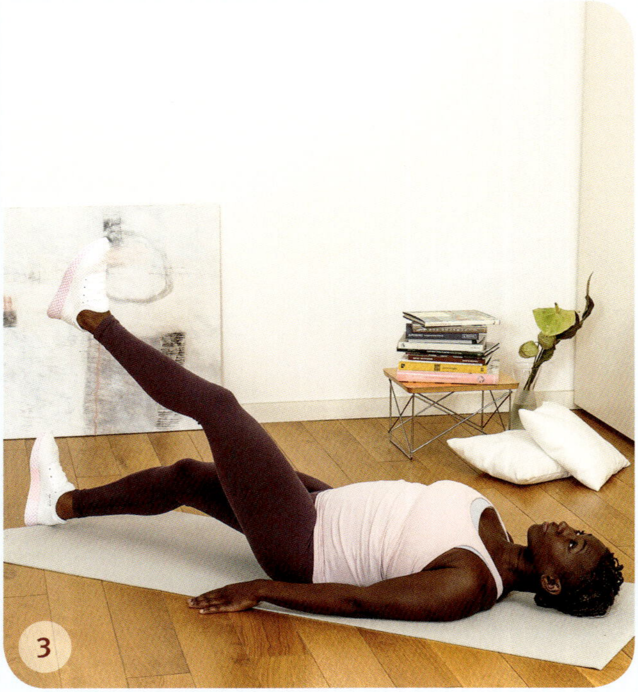

3

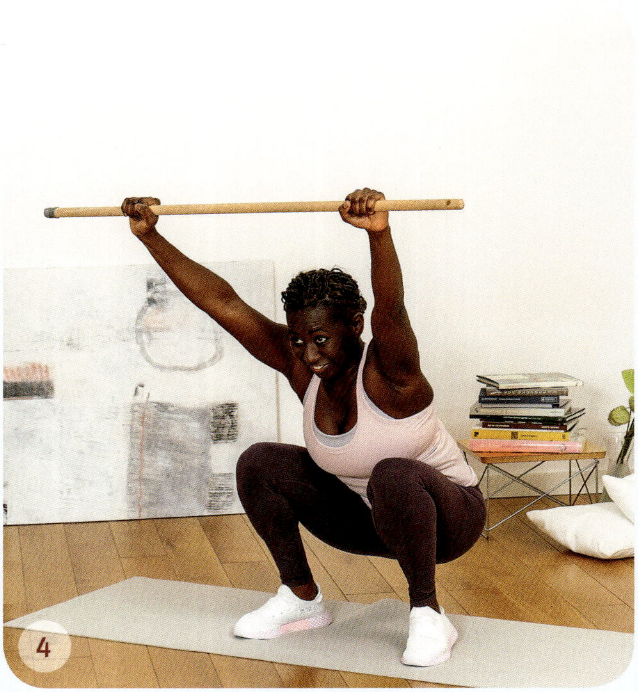

4

Für diese Übung benötigst du einen langen Stab, z. B. einen Besenstiel. Mache diesen Test seitlich zum Spiegel stehend. Lege eine gerollte Matte bereit.

Ausgangsstellung:
Stelle die Beine so weit auseinander, dass die Innenseiten deiner Füße mit deinen Schultern abschließen. Deine Fußspitzen schauen dabei nach vorne. Lege den Besenstiel auf deinen Kopf und fasse ihn so weit außen an, bis deine Ellenbogen im 90°-Winkel sind. Strecke dann beide Arme nach oben über den Kopf aus.

Bewegungsanweisung:
Komme kontrolliert in eine tiefe Kniebeuge und halte die Fersen dabei am Boden. Wenn du am tiefsten Punkt angekommen bist, dann komme wieder nach oben.

Beachte 3 Punkte:
- Dein Oberkörper muss aufrecht bleiben und dein Oberschenkel befindet sich unterhalb deines Schienbeins.
- Die Knie schauen in Richtung deiner Zehen.
- Der Stiel bleibt über dem Kopf, die Arme sind gestreckt. (4)

2 Punkte:
- Die Fersen sind erhöht und stehen auf der gerollten Matte.
- Dein Oberkörper muss aufrecht bleiben und dein Oberschenkel befindet sich unterhalb deines Schienbeins.
- Die Knie schauen in Richtung deiner Zehen.
- Der Stiel bleibt über dem Kopf, die Arme sind gestreckt. (5)

1 Punkt:
- Der Oberschenkel ist nicht parallel, sondern höher. (6)
- Die Knie schauen nach innen.

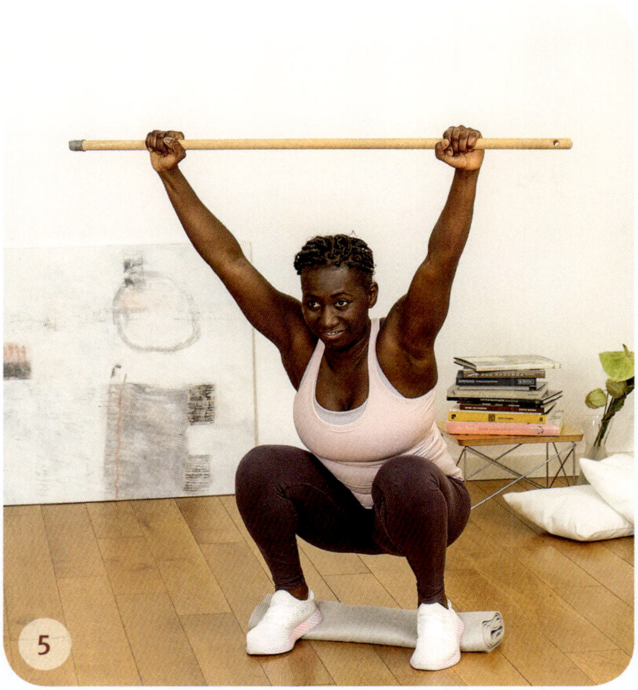

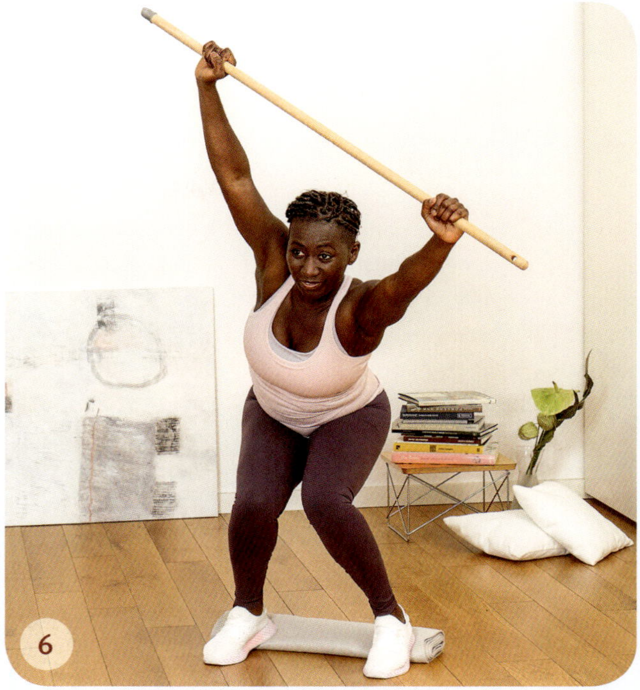

- Der Stiel ist nicht in einer Linie mit den Füßen.

0 Punkte : Die Übung bereitet dir Schmerzen. Bitte lasse dich von deinem Arzt untersuchen.

Punkte: ________

Testergebnis 1. Ergebnis: Rektusdiastasen-Test:

- 0–3 Punkte: Rektusdiastasen-Therapie empfohlen. Konsultiere einen kundigen Physiotherapeuten.
- 4–5 Punkte: Starte mit dem Programm.
- 6–7 Punkte: keine RD vorhanden. Starte mit dem Programm.

Gesamtergebnis: ________

2. Ergebnis: ASLR und Tiefe Kniebeuge

4–6 Punkte Weiter geht's mit dem Programm.

0–3 Punkte Absolviere für 2–3 weitere Wochen die Rückbildungsblöcke (Seite 136), bevor du mit dem Wiedereinstieg beginnst.

Gesamtergebnis: ________

Test 1 und 2 zusammen

- 10–13 Punkte – Du kannst jetzt auch die fortgeschritteneren Übungen im Pilates machen.
- 1–9 Punkte – Bleibe für 2–4 weitere Wochen bei den Blöcken 8, 9 und 10 (Seite 136).
- 0 Punkte – Bitte konsultiere einen Arzt.

Gesamtergebnis: ____________

Pilates für Mamas

In diesem Abschnitt geht es darum, die Kraft deiner Körpermitte weiter auszubauen. Hinzu kommen komplexere Bewegungen, die den gesamten Körper trainieren. Pilatestraining nach der Rückbildung ist ein hervorragendes Training. Joseph Pilates hat sein Training erfunden, um die Körpermitte mittels erhöhten Bauchinnendrucks zu trainieren. Ja, wenn man die Bauchmuskeln trainieren möchte, dann ist das halt so. Bei erhöhtem Bauchinnendruck müssten wir jetzt, wo wir an dieser Stelle des Buches angekommen sind, laut aufschreien, denn im Wochenbett und während der Rückbildung ging es immer darum, den Bauchinnendruck möglichst zu kontrollieren und nicht zu hoch werden zu lassen, da sonst der Beckenboden und die Bauchmuskeln zu stark belastet werden.

Und Mädels, daher schreibe ich an dieser Stelle auch, dass Pilates nicht zur Rückbildung geeignet ist!! Die Belastung ist einfach zu hoch und somit auch die Verletzungsgefahr. Herr Pilates hat ein Mattenprogramm mit 34 Übungen erfunden und mehr als 500 verschiedene Übungen an speziell dafür entworfenen Geräten. Die Übungen an den Geräten eignen sich hervorragend, für das Training nach der Rückbildung. Die Trainings können individuell angepasst werden und die Belastung kann von einem kundigen Trainer so gewählt werden, dass du gefordert, aber eben nicht überfordert wirst. Du lernst, dich gegen die Schwerkraft aufzurichten, ohne deine Gelenke übermäßig zu belasten. Das Training erfolgt auf der Matte sowie an den Geräten von der Horizontalen in die Vertikale.

Pilates an sich ist aber ein super Training nach abgeschlossener Rückbildung. Das Training stärkt auf sanfte Weise die Muskeln, ohne die Gelenke zu sehr zu belasten.

Die präzise und von der Atmung begleitete Übungsausführung hat nachhaltige positive Auswirkung auf deine Körperhaltung, die Beweglichkeit und deine Kraft.

Die hier aufgeführten Übungen sind so gestaltet, dass du bald ein vollständiges klassisches Mattenprogramm machen kannst.

Pilates – ganzheitlich, individuell

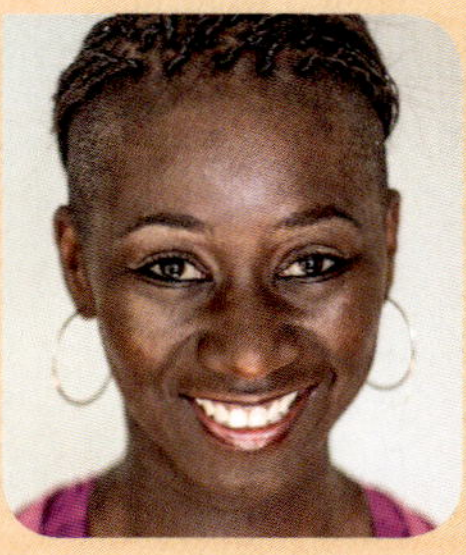

Warum ich an dieser Stelle Pilates gewählt habe? Weil es ein tolles Training zur Stärkung der Körpermitte ist und es sich hervorragend zuhause in kleinen Einheiten ausführen lässt. Die Pilates-Methode ist eine gute Ergänzung zum Kraft- und/oder Ausdauertraining, denn die Muskeln werden gleichzeitig gekräftigt und gedehnt. Die Übungen lassen sich hervorragend anpassen und sind so für jedes Level geeignet. Seine volle Wirkung entfaltet das Training, wenn die Übungen präzise und im Fluss ausgeführt werden. Das nachfolgende »Pilates für Mamas«-Programm ist an die klassische Methode angelehnt und auf die Bedürfnisse einer Mutter nach der Rückbildung zugeschnitten.

Ein paar Infos zum Training

Bevor du mit den Bewegungen startest, baue deine Basisspannung auf. Ganz wichtig ist, dass du nicht ausschließlich den Bauchnabel nach innen und oben ziehst, sondern die Bewegung im Becken startest. Solltest du merken, wie deine Bauchmuskeln nach oben herausschauen, dann beende die Übung und beginne von Neuem.

Atme fließend durch die Nase ein und aus. Anfangs ist es wichtig, dass du dir deinen Atem bewusst machst und nicht die Luft anhältst. Wenn du in die Anspannung gehst, dann atme aus. Atme ein, wenn du wieder in die Entspannung gehst. Das hilft dir, den Bauchinnendruck besser zu kontrollieren. Beim Einatmen atmest du rundherum in den Brustkorb, auch die Bauchspannung lässt dabei etwas nach. Beim Ausatmen fließt die Luft aus deinen Lungen heraus und du gehst in die Anspannung.

Die Platzierung deiner Schultern auf dem Brustkorb ist wichtig für deine Stabilität und den Aufbau deiner Kraft in der Körpermitte. Dabei verfehlen Anweisungen wie »Schultern runter und Brust raus« absolut das Ziel. Damit sorgst du für zusätzliche Spannung im Hals-Nacken-Bereich und dezentrierst deinen Oberarmkopf – was zum Kraftverlust und zu Fehlbelastungen führt.

Wenn du deine Schultern etwas nach oben hebst und dann an die Seiten bringst, dann ruhen deine Schulterblätter auf dem Brustkorb und dein Arm ist in einer viel besseren Ausgangsposition.

Deine Mittellinien

Davon gibt es viele im Körper. Wir beschäftigen uns damit, um dir erstens Orientierung zu geben und zweitens, damit du dich optimal ausrichten kannst. Zur Mittellinie zu arbeiten ist wichtig, um die Körperspannung zu lenken und zu zentrieren. Es gibt dir Stabilität, eine gute Basis.

Erst einmal gibt es die gedachte Mittellinie, die den Körper in die rechte und linke Körperhälfte teilt. Das ist die sogenannte Sagittalebene. Die Frontalebene teilt deinen Körper in Vorder- und Rückseite ein. Und zu guter Letzt gibt es noch die Transversalebene, welche den Körper in einen oberen und unteren Teil trennt.

Die Mittellinien, die durch unsere Extremitäten ziehen, sind insofern wichtig, als wir uns an ihnen ausrichten und dafür sorgen, dass der Körper optimal ausgerichtet ist. Ein Beispiel hierfür ist die Ausrichtung des Beines bei einer Kniebeuge: Die Beine sind etwas weiter geöffnet als hüftbreit, die Hände ruhen auf dem Oberschenkel. Die Mitte der Kniescheibe schaut in Richtung des zweiten Zehs.

Diese Ausrichtung ist wichtig, denn wenn deine Knie nach innen schauen und deine Füße nach außen, dann kommt es zu Fehlbelastungen in Sprung-, Knie- und Hüftgelenk. Was über kurz oder lang zu Verletzungen führt.

Das Anspannen zur Mittellinie erfolgt durch Muskelanspannung, welche du in die Körpermitte ziehst, um deine Stützmuskulatur zu aktivieren.

Wenn wir die Kraft zur Mittellinie ziehen, dann müssen wir logischerweise auch wieder in die entgegengesetzte Richtung arbeiten, da wir sonst starr und unbeweglich sind. Hinzu kommt, dass wir unserem Körper dann nicht funktionell trainieren. Ein Wechselspiel von Anspannung und Entspannung. Beide Komponenten sind wichtig für dein Training.

Deine Mittellinien

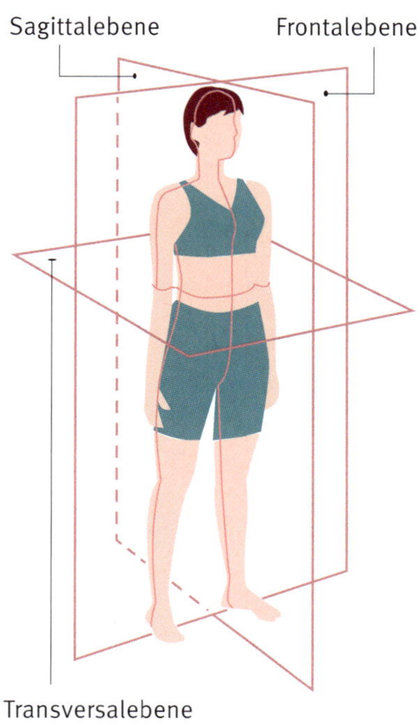

Pilates – Same same but different

Pilates sollte immer unter Aufsicht eines Trainers trainiert werden. Die Übungen der klassischen Original-Methode zeige ich dir in diesem Buch. Und zwar aus dem Grund, weil ich in meiner mittlerweile 18-jährigen Tätigkeit großartige Veränderungen bei den Kunden und Patienten unserer Praxis gesehen habe. Dies bedeutet aber nicht, dass andere Formen des Pilatestrainings nicht auch wirksam sind. Bei der Wahl des Trainers solltest du allerdings achtsam sein. Ein Trainer mit einer umfassenden Ausbildung (zwischen 100–600 Stunden) kann dich mit Sicherheit besser betreuen als ein Trainer, der nur einen Wochenendkurs Pilates absolviert hat. Auf der Seite des Deutschen Pilates Verband e. V. sind Trainer gelistet, die auf jeden Fall eine fundierte Ausbildung absolviert haben.

Beachte: Für das Training benötigst du eine Matte und eventuell ein Kissen.

Hundred

Die erste Übung heißt Hundred, weil du insgesamt für 100 Atemzüge mit den Armen pumpst. Diese Übung dient der Erwärmung des Körpers und fordert dich dabei heraus, deinen Rumpf zu kontrollieren, während du die Arme bewegst.

Ausgangsstellung: Lege dich über die Seite auf den Rücken. Lege dich mittig auf die Matte. Deine Arme liegen neben dir. Bringe ein Bein nach dem anderen zur Brust und schließe deine Beine zur Mitte. (1)

Bewegungsanweisung:
- Atme rundherum in den Brustkorb und Bauchraum ein, atme aus und baue deine Basisspannung auf.
- Hebe die Arme auf Beckenhöhe an, bringe die Knie über die Hüftgelenke und fange kraftvoll mit den Armen an, auf und ab zu pumpen. (2) Atme dabei für 5 Zählzeiten ein und für 5 Zählzeiten aus. Pumpe so lange mit den Armen, bis du bei 100 Zählzeiten angekommen bist.

Beachte: Achte auf deine Basisspannung, atme fließend, mache große Pumpbewegungen. Wenn dir 100 Pumpbewegungen zu viel sind, dann beginne mit 20 und arbeite dich kontinuierlich voran. Wenn dein Bauch sich nach außen wölbt oder ein Spalt zwischen deinen geraden Bauchmuskelsträngen entsteht, beende die Übung.

Erweiterungen: Sobald du problemlos 100 Pumpbewegungen schaffst, fahre mit folgenden Steigerungen fort.

* Hebe den Kopf, bevor du die Knie über die Hüftgelenke bringst. (3)

** Strecke die Beine senkrecht zur Decke. (4)

*** Strecke die Beine um 45° nach vorne aus.

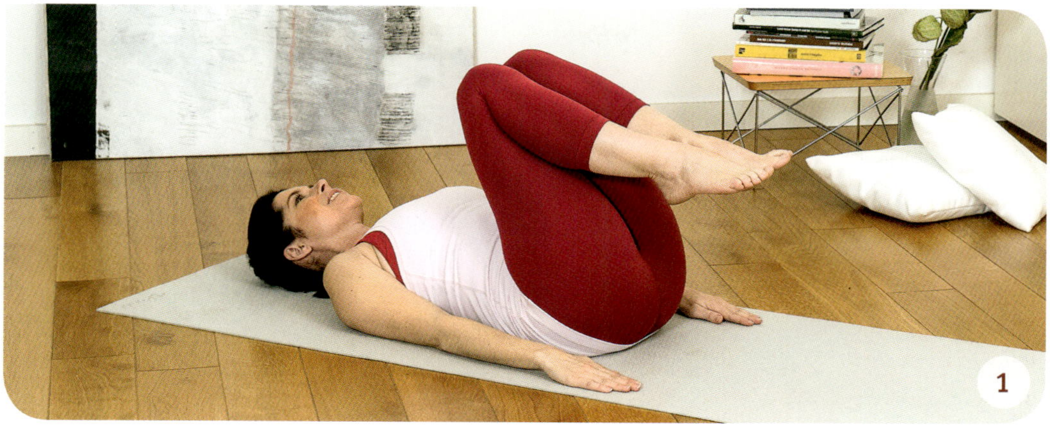
1

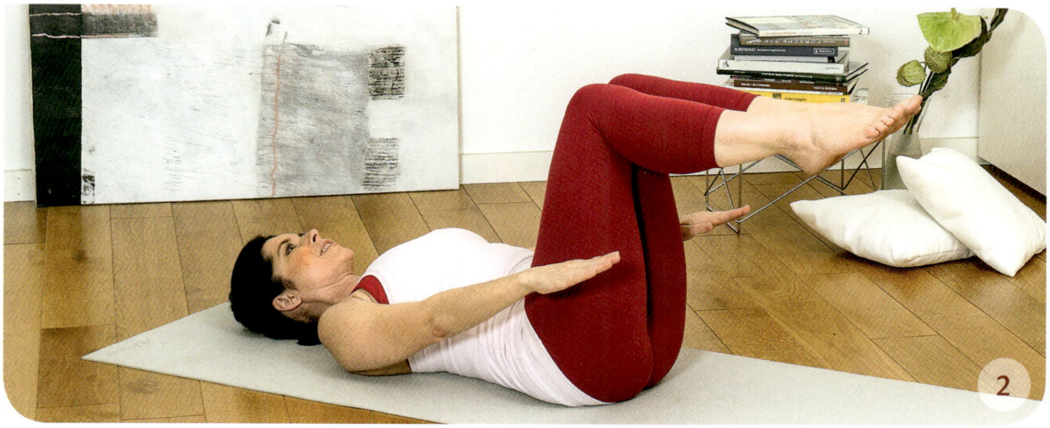
2

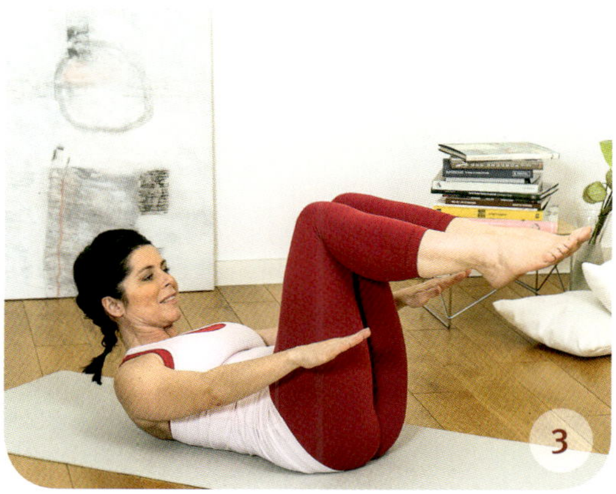
3

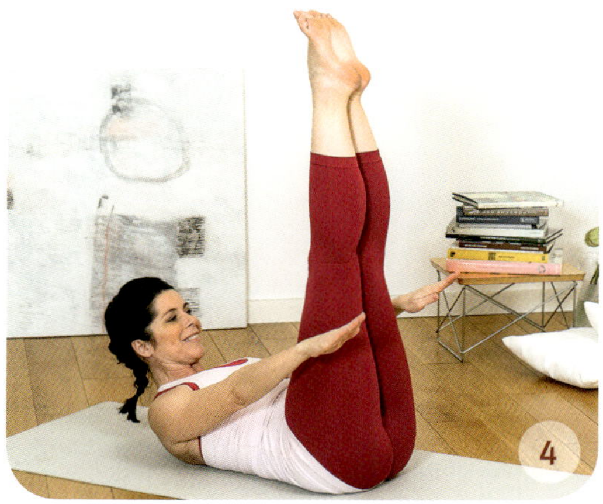
4

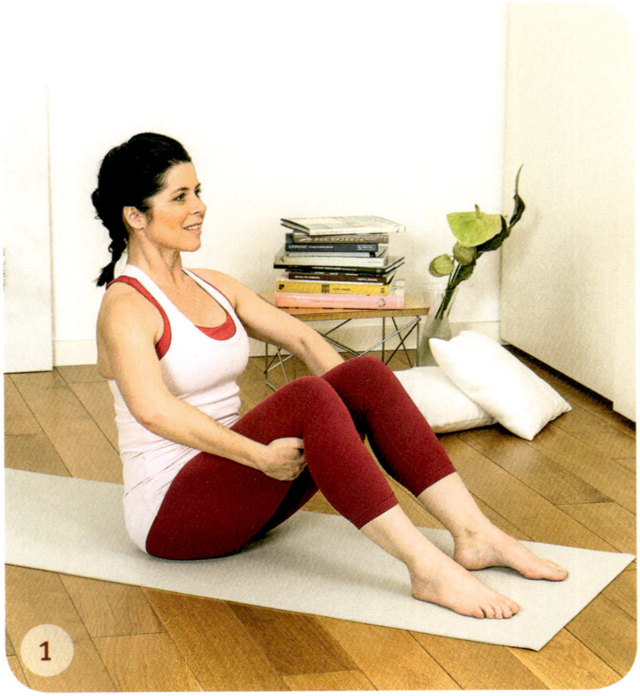

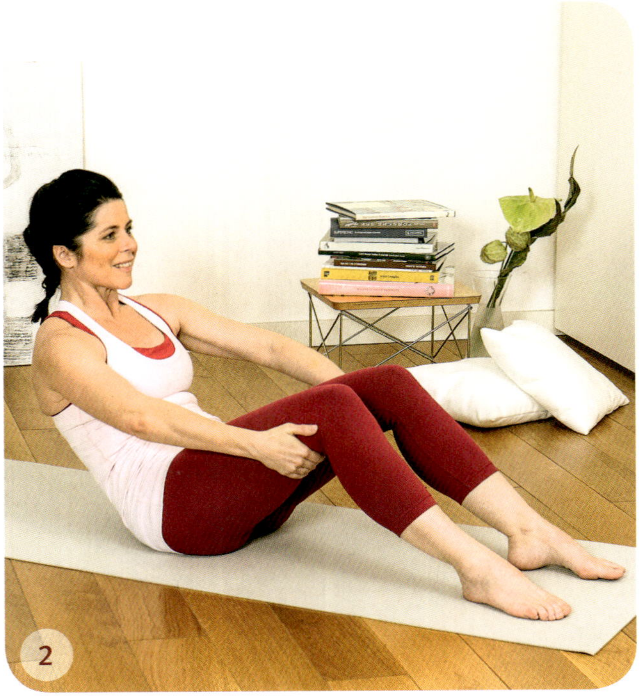

Half roll down – Roll up

Mit dieser Übung lernst du, dein Becken separat vom Oberschenkel zu bewegen, mobilisierst deine Wirbelsäule und kräftigst deine Bauchmuskeln.

Übergang: Von den Hundred legst du dich auf die Seite und kommst nach oben in den Sitz.

Ausgangsstellung: Stelle deine Füße so weit entfernt vom Gesäß auf, dass du aufrecht auf deinen Sitzbeinhöckern sitzt. Deine Füße sind im Boden verankert. Die Hände sind an den Oberschenkelrückseiten und die Ellenbogen schauen leicht nach außen. Deine Schultern ruhen über dem Becken. Der Blick ist geradeaus gerichtet. (1)

Bewegungsanweisung: Atme rundherum in den Brustkorb und Bauchraum ein, atme aus und baue deine Basisspannung auf. Kippe das Becken nach hinten und rolle hinter die Sitzbeinhöcker. Rolle so weit zurück, dass die Ellenbogen gestreckt sind. Bleibe am tiefsten Punkt und nehme drei Atemzüge (2), bevor du ausatmend Wirbel für Wirbel wieder aufrollst. Wiederhole das 5–8-mal.

Beachte: Rolle nur so weit zurück, dass die Ellenbogen gestreckt sind. Denke dich immer in die Länge. Bewege dich mit der Atmung. Achte darauf, dass deine Bauch- und Beckenbodenmuskeln aktiv sind. Beim Einatmen wird die Spannung etwas weniger und beim Ausatmen mehr. Es darf kein Hügel in der Linea alba entstehen und auch kein Graben.

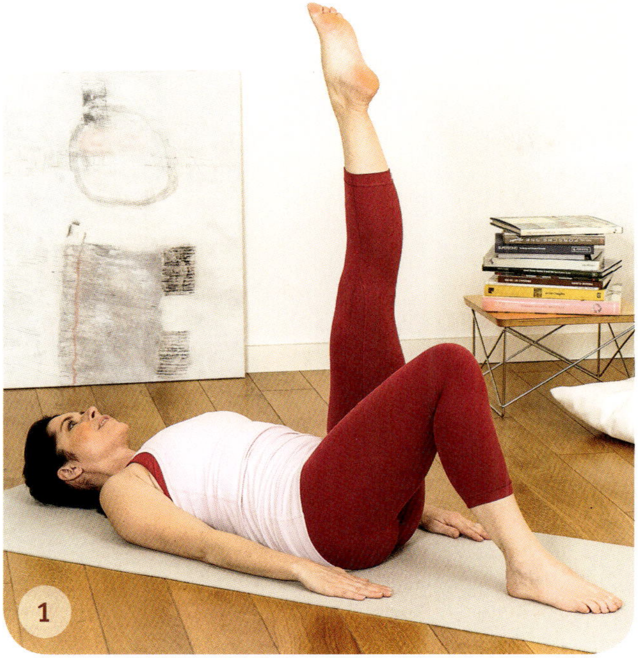

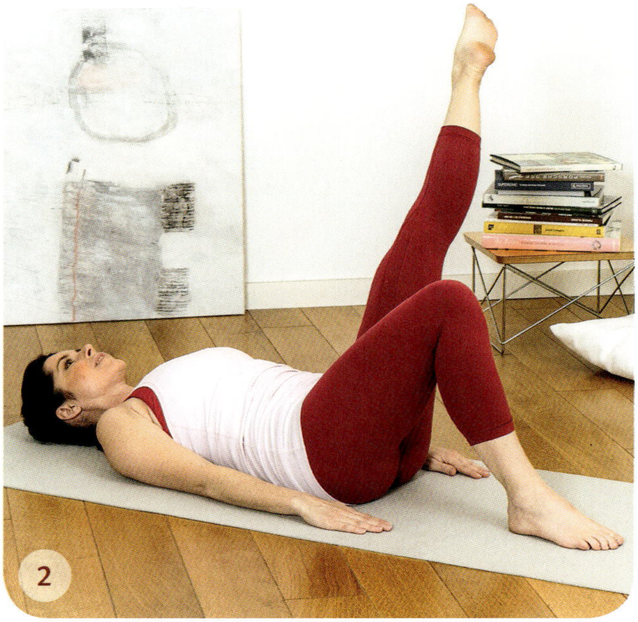

One Leg Circles

Mit dieser Übung wird die Beckenstabilität bei unterschiedlicher Beinbewegung herausgefordert.

Übergang: Von Half Roll Down rollst du dich Wirbel für Wirbel zurück auf die Matte in die Rückenlage.

Ausgangsstellung: In der Rückenlage sind deine Beine hüftbreit voneinander aufgestellt, die Füße sind in der Matte verankert, die Arme liegen an der Seite. Ziehe ein Bein zur Brust und strecke es zur Decke nach oben. (1)

Bewegungsanweisung:

- Bringe das zur Decke gestreckte Bein über die Mittellinie zur gegenüberliegenden Schulter. Dein Becken bleibt am Boden liegen. Bringe das Bein nach vorne (max. 45°), öffne es schulterbreit nach außen und stoppe im Zentrum. Wiederhole es 4-mal präzise, dann verbinde die Positionen zu einem Kreis und führe die Bewegung 4-mal im Fluss aus.
- Wechsle die Richtung. Bringe das zur Decke gestreckte Bein nach außen (schulterbreit) (2), bringe es nach vorne (max. 45°), kreuze es über die Mittellinie zur gegenüberliegenden Schulter und stoppe in der Mitte. Wiederhole das Ganze 4-mal ganz präzise, dann verbinde die Positionen zu einem Kreis und führe die Bewegung 4-mal im Fluss aus. Dann wechsle das Bein.

Beachte: Atme fließend. Halte das Becken ruhig und stabil. Die Arme liegen an der Seite und sind aktiv.

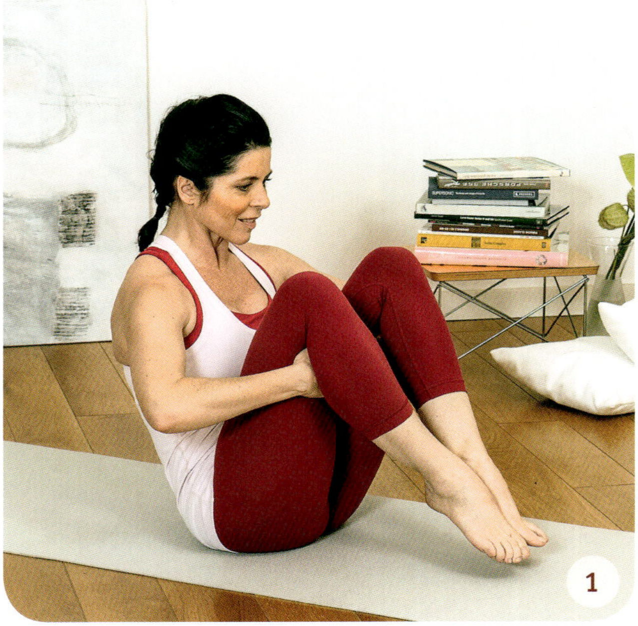
1

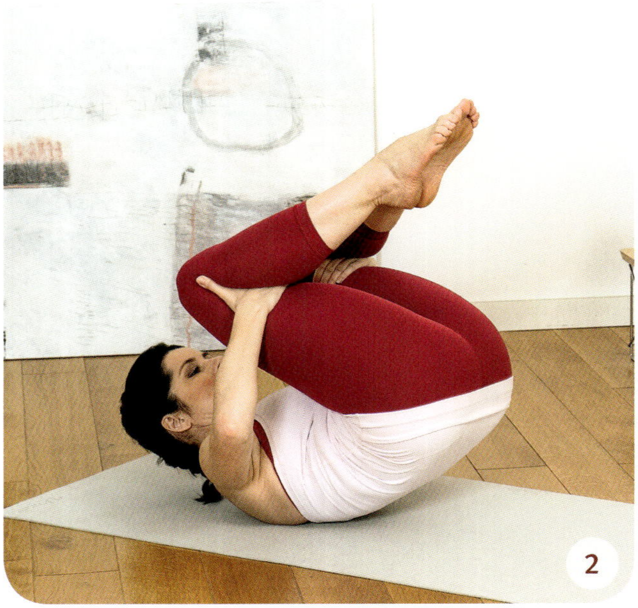
2

Rolling like a Ball

Mit dieser Übung kräftigst du deine Bauchmuskeln, verbesserst deine Balance und massierst deine Wirbelsäule.

Übergang: Von One Leg Circles rollst du dich über die Seite nach oben in den Sitz und rutschst nach vorne an die Matte.

Ausgangsstellung: Ziehe die Knie zu dir heran, kippe das Becken nach hinten und hebe die Füße ab. Balanciere hinter deinen Sitzbeinhöckern und platziere die Hände an den Oberschenkelrückseiten. Ziehe die Füße zum Gesäß. Schaue nach unten in Richtung deiner Füße. (1)

Bewegungsanweisung: Kippe dein Becken und rolle zurück auf deine Schulterblattspitzen (2) und rolle wieder hoch. Wiederhole das 5–8-mal.

Beachte: Solltest du Hals- oder Nackenbeschwerden haben, dann lasse diese Übung aus. Rolle nur bis auf die Schulterblätter, der Kopf hat niemals Bodenkontakt.

Erweiterung: Halte in der Ausgangsposition die Fersen dicht am Gesäß und fasse mit den Händen an deine Sprunggelenke.

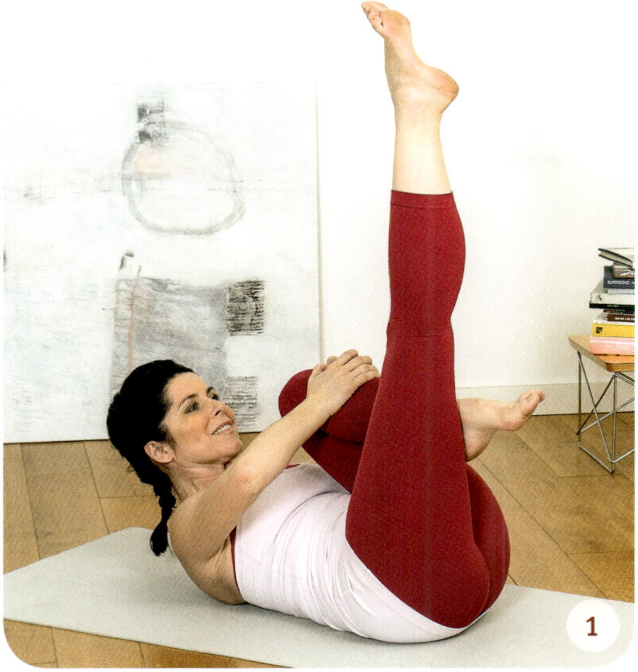
1

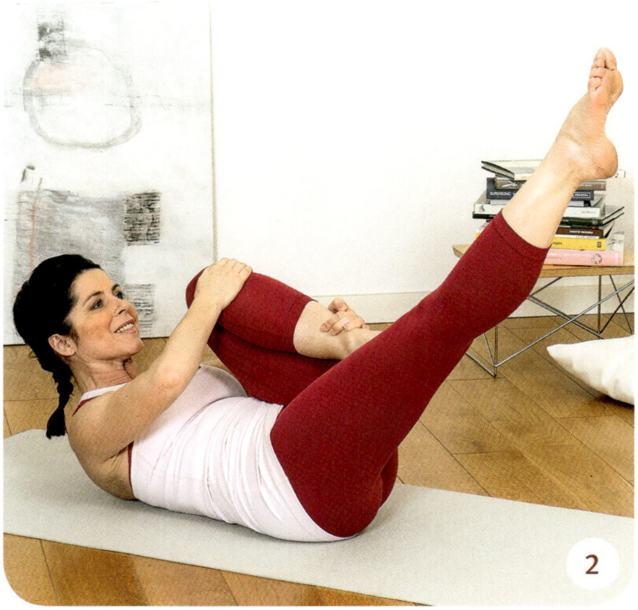
2

Single Leg Stretch

Die einbeinige Dehnung, kräftigt die Körpermitte, dehnt den unteren Rücken und schult die Koordination.

Übergang: Von Rolling like a Ball setzt du die Füße ab und legst dich über die Seite zurück in die Rückenlage. Ziehe ein Bein nach dem anderen zum Oberkörper. Nimm beide Hände auf ein Schienbein, dabei zeigen die Ellenbogen nach außen.

Ausgangsstellung: Hebe den Kopf und rolle bis zu den Schulterblattspitzen auf. Strecke das freie Bein zur Decke, während du das andere Schienbein festhältst. (1)

Bewegungsanweisung: Atme rundherum in den Brustkorb und Bauchraum ein, atme aus und baue deine Basisspannung auf. Ziehe das angewinkelte Bein noch etwas dichter zu dir heran. Atme ein, wechsle das Bein und ziehe jetzt das andere Bein mit der Ausatmung zu dir heran. Wiederhole das für jedes Bein 5–8-mal.

Beachte: Halte die Ellenbogen weit. Dein Kreuzbein bleibt auf der Matte. Achte auf deine Basisspannung. Der Oberkörper bleibt in der Mitte.

Modifikation: Lege den Kopf für ein paar Wiederholungen ab.

Erweiterung: Strecke das Bein 45° nach vorne aus und nimm immer eine Hand an dein Sprunggelenk und die andere Hand ans Knie. (2)

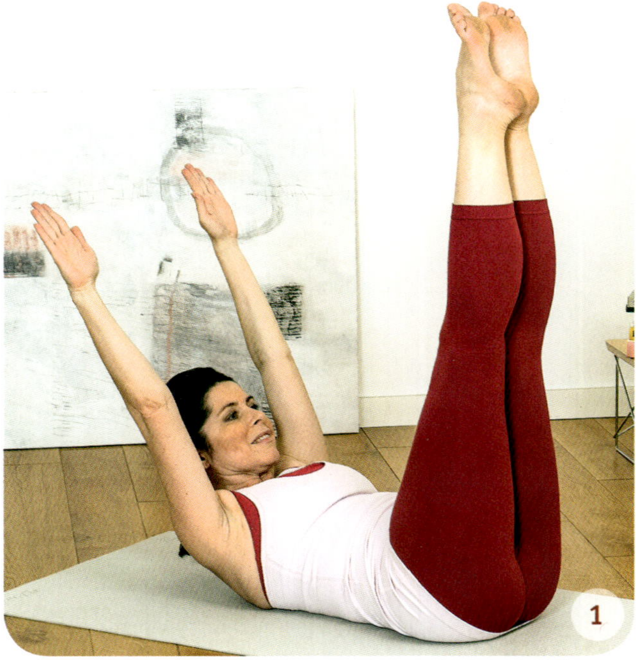

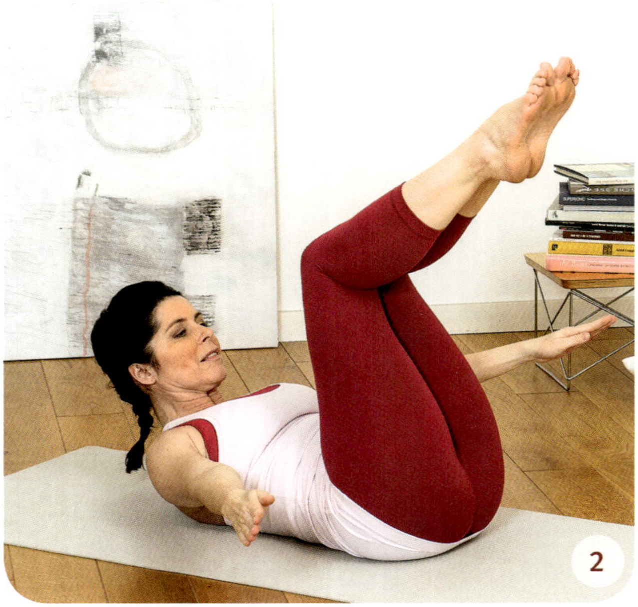

Double Leg Stretch

Diese Übung kräftigt die Bauchmuskulatur und verbessert die Koordination.

Übergang: Von Single Leg Stretch kommend ziehst du beide Knie zur Brust und legst den Kopf ab.

Ausgangsstellung: Lege deine Hände auf deine Schienbeine. Die Ellenbogen zeigen dabei weit nach außen. Rolle dich bis auf die Schulterblattspitzen hoch.

Bewegungsanweisung: Atme rundherum in den Brustkorb und Bauchraum ein, atme aus und baue deine Basisspannung auf. Während du einatmest, strecke beide Arme und deine geschlossenen Beine zur Decke aus. (1) Atme aus, zeichne einen großen Kreis mit beiden Armen. (2) Ziehe die Knie dabei zur Brust und lege die Hände auf deinen Schienbeinen ab. Wiederhole das 5–8-mal.

Beachte: Halte deine Basisspannung aufrecht. Halte das Gesäß auf der Matte. Lasse deine Schultern auf dem Brustkorb, wenn du die Arme streckst.

Modifikation: Lege den Kopf für ein paar Wiederholungen ab.

Erweiterung: Strecke deine Beine und Arme 45° nach vorne aus.

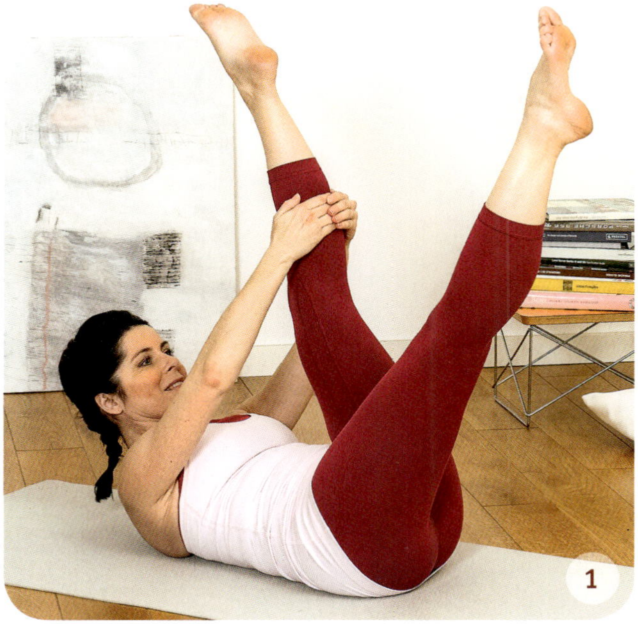
1

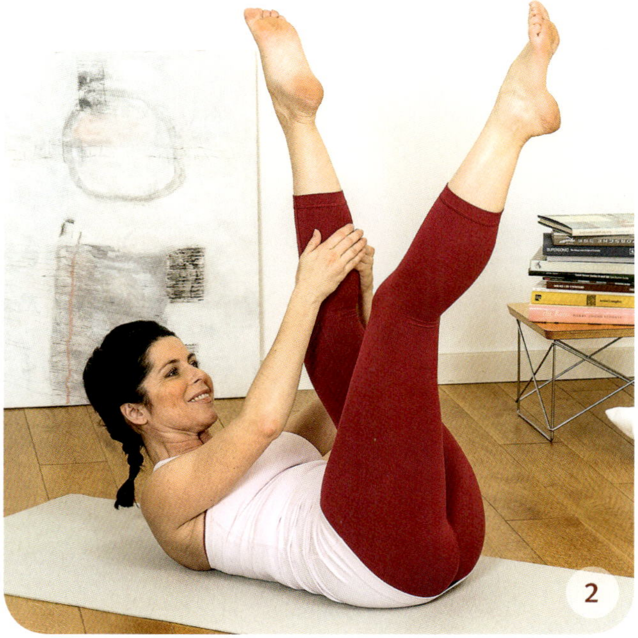
2

Scissors

Die Scherenbewegung deiner Beine fordert deine Rumpfstabilität heraus, während du die Arme und Beine bewegst. Deine Bauchmuskeln werden gekräftigt und die Beinrückseiten werden gedehnt.

Übergang: Von Double Leg Stretch ziehst du beide Knie zur Brust und legst den Kopf ab.

Ausgangsstellung: Hebe den Kopf und rolle dich bis zu den Schulterblattspitzen auf. Nimm beide Hände an eine Wade und strecke die Beine gleichzeitig nach oben aus. Die Ellenbogen zeigen nach außen. (1)

Bewegungsanweisung: Ziehe das Bein 2-mal zu dir heran, gleichzeitig streckst du das andere Bein nach vorne. Wechsele direkt zum anderen Bein und ziehe dieses 2-mal zu dir heran. Atme dabei bei fließend ein und aus. Wiederhole das für jedes Bein 5–8-mal.

Beachte: Halte dein Kreuzbein auf der Matte. Halte den Oberkörper ruhig und bleibe zentriert. Halte die Beine dicht an der Mittellinie. Bei Rückenschmerzen lasse diese Übung aus.

Modifikation: Lege den Kopf für ein paar Wiederholungen ab. Beuge deine Knie. (2)

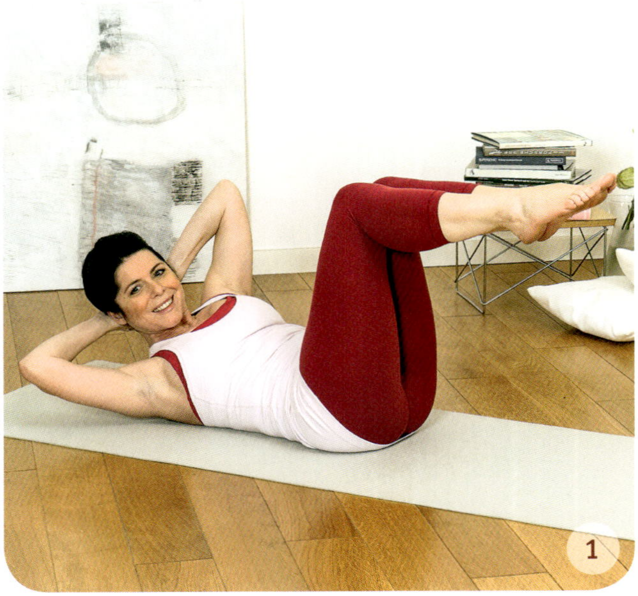

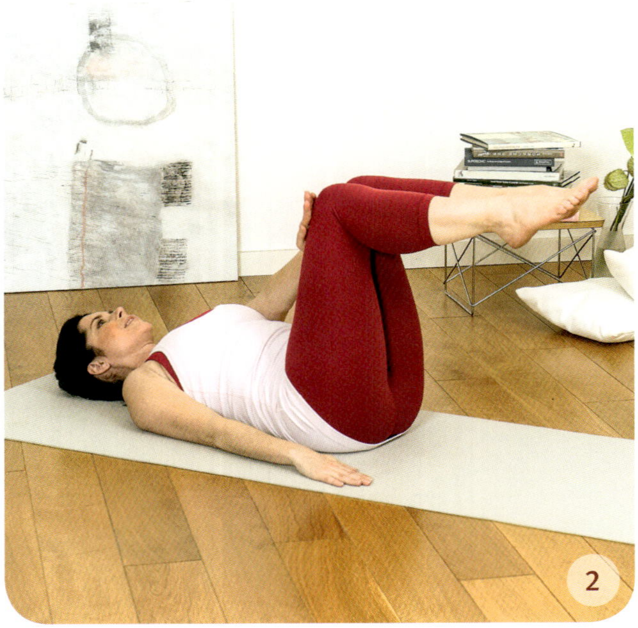

Criss Cross

Bei dieser Übung trainierst du deine schrägen Bauchmuskeln, die Beweglichkeit deiner Brustwirbelsäule und im weiter fortgeschrittenen Bereich auch die Koordination.

Übergang: Von Scissors ziehe deine Knie zu dir heran und lege den Kopf ab.

Ausgangsstellung: Bringe deine Hände an den Hinterkopf, baue deine Basisspannung auf und rolle dich bis zu den Schulterblattspitzen auf und bringe deine Beine in die Position »table top«. Drehe deinen Oberkörper zu einer Seite. (1)

Bewegungsanweisung: Stelle dir vor, dass du eine Schulter in Richtung gegenüberliegende Hüfte bringst. Vertiefe die Drehung und komme zurück in die Mitte. Halte deinen Oberkörper dabei angehoben. Drehe dich dann zur anderen Seite. Wiederhole das 4–8-mal pro Seite

Beachte: Halte dein Kreuzbein auf der Matte. Ziehe nicht an deinem Kopf.

Modifikationen: Lasse deinen Oberkörper am Boden und drücke mit der linken Hand gegen deinen rechten Oberschenkel. (2) Halte die Spannung für 3–10 Sekunden aufrecht.

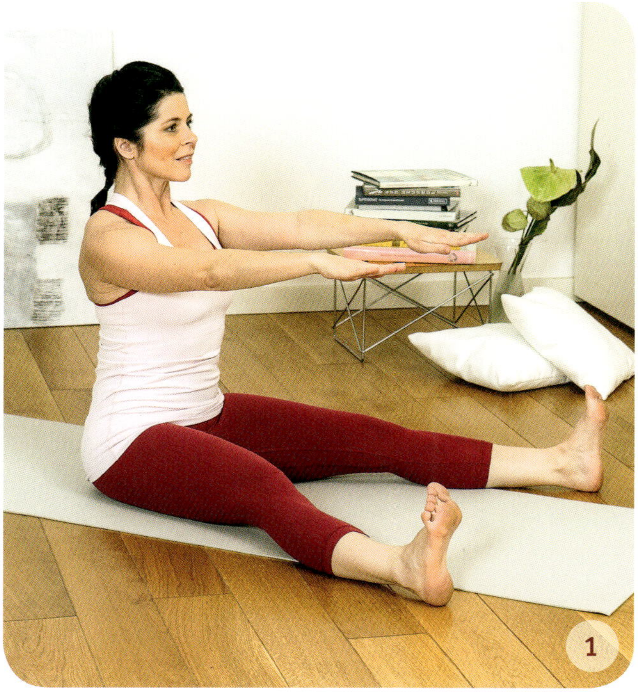

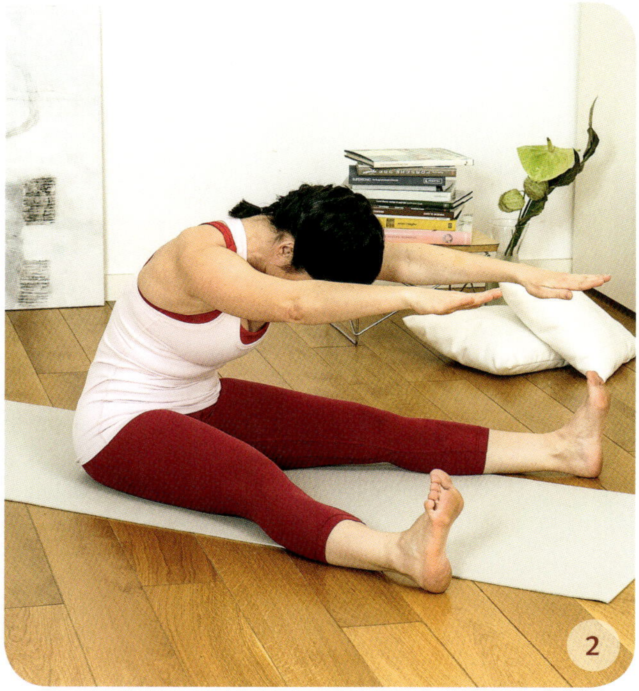

Spine Stretch forward

Bei dieser Übung dehnst du die Muskulatur der Körperrückseite und mobilisierst deine Wirbelsäule.

Übergang: Nach der Übung Criss Cross legst du den Kopf ab, drehst dich auf eine Seite und kommst über diese in den Sitz.

Ausgangsstellung: Setze dich aufrecht auf beide Sitzbeinhöcker. Strecke die Beine aus und öffne sie etwas weiter, als deine Matte breit ist. Ziehe die Zehenspitzen zu dir heran und drücke die Fersen in den Boden. Deine Arme sind auf Schulterhöhe und schulterbreit geöffnet. (1)

Bewegungsanweisung: Mache einatmend die Körperseiten lang und strecke dich. Baue ausatmend deine Basisspannung auf. Bringe das Kinn zum Brustbein, die Nase in Richtung Bauchnabel und den Scheitelpunkt in Richtung Matte. (2) Atme ein. Richte dich wieder auf. Wiederhole diese Übung 5–8-mal.

Beachte: Komme immer wieder auf die Sitzbeinhöcker zurück. Halte die Spannung in der Körpermitte und zwischen den Oberschenkeln aufrecht. Halte die Beine gestreckt und starte die Bewegung aus der aufrechten Position.

Modifikation: Erhöhe dein Becken, indem du dich auf ein Kissen oder auf eine gefaltete Decke setzt.

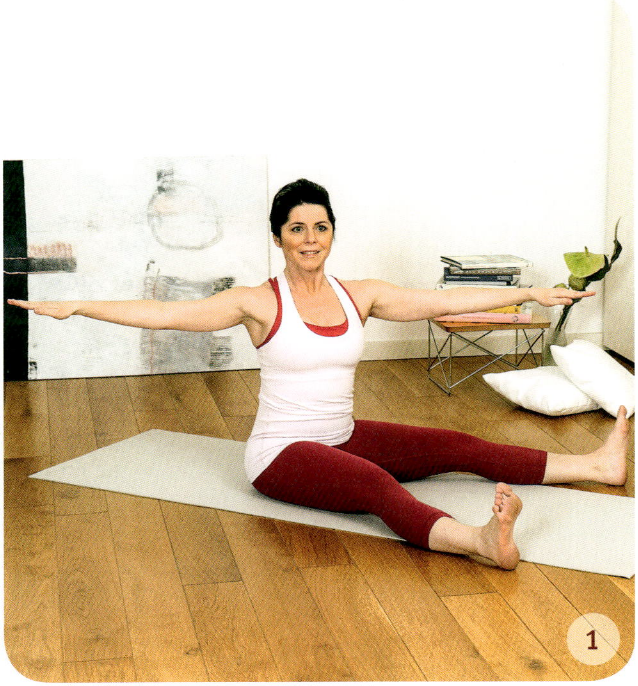

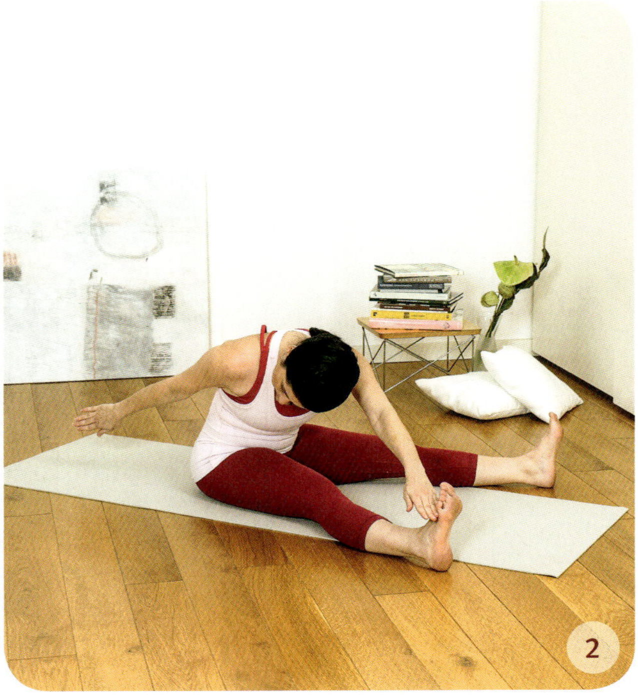

Saw

Die Säge ist eine sehr anspruchsvolle Übung. Die rotierst und beugst gleichzeitig die Wirbelsäule. Du dehnst die Muskeln auf der Körperrückseite, wobei du die Bauchmuskeln aktivieren musst, um die Wirbelsäule zu stabilisieren.

Ausgangsstellung: Nimm die gleiche Position wie bei Spine Stretch forward ein und strecke die Arme zur Seite aus und halte sie in deinem Sichtfeld. (1)

Bewegungsanweisung: Atme ein und strecke dich lang. Baue ausatmend deine Basisspannung auf. Drehe dich nach rechts. Ziehe, wenn du nicht mehr weiterdrehen kannst, mit deinem linken kleinen Finger am rechten kleinen Zeh vorbei. Ziehe in 3 kleinen Impulsen immer etwas weiter nach vorne und schaue dabei in deine hintere Hand. (2) Richte dich wieder auf und komme in die Mitte zurück.

Beachte: Bleibe immer auf beiden Gesäßhälften sitzen. Bewege dich mit der Atmung. Baue immer wieder deine Basisspannung auf. Halte die Spannung in der Körpermitte und schaffe Länge.

Modifikation: Erhöhe dein Becken, indem du dich auf ein Kissen oder auf eine gefaltete Decke setzt.

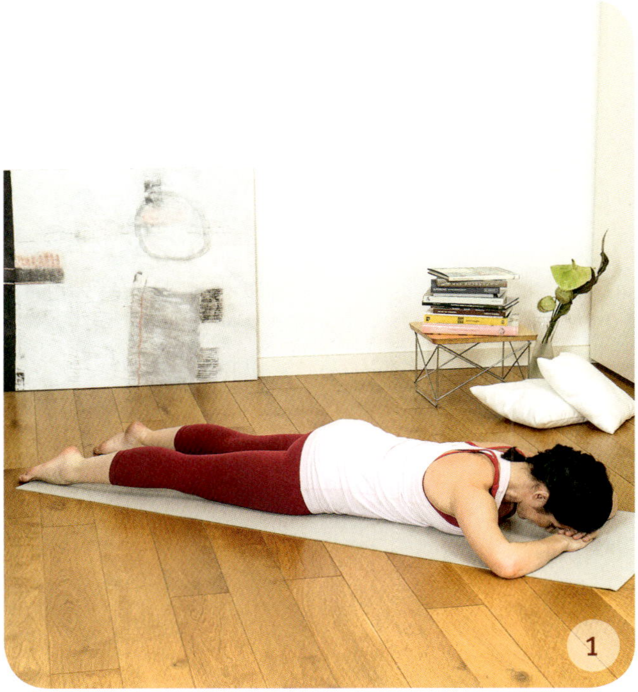

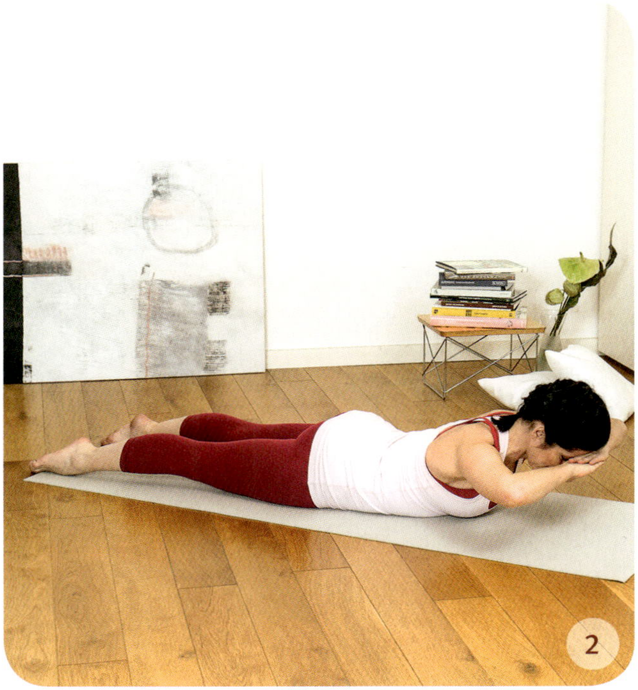

Swan prep

Mit dieser Übung kräftigst du deine Rückenmuskulatur und lernst das Becken und den unteren Rücken zu stabilisieren.

Übergang: Lege dich von Saw auf den Bauch.

Ausgangsstellung: Lege die Hände aufeinander und platziere deine Stirn auf deinem Handrücken. Deine Beine sind parallel und hüftgelenksbreit geöffnet. Drücke den Fußspann in den Boden und verlängere dein Kreuzbein in Richtung Fersen. Halte die Länge vom Scheitelpunkt bis zu den Fersen. (1)

Bewegungsanweisung: Mache einatmend die Körperseiten lang und strecke dich. Baue ausatmend deine Basisspannung auf und hebe den Oberkörper so weit an, dass deine Brustbeinspitze die Matte berührt. (2) Dann lege deinen Oberkörper wieder ab.

Beachte: Achte darauf, dass dein Bauch nicht gegen den Boden drückt, sondern beim Heben des Oberkörpers aktiv bleibt. Die Gesäßmuskeln nicht festklemmen. Das Schambein bleibt in der Matte verankert.

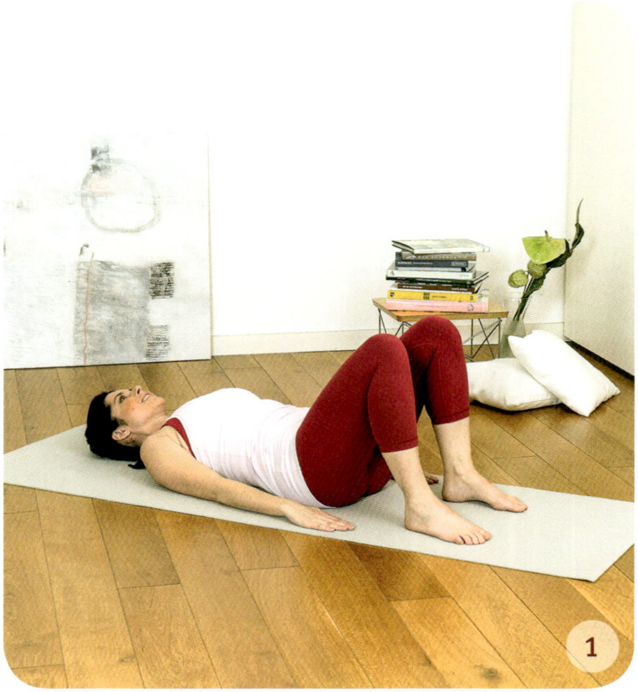
1

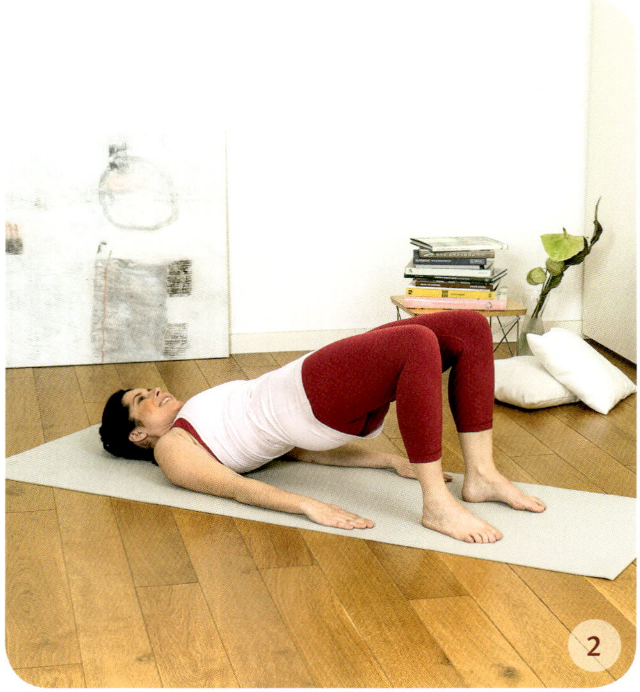
2

Shoulder Bridge

Mit dieser Übung arbeitest du an der Beweglichkeit deiner Wirbelsäule, trainierst die Rückseiten deiner Oberschenkel und die Gesäßmuskeln, und arbeitest an deiner Beckenstabilität.

Übergang: Lege dich von Swan prep auf deinen Rücken.

Ausgangsstellung: Stelle beide Beine hüftgelenksbreit auf und bringe deine Fersen dicht ans Gesäß. Die großen Zehen schauen leicht zueinander. Die Arme liegen lang an der Seite. (1)

Bewegungsanweisung: Atme rundherum in den Brustkorb ein. Baue ausatmend deine Basisspannung auf und rolle Wirbel für Wirbel bis zu den Schultern, sodass Knie, Hüfte und Schultern auf einer Linie sind. (2) Atme erneut ein und mit dem Ausatmen rollst du Wirbel für Wirbel wieder auf die Matte.

Beachte: Halte das Becken auf einer Höhe und die Wirbelsäule lang. Die Gesäßmuskeln arbeiten mit, dürfen aber nicht zusammengekniffen werden.

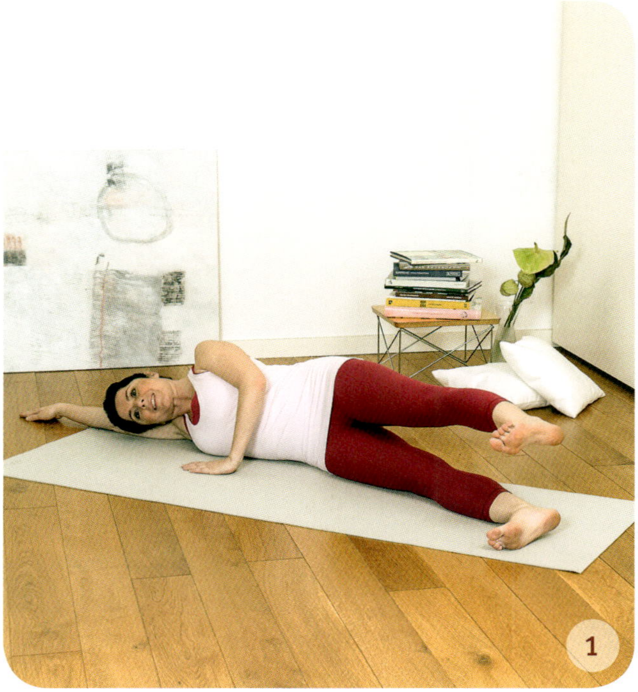

1

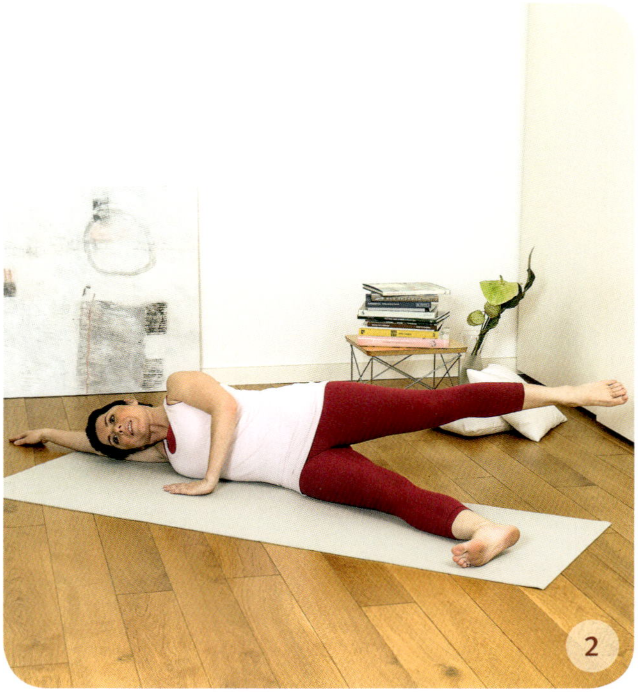

2

Sidekicks

Mit dieser Übung kräftigst du die Muskeln der Hüfte und trainierst die Beckenstabilität, während du ein Bein bewegst.

Übergang: Von Shoulder Bridge legst du dich auf eine Seite.

Ausgangsstellung: Lege dich so auf die Seite, dass dein Körper mit der hinteren Mattenkante abschließt. Strecke den unteren Arm aus und lege den Kopf darauf. Beide Schultern liegen übereinander, beide Beckenknochen liegen übereinander. Bringe dein unteres Bein in einem Winkel von 45° nach vorne an die Mattenkante. Stelle den oberen Arm auf Brusthöhe auf und hebe dein oberes Bein bis auf Hüfthöhe an. (1)

Bewegungsanweisung: Kicke das obere Bein 45° nach vorne, 90° nach vorne und bringe es gestreckt zurück. (2) Wiederhole das zunächst 4-mal ganz präzise. Danach mache die gleiche Bewegung mit der gleichen Präzision im Bewegungsfluss. Wiederhole 4-mal. Atme fließend.

Beachte: Halte das Becken während der Kicks so stabil wie möglich. Dein Bein bleibt immer auf Höhe deines Beckens. Atme fließend.

Erweiterung: Platziere deine untere Hand an deinem Hinterkopf.

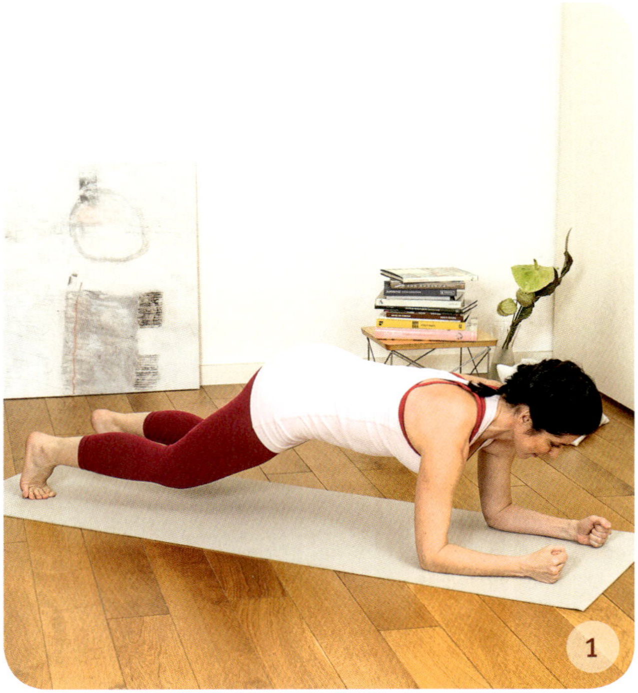

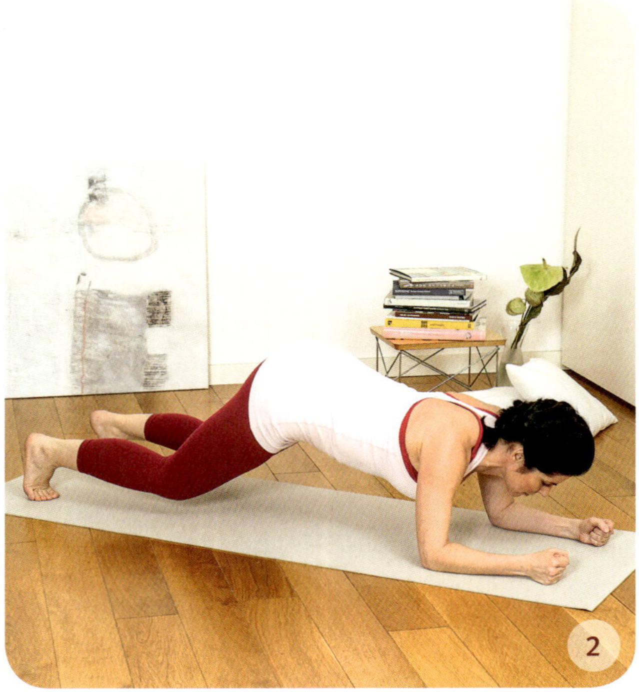

Serratus Push-up

Der Serratus Push-up ist eine Ganzkörperübung. Der Fokus liegt darauf, die Brustwirbelsäule zu mobilisieren und die Muskeln des Schulterblatts zu aktivieren. Natürlich wird auch deine Stützmuskulatur dabei gekräftigt.

Übergang: Von den Sidekicks kommst du in den Unterarmstütz.

Ausgangsstellung: Komme zuerst auf alle viere. Verlagere das Gewicht etwas nach vorne, dann bringe die Unterarme auf den Boden, sodass die Ellenbogen unter den Schultern und die Knie hinter den Hüftgelenken und hüftbreit platziert sind. Die Zehenballen sind aufgestellt. (1)

Bewegungsanweisung: Atme rundherum in den Brustkorb ein. Baue ausatmend deine Basisspannung auf. Hebe beide Knie von der Matte ab. Senke dein Brustbein in Richtung Matte ab (2) und hebe es wieder an, sodass sich die Schulterblätter wieder an deinen Brustkorb legen. Atme fließend.

Beachte: Halte den unteren Rücken stabil und die Spannung in der Körpermitte aufrecht. Der Blick ist zur vorderen Mattenkante gerichtet. Solltest du Schmerzen im unteren Rücken verspüren, setze die Knie ab.

Erweiterung: Komme in die volle Planke mit ausgestreckten Beinen.

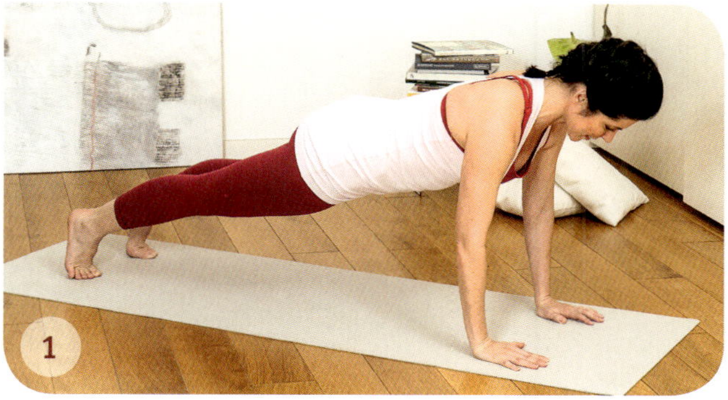

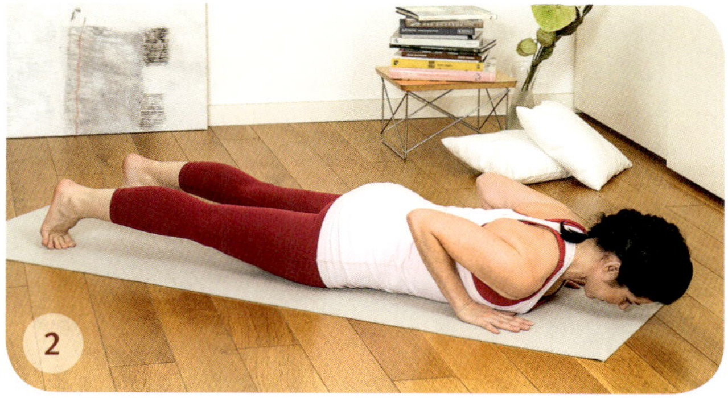

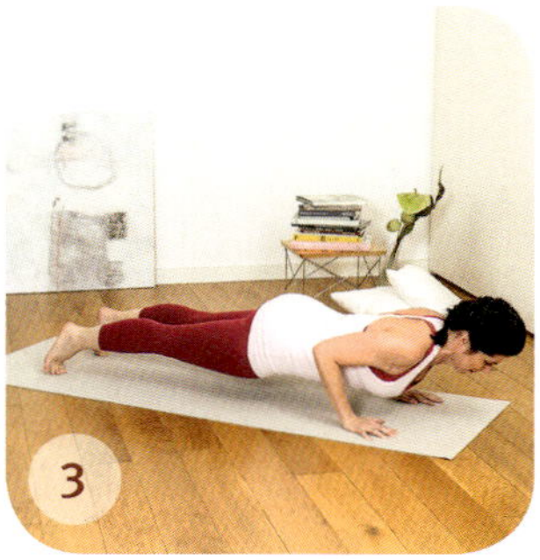

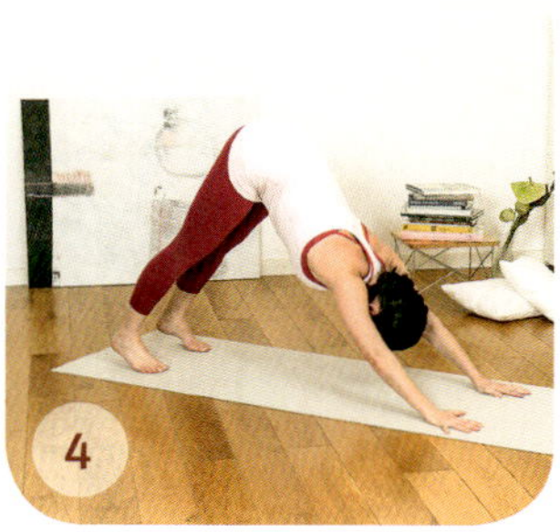

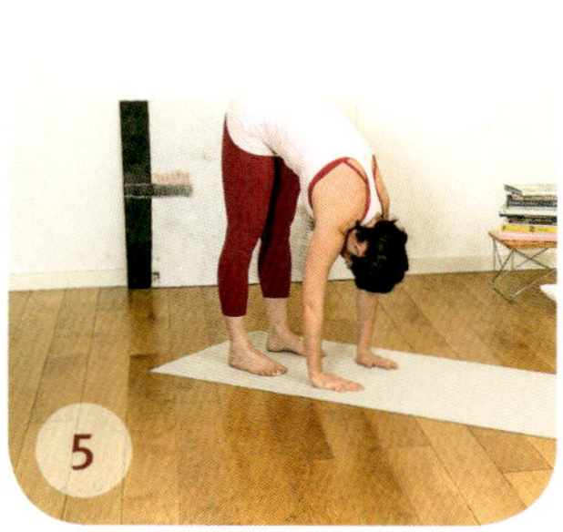

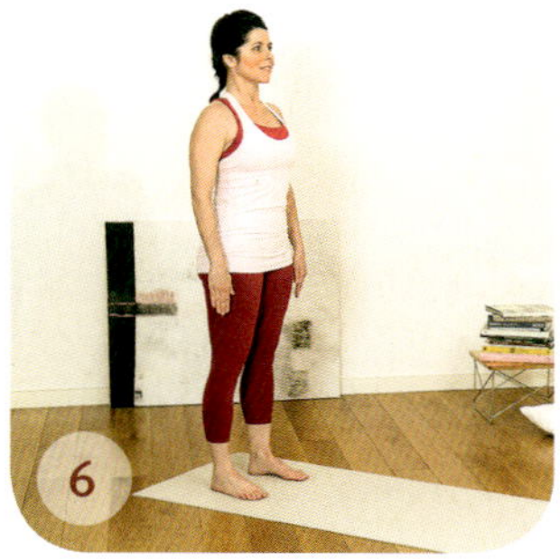

Pilates Push-up

Der Pilates-Liegestütz ist die letzte Übung in der traditionellen Reihenfolge und der Übergang in den aufrechten Stand.

Übergang: Komme vom Serratus Push-up in den Vierfüßlerstand.

Ausgangsstellung: Strecke ein Bein nach dem anderen aus und komme in die Planke. (1)

Bewegungsanweisung:

- Beuge deine Ellenbogen und bringe deine Nasenspitze und das Becken zur Matte. Lege den gesamten Körper ab. (2) Um wieder hochzukommen, ziehe deine Schultern hoch, mache die Körperseiten lang und bringe deine Schultern an die Seite. Deine Ellenbogen schauen etwas nach außen. Atme ein.
- Beim Ausatmen hebe die Knie von der Matte, spanne das Gesäß an und hebe das Becken von der Matte. Drücke dich mit den Armen vom Boden hoch und komme in die Planke. (3) Modifikation: Lasse die Knie am Boden und drücke dich nach oben in die Planke.
- Schiebe dein Gesäß zur Decke und komme ins umgekehrte V. (4) Wandere mit 4 Schritten zu deinen Füßen. (5) Beuge die Knie und rolle Wirbel für Wirbel nach oben in den Stand. (6)

Beachte: Wenn du noch keinen Liegestütz schaffst, dann halte in der Planke.

Für die Ausdauer- und Fitness-Fans

Taste dich langsam an das heran, was dein Körper leisten kann, und hole dir professionelle Unterstützung. Dann sind auch Lauf- und Fitness-Training tolle Möglichkeiten, um dein Wohlbefinden zu steigern und deinen Körper zu stärken.

Du joggst liebend gern und du bist noch während der Schwangerschaft gelaufen? Du willst unbedingt wieder durchstarten und hast keine Lust mehr auf Walken? Dann zeige ich dir hier eine Möglichkeit, mit dem Laufen zu beginnen. Du kannst die Geschwindigkeit, die Distanz, die Dauer und auch das Gelände (Flachland/Berge) variieren. Das gibt dir die Möglichkeit, dein Training ganz individuell zu gestalten. Bitte bedenke, dass deine körperliche Verfassung nicht die gleiche ist wie vor der Schwangerschaft, dass du wahrscheinlich an Schlafentzug leidest und dass eine minutiöse Trainingsplanung mit einem Baby ein schwieriges Unterfangen ist. Gehe achtsam mit dir und deinen Bedürfnissen um.

Eine allgemeine Empfehlung lautet, dass tägliches 20–30-minütiges moderates Training positive Auswirkungen auf den Körper hat[40]. Übergewicht kann vorgebeugt werden und das allgemeine Wohlbefinden wird gesteigert. Das Training deiner Ausdauer wirkt sich zudem positiv auf dein Herz-Kreislauf-System aus.

Empfohlene Ausdauersportarten nach der Rückbildung sind:

- Fahrradfahren
- Schwimmen
- Crosstrainer
- Walking oder Nordic Walking

Joggen und andere High-Impact-Sportarten werden aufgrund des noch geschwächten Beckenbodens und der geschwächten Bauchmuskulatur erst nach 1 Jahr post partum empfohlen.

So überprüfst du dein Ausdauertraining

Damit du weißt, ob du dich im aeroben Bereich befindest (das ist der Trainingsbereich, wo du problemlos mit der eingeatmeten Luft deine Muskeln versorgen kannst), zeige ich dir hier 3 verschiedenen Möglichkeiten zur eigenen Überprüfung:

Der Talk Test[41] ist ein bewährtes Mittel, um sicherzugehen, dass du nicht im anaeroben Bereich trainierst. Du solltest während der ausgeführten Aktivität locker Konversation betreiben können. Sobald du aus der Puste gerätst, wechselt du in den anaeroben Trainingsbereich.

Die Borg-Skala (Borg 1998) ist ein weiteres Mittel zur Kontrolle deines subjektiven Belastungsempfindens. Deine Belastung sollte zwischen 12 und 14 liegen. Wenn du dein Ergebnis, z. B. 12, mit 10 multiplizierst, dann kommst du auf deine Herzfrequenz, was in diesem Fall 120 Schläge pro Minute bedeutet und im aeroben Bereich liegt.

Die dritte Möglichkeit, dein Ausdauertraining zu tracken, ist die der Pulsuhr. Es gibt diverse Modelle mit den unterschiedlichsten Funktionen, die du in Fachgeschäften bekommst.

How to start: Laufen

Hier ein Beispiel, wie du nach der Rückbildung wieder mit dem Laufen beginnen kannst. Die Belastung ist hier bewusst gering gehalten und orientiert sich eher an Frauen, die neu einsteigen und/oder bisher nur wenig Sport gemacht haben. Für trainierte Sportlerinnen sind die hier angegebenen Trainingsintensitäten und -umfänge in der Regel zu gering und sollten individuell angepasst werden.

Punkte	Wahrgenommene Anstrengung
6	
7	extrem leicht
8	
9	sehr leicht
10	
11	recht leicht
12	
13	etwas anstrengend
14	
15	anstrengend
16	
17	sehr anstrengend
18	
19	extrem anstrengend
20	

Starte mit 5–10 Minuten Walking bei langsamem bis normalem Tempo.

Steigere die Dauer auf 15–20 Minuten bei gleichem Tempo und erhöhe die Dauer wöchentlich um 5 Minuten, bis du bei ca. 30 Minuten Walking angekommen bist. Dabei ist es wichtig, dass du keinerlei Anzeichen von unfreiwilligem Urinabgang hast. Auch Schmerzen sind ein Zeichen dafür, dass du einen Gang zurückschalten solltest. Wenn dir schwindelig wird oder du merkst, dass deine Koordination schlechter wird, dann ist das ein Zeichen von Überlastung.

Wenn Joggen dein Ziel ist, dann lege kurze Intervalle von 30 Sekunden bis 1 Minute ein, in denen du läufst. Danach gehst du für mehrere Minuten und läufst dann wieder ½ bis 1 Minute. Starte z. B. mit 3–5 Intervallen und steigere dich von Mal zu Mal. Wichtig ist, dass du zu keinem Zeitpunkt eine Schwere im Becken wahrnimmst, unkontrollierten Urinabgang hast oder Schmerzen bekommst.

Steigere deine Trainingseinheiten sukzessive, indem du die Dauer der Walking-Einheiten verkürzt und die des Laufens erhöhst. Du kannst das Tempo erhöhen oder von flachen Strecken zu hügeligen und bergigen Strecken wechseln. Dieser Vorgang bis zum ersten Kilometer-Run kann bei der einen Mama 3 Monate dauern und bei der anderen ein ganzes Jahr. Wichtig ist, dass deine Trainingseinheiten nicht in Stress ausarten.

Wann immer eines der beschriebenen Symptome auftritt, ist das ein sicheres Zeichen dafür, dass dein Körper noch nicht bereit ist für derartige Belastungen. Schalte einen Gang zurück und trainiere im symptomfreien Bereich. Wenn die Symptome über Zeit nicht vergehen, dann suche dir unbedingt Hilfe bei deinem Gynäkologen und/oder einem Beckenbodenspezialisten.

Dein Gang ins Fitnessstudio

Hier noch ein paar Worte an alle Mamas, die gerne ins Fitnessstudio gehen. Wenn du bereits vor deiner Schwangerschaft Mitglied in einem Fitnessstudio warst, dann liegt es nahe, dass du nach deiner Rückbildung wieder den Weg dorthin findest. Vielleicht bietet dein Studio bereits prä- und postnatal Kurse an. Oder du wirst jetzt erst Mitglied in einem Studio.

Krafttraining nach der Schwangerschaft und darüber hinaus wirkt sich positiv auf die Gesundheit aus, verringert das Risiko für Osteoporose, verringert die allgemeine Verletzungsgefahr und erleichtert uns Mamas dank vermehrter Kraft und verbesserter Koordination den Alltag. Rückenschmerzen können behoben werden.[42] Es sollte sich mittlerweile herumgesprochen haben, dass Krafttraining nicht zwangsläufig dazu führt, dass die Hosen an den Oberschenkeln zu straff werden. Ich spreche das hier an, weil diese Mär immer noch in vielen weiblichen Köpfen geistert. Dem zunehmenden natürlichen Abbau von Muskelmasse mit dem Alter[43] – ab 30 verlieren wir pro Dekade zwischen 3 % und 8 % an Muskelmasse, ab 60 Jahren ist der Verlust im zweistelligen Bereich[44] – kann durch Krafttraining entgegengewirkt werden. Und zu guter Letzt gibt ein gut gestärkter Körper ein gutes Körpergefühl.

Wenn du dir nach der Rückbildung einen Trainingsplan in deinem Studio schreiben lässt, dann erkundige dich vorher, ob dein Trainer oder die Trainerin sich mit den Bedürfnissen einer Mutter nach der Rückbildung auskennt. Das ist nicht selbstverständlich und in der Regel erwirbt man dieses Wissen nicht in einer herkömmlichen Trainerausbildung. Dazu bedarf es einer speziellen Fortbildung. Besprich mit deinem Trainer oder der Trainerin deine Ziele, berichte von eventuellen Geburtsverletzungen oder noch vorhandenen körperlichen Einschränkungen und erstelle mit deinem Trainer oder deiner Trainerin einen Plan, der dir auf deinem jetzigen Fitness- und Energielevel zuträglich ist.

Auch ein verlockendes Bootcamp ist 6 Monate post partum nicht unbedingt das Richtige. »Nur die Harten kommen in den Garten« und »Survival of the Fittest« sind Motti, die nicht unbedingt für präzise Ausführung und individuelles Training stehen.

Strong is the New Skinny

Wann immer ich ins Fitnessstudio gehe, um zu trainieren, frage ich mich, warum so viele Damen an einer Abduktoren- und Adduktoren-Maschine sitzen? Wenn du schmale Hüften möchtest, dann sind das die Maschinen, die dich am wenigsten zum Erfolg führen. Echtes Krafttraining (und damit meine ich Gewichte, die du bis zu 6-mal heben kannst), ist das, was dich weiterbringt, was das Körperfett schmelzen lässt und dafür sorgt, dass dein Stoffwechsel angeregt wird.[45]

Warum das so ist? Unsere Muskelfasern vom Typ 1 (Ausdauer), die uns z. B. aufrecht halten, werden zuerst aktiviert. Muskelfasern vom

Typ 2 (Kraft) werden nur dann rekrutiert, wenn wir sie wirklich benötigen. Ansonsten bilden sie sich mit der Zeit zurück. Man könnte jetzt denken: »So what? Auf Bodybuilding habe ich eh keine Lust.« Aber weit gefehlt, deine Muskelfasern vom Typ 2 sind z. B. wichtig für die Sturzprophylaxe im Alter. Je mehr motorische Einheiten vom Typ 2 angesprochen werden, desto besser wird auch deine Reaktion und deine Kraft. Wenn du die Muskeln aber nie aktivierst, sind das die ersten, die du mit dem Alterungsprozess verlierst.[46] Das Bootcamp, die High-Intensity-Stunde (HIT) bringen dich also zum Schwitzen, sorgen aber nicht dafür, dass deine Kraft steigt.

Was bedeutet das jetzt für meinen Einstieg ins Training?

Mit dem oben Beschriebenen möchte ich dich jetzt beim Wiedereinstieg allerdings nicht motivieren, sofort im Maximalkraftbereich zu trainieren. Auch das braucht eine gut geplante Strategie mit einem erfahrenen Trainer. Oberstes Prinzip sollte sein, dass du erstmal die richtige Ausführung von Übungen wie Squats, Deadlifts, Benchpresses, Overhead Pulls und Presses und z. B. Carries lernst. Trainiere das mit deinem eigenen Körpergewicht und unterstütze diese fundamentalen Bewegungsmuster mit sinnvollen gerätegestützten Übungen.

Dein Workout

Hier ein paar Übungsbeispiele für den Beginn deines Krafttrainings. Optimal ist es, wenn du dich von einem Trainer anleiten lässt und dieser nach einem Eingangstest ein individuell abgestimmtes Programm für dich erstellt.

Beginne dein Training mit 2–3 Übungen zur Mobilisation. Hierfür eigenen sich Übungen, die z. B. deine Brustwirbelsäule und die Hüftgelenke mobilisieren. Um die richtigen Muskeln zu aktivieren und dich auf die anstehende Belastung vorzubereiten, sind Übungen wie Cook Hip Bridge und der Halbkniestand Gold wert. Für die Aktivierung der tiefen Hüftmuskeln und des Schultergürtels kannst du Übungen mit dem Miniband hinzuziehen.

Jetzt bist du bereit für den Kraftteil deines Trainings. Wähle das Band so, dass du die Übungen mit sauberer Technik bei ca. 8–15 Wiederholung durchführen kannst. Das Band darf dich fordern, aber nicht überfordern. Auf der Fokus-Skala solltest du dich eher bei 7–8 als bei 5–6 aufhalten. Die ausgewählten Übungen sollten unbedingt unter Anleitung eines ausgebildeten Trainers stattfinden.

Wichtig: Bitte achte darauf, dass du zu keinem Zeitpunkt eine Schwere im Beckenboden wahrnimmst oder deine Bauchmuskeln vorstehen oder die Linea alba einsackt. Wenn das passiert, beende das Training.

Last but not least

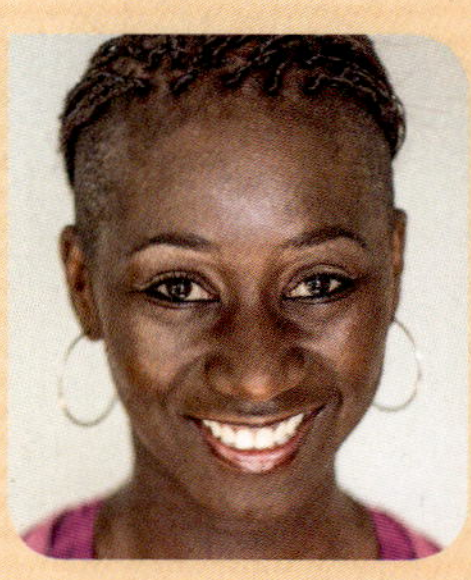

Das, was du in diesem Buch gelesen hast, ist ein Weg von vielen, um dich von innen heraus zu stärken. Dein Wohl liegt mir sehr am Herzen. Ich weiß um die Höhen und Tiefen der Mutterschaft. Wir lieben unsere Kinder und tun alles für die Kleinen und vergessen uns selbst so oft dabei. Mit diesem Buch möchte ich dich dazu ermutigen, dir etwas Gutes zu tun und zurück zu einem kraftvollen Körperzentrum zu finden. Alles Liebe, deine Juliana

Übungen zur Vorbereitung, Mobilisation und Faszienarbeit

Eine gute Vorbereitung ist alles. Die nachfolgenden Übungen sorgen für eine verbesserte Beweglichkeit und für die Durchlässigkeit deines Gewebes. Du kannst die gesamte Übungsreihe ausführen oder dir 1–2 Übungen aussuchen. Achte auch hier auf deine korrekte Ausrichtung.

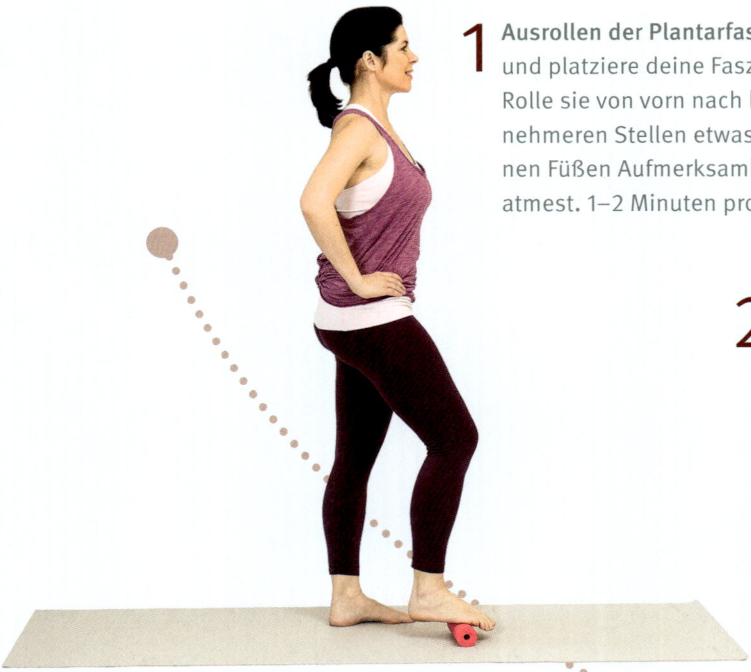

1 **Ausrollen der Plantarfaszie:** Stelle dich aufrecht hin und platziere deine Faszienrolle unter deinem Fuß. Rolle sie von vorn nach hinten. Bleibe bei unangenehmeren Stellen etwas länger und schenken deinen Füßen Aufmerksamkeit, indem du in sie hineinatmest. 1–2 Minuten pro Fuß.

2 **Gesäßmuskulatur ausrollen:** Setze dich auf den Boden und stelle beide Beine auf. Deine Arme sind hinter den Schultern platziert. Bringe einen Fuß auf den Oberschenkel des anderen Beines. Platziere deinen Faszienball unter die Hüfte des angewinkelten Beines. Rolle dich dorthin, wo du einen unangenehmen Punkt spürst, und atme in diesen Punkt, bis es angenehmer wird.

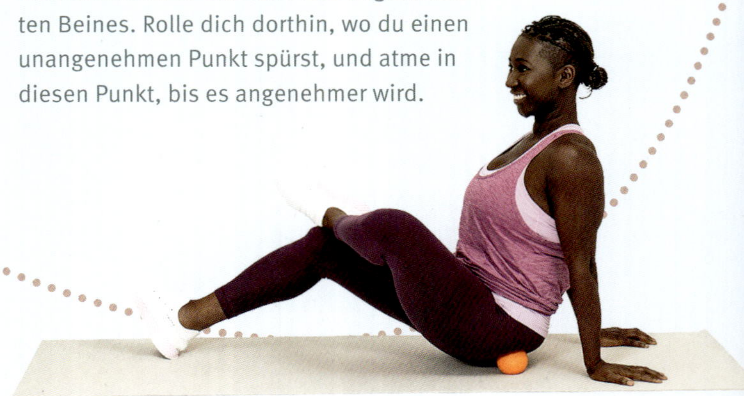

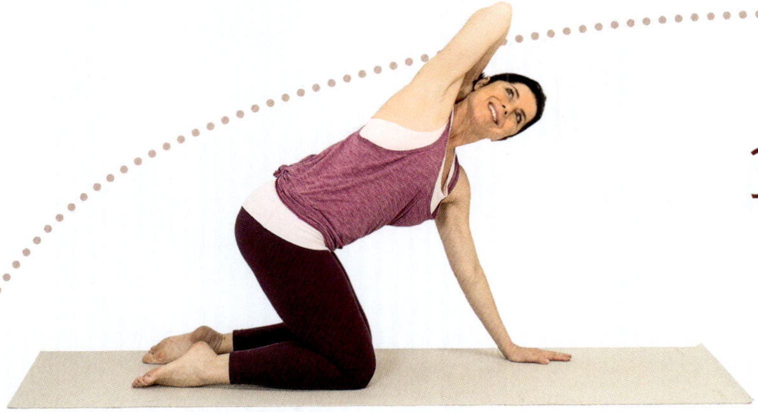

3 Beweglichkeit für die BWS: Komme in den Vierfüßlerstand und bringe eine Hand in den Nacken. Schiebe dein Gesäß in Richtung Fersen und drehe dich zur offenen Seite. Komme wieder in die Ausgangsposition und bringe beide Schultern parallel zum Boden. 5–10 Wh. pro Seite.

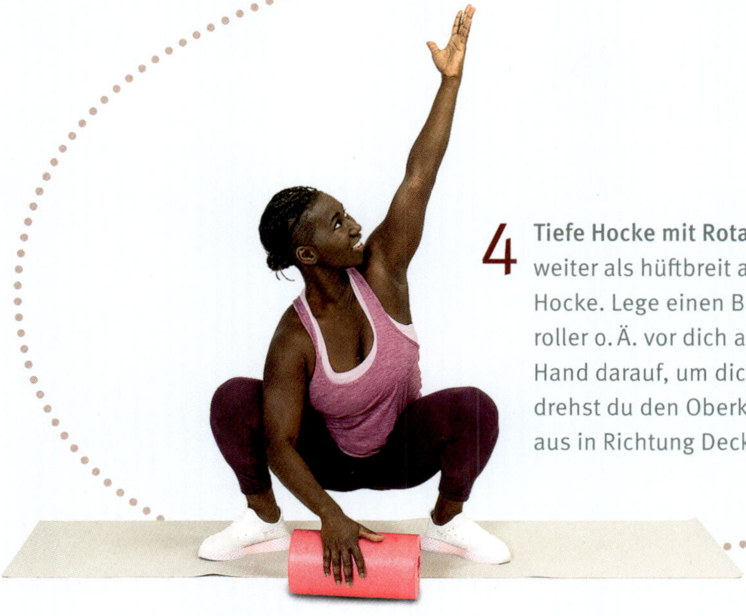

4 Tiefe Hocke mit Rotation: Stelle die Beine etwas weiter als hüftbreit auf und komme in die tiefe Hocke. Lege einen Ball, einen aufgestellten Foamroller o. Ä. vor dich auf den Boden. Platziere eine Hand darauf, um dich zu zentrieren. Von hier aus drehst du den Oberkörper und streckst den Arm aus in Richtung Decke. 5–10 Wh. pro Seite.

Übungen zur Aktivierung

Deine Muskeln zu aktivieren ist wichtig, weil nach der Schwangerschaft z. B. die Muskeln von Gesäß und Bauch und im Hals-Nacken-Bereich häufig abgeschwächt sind und ihre Funktion nicht richtig übernehmen können. Achte darauf, dass du deinen Körper gut ausrichtest.

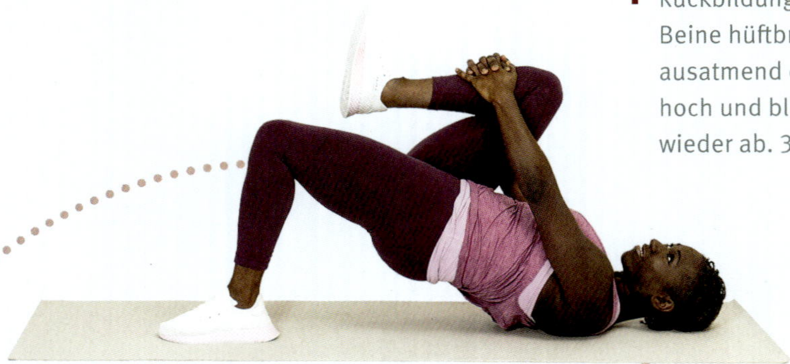

1 **Cook Hip Bridge:** Diese Übung kennst du bereits aus dem Rückbildungsteil (Seite 130). Stelle in Rückenlage beide Beine hüftbreit auf und ziehe dann ein Bein zur Brust. Baue ausatmend deine Basisspannung auf und hebe das Gesäß hoch und bleibe 5–8 Sekunden in der Position. Dann setze wieder ab. 3 Wh. pro Seite.

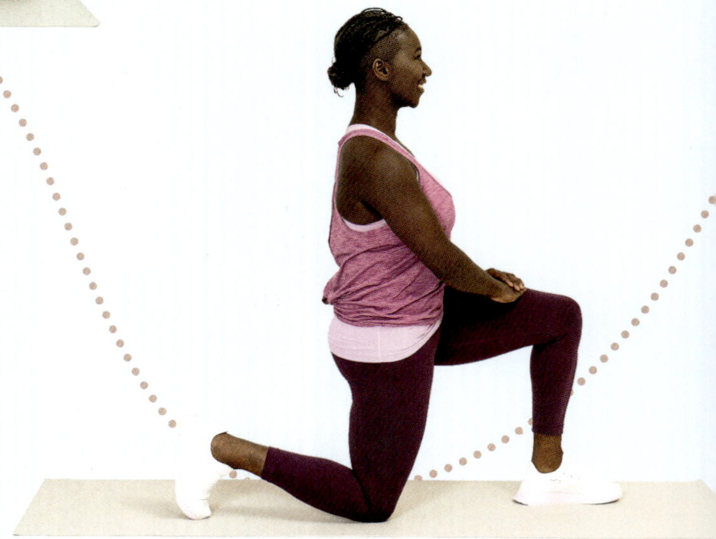

2 **Halbkniestand:** Komme in den Halbkniestand und dehne deine vordere Hüftmuskulatur. Richte dein Becken aus und ziehe die vordere Ferse zum Becken. Spanne gleichzeitig dein Gesäß kraftvoll an. Lass die Spannung aufrecht für mind. 20 Sekunden 5 Wh. pro Seite.

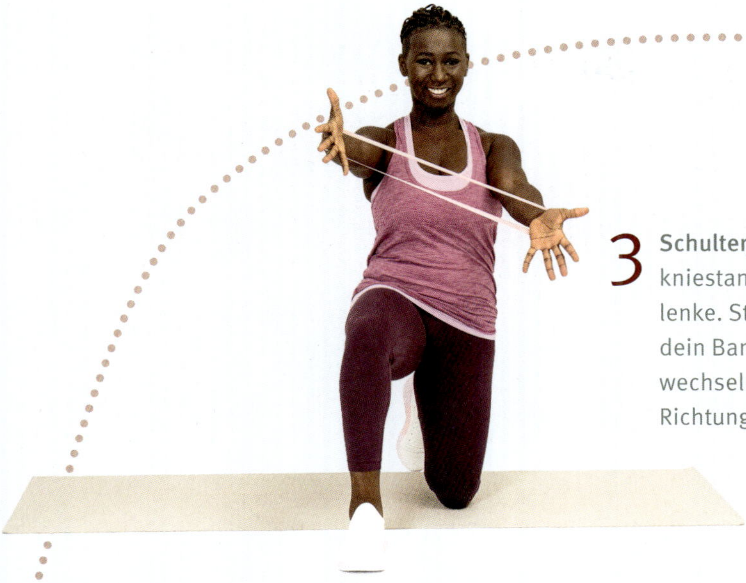

3 **Schultergürtelaktivierung:** Komme in den Halbkniestand. Lege dir das Miniband um die Handgelenke. Strecke die Arme nach vorne aus und bringe dein Band auf Spannung. Bewege jetzt die Arme abwechselnd auf 2 Uhr, 10 Uhr, 5 Uhr, 7 Uhr usw. in alle Richtungen.

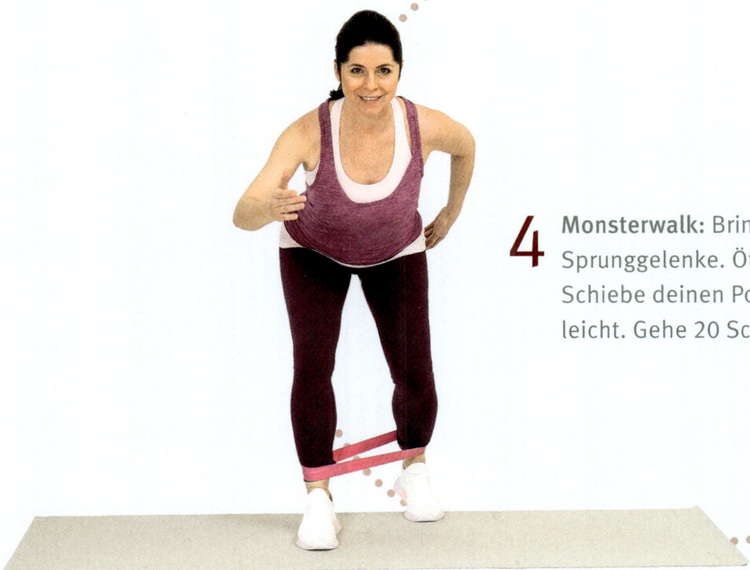

4 **Monsterwalk:** Bringe das Miniband um deine Sprunggelenke. Öffne die Beine weiter als hüftbreit. Schiebe deinen Po zurück und beuge deine Knie leicht. Gehe 20 Schritte vorwärts und rückwärts.

Krafttraining

Nimm dir ein Gummiband, das dich herausfordert. Zu leichter Wiederstand wird dir keine langfristigen Erfolge bringen. Das Atmen und der Aufbau deiner Basisspannung sind elementar für die Ausführung. Atme während der Anstrengung aus und, wenn du die Spannung wieder löst, ein.

1 **Squats:** Stelle dich mit beiden Füßen auf das Gummiband, bringe es über deine Schultern und halte es fest. Schiebe dein Gesäß zurück und gehe mit geraden Rücken so weit in die Knie, dass deine Oberschenkel unter die Senkrechte kommen.

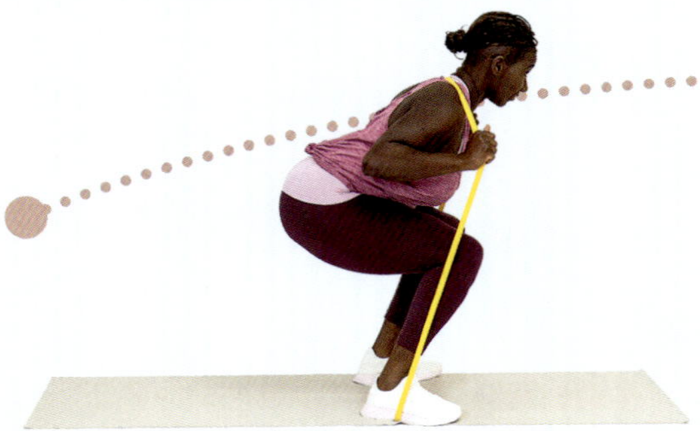

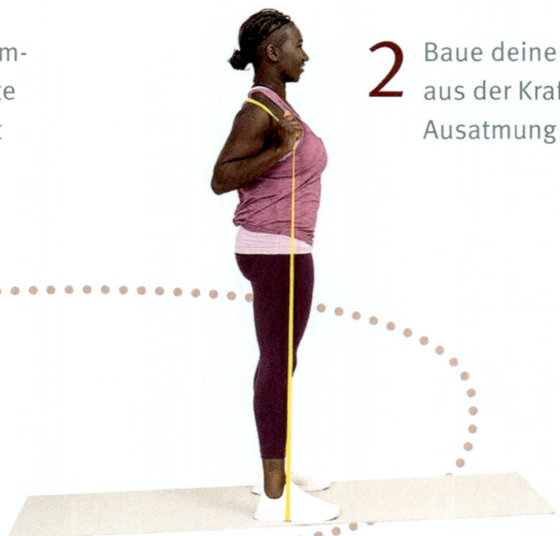

2 Baue deine Basisspannung auf und aus der Kraft der Beine und mit der Ausatmung kommst du hoch. 8–12 Wh.

3 **Deadlift:** Übe die Bewegung unbedingt vorher ohne Band. Sie kommt aus den Hüftgelenken und verlangt eine gute Koordination und Flexibilität. Stelle dich mit beiden Füßen auf das Gummiband und umfasse es mit den Händen fest auf Kniehöhe. Die Knie sind leicht gebeugt und der Rücken gerade.

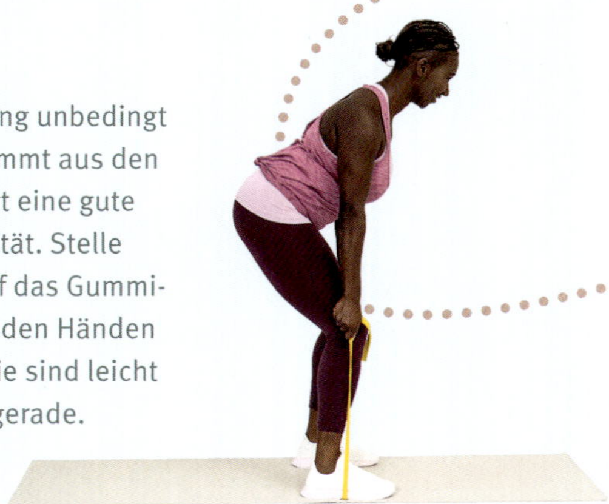

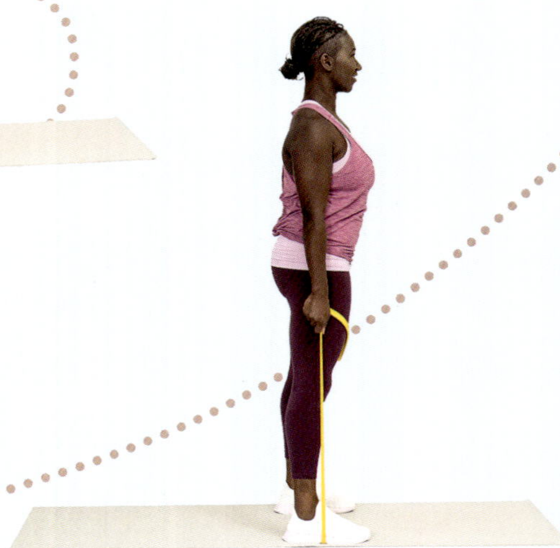

4 Komme ausatmend in den aufrechten Stand. Strecke die Hüfte. 8–12 Wh.

5 **Kneeling Lat Pull:** Komme in den Halbkniestand. Platziere ein Miniband um deine Handgelenke und strecke die Arme über Kopf aus.

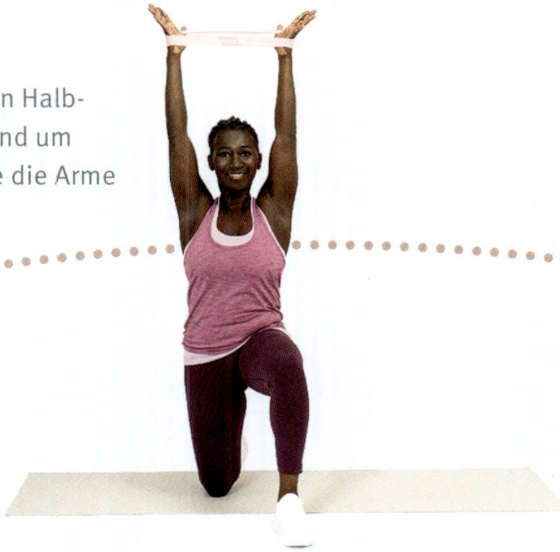

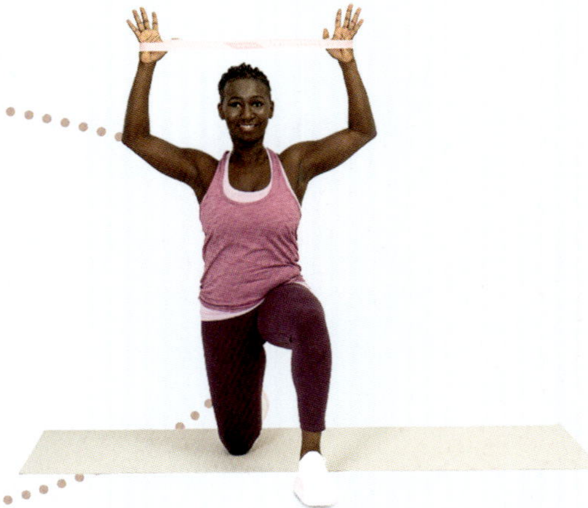

6 Atme ein und ziehe mit der Ausatmung das Band auseinander und beuge deine Ellenbogen. 8–12 Wh.

7 **Erhöhter Liegestütz:** Stelle dich vor einen Hocker oder ein Sofa oder eine Trittleiter – es kann auch der Wohnzimmertisch sein. Komme in die Liegestützposition.

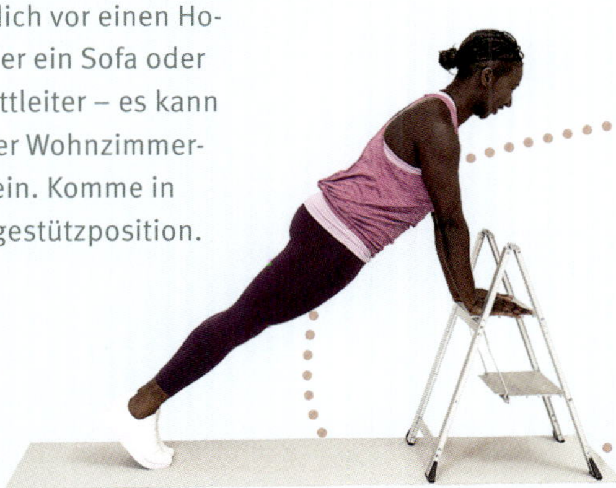

8 Senke den Oberkörper für 3 Zählzeiten ab und drücke dich auf 1 Zählzeit hoch. Deine Ellenbogen bleiben lang, aber nicht überstreckt.

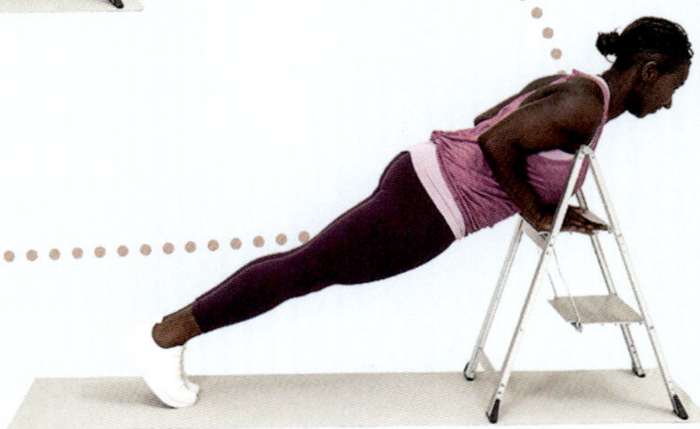

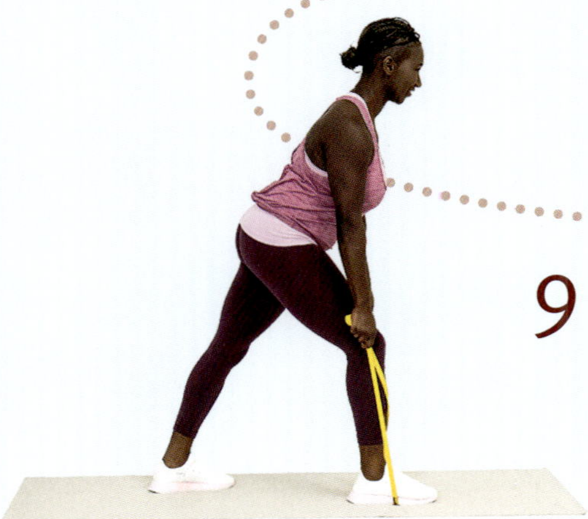

9 **Vorgeneigtes Rudern:** Komm in Schrittstellung, stelle dich auf das Gummiband, beuge die Knie und neige den Oberkörper vor. Umfasse das Band mit beiden Händen auf Kniehöhe, sodass es unter Spannung ist.

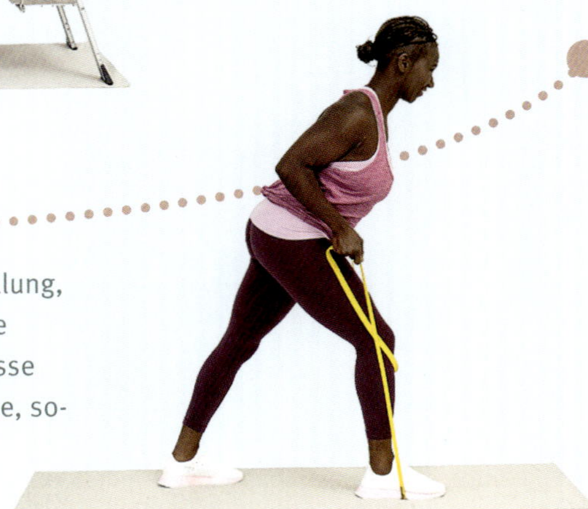

Service

Literatur

[1] Anthuber, C., Dannecker, C. und Hepp, H.: Vaginale Geburt: Morphologische und funktionelle Veränderungen am Beckenboden, Einfluss auf den Blasenverschluss und die Analsphinkterfunktion. Der Gynäkologe. 2000, Bd. 33, S. 857–863.

[2] Heller, Angela: Geburtsvorbereitung Methode Menne-Heller, Thieme, 1998, S. 43

[3] Dumoulin, C.; Hay-Smith, J.; Mac Habée-Séguin, G.: Pelvic floor muscle training versus no treatment, or inactive control treatments, for urinary incontinence in women. www.ncbi.nlm.nih.gov/pubmed/24823491

[4] Mørkved, Siv, et al.: Pelvic floor muscle training during pregnancy to prevent urinary incontinence: a single-blind randomized controlled trial. Obstetrics & Gynecology, 2003, 101. Jg., Nr. 2, S. 313–319.

[5] Woodley SJ, Boyle R, Cody JD, Mørkved S, Hay Smith EJC: Pelvic floor muscle training for prevention and treatment of urinary and faecal incontinence in antenatal and postnatal women. Cochrane Database of Systematic Reviews 2017, Issue 12. Art. No.: CD007471. DOI: 10.1002/14651858.CD007471.pub3. www.ncbi.nlm.nih.gov/pubmed/23076935

[6] Derra, Claus: Progressive Relaxation: Neurobiologische Grundlagen und Praxiswissen für Ärzte und Psychologen, Springer, 2017, S. 65

[7] Tanzberger, Renate; Baumgartner, Ulrich; Kuhn, Annette; Möbs, Gregor: Der Beckenboden – Funktion, Anpassung und Therapie, Urban & Fischer, 2013, S. 15 ff.

[8] Bø, Kari; Mota, Patricia; Pascoal, Augusto Gil: Diastasis Recti Abdominis in Pregnancy and Postpartum Period. Risk Factors and Functional Implications and Resolutions, Current Womens Health Reviews 2015, Jg. 11 , Nr. 1 www.researchgate.net/publication/282271189

[9] Pereira, Larissa Carvalho, et al.: Are transversus abdominis/oblique internal and pelvic floor muscles coactivated during pregnancy and postpartum? Neurourology and urodynamics, 2013, 32. Jg., Nr. 5, S. 416–419.

[10] Richardson, Carolyn A., et al.: The relation between the transversus abdominis muscles, sacroiliac joint mechanics, and low back pain. Spine, 2002, 27. Jg., Nr. 4, S. 399–405.

[11] Stuge, Britt, et al.: The efficacy of a treatment program focusing on specific stabilizing exercises for pelvic girdle pain after pregnancy: a randomized controlled trial. Spine, 2004, 29. Jg., Nr. 4, S. 351–359.

[12] Nygaard, Ingrid E., Glowacki, Carol; Saltzman, Charles L.: Relationship between foot flexibility and urinary incontinence in nulliparous varsity athletes. Obstetrics & Gynecology, 1996, 87. Jg., Nr. 6, S. 1049–1051.

[13] Heller, Angela: Nach der Geburt. Wochenbett und Rückbildung, Thieme, 2015

[14] Für mehr Infos: www.gynecology-guide.com/urogynaekologie/belastungsinkontinenz/

[15] Borges, JB et al.: Urinary incontinence after vaginal delivery or cesarean section, www.ncbi.nlm.nih.gov/m/pubmed/26760002/

[16] Altmann, D. et al.: Risk of urinary incontinence after childbirth: a 10 year prospective cohort study, www.ncbi.nlm.nih.gov/pubmed/17012448

[17] Mørkved, S.; Bø, K.: Effect of pelvic floor muscle training during pregnancy and after childbirth on prevention and treatment of urinary incontinence: a systematic review, www.ncbi.nlm.nih.gov/pubmed/23365417

[18] Für mehr Infos: www.gynecology-guide.com/urogynaekologie/inkontinenz/

[19] Baeßler, K.; Junginger, B.: Neues aus der Beckenboden-Forschung: Kontinenz, Inkontinenz, Implikationen für die Therapie, DZKF 6–2013, S. 25–28

[20] Nyhus, MØ; Salvesen, KÅ; Volløyhaug, I.: Ultrasound Obstet Gynecol. 2018 Aug 6. doi: 10.1002/uog.19195. www.ncbi.nlm.nih.gov/pubmed/30084230

[21] Da Mota, Patrícia Gonçalves Fernandes, et al.: Prevalence and risk factors of diastasis recti abdominis from late pregnancy to 6 months postpartum, and relationship with lumbo-pelvic pain. Manual therapy, 2015, 20. Jg., Nr. 1, S. 200–205. www.mskscienceandpractice.com/article/S1356–689X(14)00181–7/abstract

[22] Bakken Sperstad, Jorun B.; Kolberg Tjennford, Merete; Hilde, Gunvor; Ellström-Engh, Marie; Bø, Kari: Diastasis recti abdominis during pregnancy and 12 months after childbirth: prevalence, risk factors and report of lumbopelvic pain.

[23] Lee, Diane; Hodges, Paul W.: Behavior of the Linea Alba During a Curl-up Task in Diastasis Rectus Abdominis: An Observational Study. Journal of Orthopaedic & Sports Physical Therapy 2016 46:7, 580–589 ; www.jospt.org/doi/abs/10.2519/jospt.2016.6536

[24] Pascoal, A. G., et al.: Inter-rectus distance in postpartum women can be reduced by isometric contraction of the abdominal muscles: a preliminary case-control study. Physiotherapy, 2014, 100. Jg., Nr. 4, S. 344–348.

[25] Chiarello, C.M.; McAuley C. A.; Hartigan, E.H.: Immediate Effect of Active Abdominal Contraction on Inter-recti Distance, Journal of Orthopaedic & Sports Physical Therapy, 2016 46:3, 177–183

[26] Sperstad JB, Tennfjord MK, Hilde G, et al.: Diastasis recti abdominis during pregnancy and 12 months after childbirth: prevalence, risk factors and report of lumbopelvic pain. Br J Sports Med Published Online First: 20 June 2016. doi: 10.1136/bjsports-2016–096065, https://bjsm.bmj.com/content/50/17/1092

[27] Spitznagle, Theresa M.; Leong, Fah Che; Van Dillen, Linda R.: Prevalence of diastasis recti abdominis in a urogynecological patient population. International Urogynecology Journal, 2007, 18. Jg., Nr. 3, S. 321–328.

[28] Mattern, Elke; Voigt-Radloff, Sebastian; Ayerle, Gertrud M.: Potenzialanalyse zur aufrechten Gebärhaltung bei physiologischen Geburten in deutschen Kreißsälen. Zeitschrift für Evidenz, Fortbildung und Qualität im Gesundheitswesen, 2014, 108. Jg., S. 20–28. www.sciencedirect.com/science/article/abs/pii/S1865921714001810

[29] Owens, Kelly; Pearson, Ann; Mason, Gerald: Symphysis pubis dysfunction – a cause of significant obstetric morbidity. European Journal of Obstetrics & Gynecology and Reproductive Biology, 2002, 105. Jg., Nr. 2, S. 143–146. www.ncbi.nlm.nih.gov/pubmed/12381476

[30] Östgaard & Andersson et al 1992, Schwarzer et al 1995

[31] Dannecker, C.; Anthuber, C.; Hepp, H.: Die Episiotomie. Der Gynäkologe, 2000, 33. Jg., Nr. 12, S. 864–871.

[32] Klein, Michael C., et al.: Relationship of episiotomy to perineal trauma and morbidity, sexual dysfunction, and pelvic floor relaxation. American Journal of Obstetrics and gynecology, 1994, 171. Jg., Nr. 3, S. 591–598. www.ncbi.nlm.nih.gov/pubmed/8092203

[33] Christianson, L. M., et al.: Risk factors for perineal injury during delivery. American journal of obstetrics and gynecology, 2003, 189. Jg., Nr. 1, S. 255–260. www.ncbi.nlm.nih.gov/pubmed/12861171

[34] Mattern, Elke; Voigt-Radloff, Sebastian; Ayerle, Gertrud M.: Potenzialanalyse zur aufrechten Gebärhaltung bei physiologischen Geburten in deutschen Kreißsälen. Zeitschrift für Evidenz, Fortbildung und Qualität im Gesundheitswesen, 2014, 108. Jg., S. 20–28.

[35] Soong, Barbara; Barnes, Margaret: Maternal position at midwife attended birth and perineal trauma: Is there an association?. Birth, 2005, 32. Jg., Nr. 3, S. 164–169. www.ncbi.nlm.nih.gov/pubmed/16128969

[36] Milgrom, Jeannette, et al.: Antenatal risk factors for postnatal depression: a large prospective study. Journal of affective disorders, 2008, 108. Jg., Nr. 1–2, S. 147–157. www.ncbi.nlm.nih.gov/pubmed/18067974

[37] Tabibian, N., et al.: Abdominal adhesions. A practical review of an often overlooked entity. Annals of Medicine and Surgery, 2017, 15. Jg., S. 9–13. www.ncbi.nlm.nih.gov/pmc/articles/PMC5295619/

[38] Heller, Angela: Beckenboden, Kap 6.1., Thieme 2012,

[39] Liaw, Lih-Jiun, et al.: The relationships between inter-recti distance measured by ultrasound imaging and abdominal muscle function in postpartum women: a 6-month follow-up study. journal of orthopaedic & sports physical therapy, 2011, 41. Jg., Nr. 6, S. 435–443. www.ncbi.nlm.nih.gov/pubmed/21289454

[40] Hesketh, Kathryn R.; Evenson, Kelly R.: Prevalence of US pregnant women meeting 2015 ACOG physical activity guidelines. American journal of preventive medicine, 2016, 51. Jg., Nr. 3, S. e87-e89.

[41] Persinger, Rachel, et al.: Consistency of the talk test for exercise prescription. Medicine & Science in Sports & Exercise, 2004, 36. Jg., Nr. 9, S. 1632–1636.

[42] Steffens, Daniel, et al.: Prevention of low back pain: a systematic review and meta-analysis. JAMA internal medicine, 2016, 176. Jg., Nr. 2, S. 199–208. Kemmler, Wolfgang, et al.: Exercise and fractures in postmenopausal women. Final results of the controlled Erlangen Fitness and Osteoporosis Prevention Study (EFOPS). Osteoporosis international, 2015, 26. Jg., Nr. 10, S. 2491–2499.

[43] Strenght training in relation to loss of muscle mass

[44] Keller, K., & Engelhardt, M.: Strength and muscle mass loss with aging process. Age and strength loss. Muscles, Ligaments and Tendons Journal, 2013, 3(4), S. 346–350.

[45] Statamakis, Emmanuel, et al.: Does Strength-Promoting Exercise Confer Unique Health Benefits? A Pooled Analysis of Data on 11 Population Cohorts With All-Cause, Cancer, and Cardiovascular Mortality Endpoints. American journal of epidemiology, 2017, 187. Jg., Nr. 5, S. 1102–1112.

[46] Westcott, Wayne L.: Resistance training is medicine: effects of strength training on health. Current sports medicine reports, 2012, 11. Jg., Nr. 4, S. 209–216.

Hilfreiche Blogs, Websites und Ratgeber

Hebammen und Geburtshelfer

Lisi Sobotta ist die Gründerin von Hypnose Sobotta und seit über 30 Jahren Hebamme. Als Heilpraktikerin für Psychotherapie ist sie spezialisiert auf die Themen Geburtsvorbereitung durch Hypnose und postnatale Depression. www.hypnosegeburt-hamburg.de

Hanne Tolksdorf hat mich beim Thema Stillen unterstützt. Hanne ist Hebamme und Laktationsberaterin, Stillbeauftragte des Hebammen Verband Hamburg e. V. und ein absoluter Profi auf ihrem Gebiet. Ich schätze ihr Wissen ungemein, denn es basiert auf aktuellen wissenschaftlichen Erkenntnissen und über 30 Jahren Hebammenerfahrung. Vielen Dank für deine Unterstützung.
www.hebammenverband-hamburg.de

Für alle Mamas, die eine Hebamme suchen: Unter www.hebammen-verband.de könnt ihr im Verzeichnis nachschauen.

Kareen Dannhauer Ist ein absolutes Highlight unter den Hebammen. Kareen hat meinen persönlichen Bestseller geschrieben, wenn es um das Thema modernes Hebammenwissen geht. »Guter Hoffnung« ist ein Buch, dass man als Mama auf jeden Fall in der Bibliothek haben sollte. Als Heilpraktikerin weiß sie wirklich, welche Nöte Mama und Baby haben. Sie hat immer gute Alternativen zur Hand und kennt auf ihrem Fachgebiet so ziemlich jede Studie. www.into-life.de

PD Dr. Maul Ist ein Geburtshelfer mit viel Herz und dem nötigen Verstand. Als Chefarzt der Geburtshilfe in Hamburg im Asklepios Klinikum Barmbek und Heidberg ist er bemüht, für bessere Bedingungen für angehende Mütter zu sorgen. Mein besonderer Dank gilt ihm, da er mir tiefe Einblicke in den Klinikalltag gewährt hat, indem ich ein einwöchiges Praktikum absolvieren durfte. https://www.asklepios.com/hamburg/barmbek/experten/geburtshilfe/

Physiotherapie und Osteopathie

Sabrina Nieland ist Physiotherapeutin, Bsc., Lehrbeauftragte an der Physiotherapieschule, Beckenbodentherapeutin und Mutter. Sabrina weiß die kompliziertesten Sachverhalte einfach zu erklären und hat in Fragen rund um den Beckenboden immer eine Antwort. Unter www.mamath.de findet ihr sie. Sabrina bietet Beckenboden-Check-ups mittels Ultraschall an.

Osteopathie Baranowsky & Klöckner Partner GG Dies ist die Praxis meines Mannes und seines Geschäftspartner Daniel Baranowsky. Begonnen haben wir als klassisches Pilates-Studio und Physiotherapiepraxis. Geworden ist daraus ein interdisziplinäres Zentrum, in dem wir individuell auf jeden unserer Patienten und Kunden eingehen. Ein Schwerpunkt ist die physiotherapeutische Behandlung von Säuglingen, (Klein-)Kindern und deren Mamas und Papas. Seit nunmehr 2006 darf ich an diesem Ort mit großartigen Therapeuten, Trainern und Menschen zusammenarbeiten.
https://osteopathieinhamburg.de

AGGUP Die Seite für alle die in ihrer Region einen zertifizierten und vor allen Dingen qualifizierten Physiotherapeuten bei Beckenproblemen suchen.
https://www.ag-ggup.de/therapeutenliste/therapeutenliste-beckenboden/

Postnatale Depression

Bei postnataler Depression oder psychischen Erkrankungen rund um die Schwangerschaft und die postpartale Zeit findest du unter http://marce-gesellschaft.de Hilfe.

Online Ratgeber für Mamas

The Center – Fitness, Health & Family by Juliana Afram® Auf meinem Blog TheCenter.tv findest du Aktuelles zu den Themen Geburt, Geburtsvorbereitung, Rückbildung, Training. Informiere dich über Training im Wochenbett, schaue dir Experten-Interviews an und verbinde dich mit anderen Müttern. Angelehnt an dieses Buch gibt es die The Center – Fortbildungen zur Rückbildung und Geburtsvorbereitung für Hebammen, Physiotherapeuten und Trainer.

www.thecenter.tv und finde mich auf Instagram unter: juliana_afram und auf Facebook unter www.facebook.com/thecenter.tv/

Die Videos zum Buch findest du hier:
https://thecenter.tv/wochenbettzumworkout

Maike Kinderphysiotherapeutin: extrem fundiert und eine absolute Expertin, die ihr Wissen zur Kindesentwicklung, Motorik und Kinderphysiotherapie auf Instagram weitergibt. Ein Account, dem man unbedingt folgen sollte. Ihr findet sie unter kinderphysiotherapiemaike und/oder dem #maikeerklaertmotorik
https://www.instagram.com/kinderphysiotherapiemaike/

Vonguteneltern: einer meiner absoluten Lieblingsblogs. Die Eltern von vier Kindern schreiben extrem fundiert über Elternschaft, Geburtshilfe und Familie. Hier finden Mütter und auch Väter Antworten auf viele Fragen aus dem täglichen Leben. Besonders schätze ich hier die fundierte Grundlage gepaart mit Erlebnissen aus der Realität.
https://www.vonguteneltern.de

Regine Gresens ist Hebamme und Lehrerin und betreibt den Blog: www.stillkinder.de. Hier findest du alles über das Thema Stillen. Für Mamas ohne Hebamme und/oder mit Stillschwierigkeiten ist dieser Blog ein großes Geschenk. Es gibt sogar einen Onlinekurs zum Thema Stillen.
www.still-lexikon.de

Auch hier bekommst du super Tipps von erfahrenen Hebammen und Stillexpertinnen.

Yogaeasy.de my favourite Onlineyogastudio und das Zuhause meines Online-Yoga-Rückbildungsprogramms. Als ich Henrike vor 2 Jahren anrief, um zu fragen, ob wir ein Yoga-Programm für die Rückbildung machen wollen, sagte sie sofort ja. Seit fast 10 Jahren ist Deutschlands größtes Online-Yoga-Portal bereits mein Begleiter. Ein ganz großes Dankeschön für euer Vertrauen in mich.
https://yogaeasy.de

Momazing.de das Mama Yoga Love Mag von Kathrin Mechtkat. Die Journalistin und Yogalehrerin schreibt wunderbare Blogartikel für alle Mamas, die sich im Yogakosmos bewegen und urbane Spiritualität lieben und leben. Kathrin ist eine Meisterin des Wortes und eine tolle Wegbegleiterin geworden.
https://momazing.de

MamaWorkout Nicht alle Mama-Fitnessprogramme halten das, was sie versprechen. Eine fundierte Ausbildung bekommt man nicht an einem Wochenendkurs vermit-

telt. Die Bedürfnisse sind vielschichtig und das Wissen, um effektive und sichere Kurse zu geben, wird auf jeden Fall bei Verena Wiechers & Team von MamaWorkout vermittelt. Seit mehr als 10 Jahren bildet sie Trainerinnen im Prä- und Postnataler Fitness aus. In ihrem Trainerregister findest du kompetente Absolventen ihrer Ausbildung.
https://mamaworkout.de

MeinBeckenboden.de Oft werde ich von Müttern nach Beckenbodentrainern gefragt. Ich persönlich bin der Meinung, dass sie keine Physiotherapie ersetzen, aber trotzdem in Kombination mit Training ein super Tool sind. Natürlich gilt das nicht für alle Produkte. Aber App-gesteuerte Beckenbodentrainer wie Elvie oder Kgoal bieten neben dem sensorischen auch ein visuelles Feedback, was für die trainierende Mama eine große Hilfe ist.

Wenn du dir einen Beckenbodentrainer zulegst, dann achte darauf, dass neben der Kräftigung des Beckenbodens auch die Entspannung, die Ausdauer und die Reaktivität berücksichtigt wird. Auf www.meinbeckenboden.de findest du tolle, hochwertige Produkte und bekommst mit dem Code Juliana10 10 % Rabatt

Ooshi Ooshi-Period-Panties sind eine nachhaltige und sehr angenehme Alternative zu Vorlagen. Die Unterhosen nehmen Blut auf, sind auslaufsicher und geben ein rundum sicheres Gefühl. www.ooshi-berlin.de

Online-Fragebögen

Edinburgh-Postnatal-Depressions-Skala (deutsch): http://www.postnatale-depression.ch/de/selbsttest.html

UR CHOICE Pelvic Floor Disorders Risk Calculator: http://riskcalc.org/UR_CHOICE/

Danksagung

I sach dann mal DAAAANKE, und zwar zu allererst meiner Familie. Meine beiden Söhne, die mich ins Mama-Universum katapultiert haben und die im vergangenen Jahr oft auf mich verzichten mussten. Ihr seid mein Motor, mein Herz und meine Seele. Nichts auf dieser Welt kann beschreiben, wie sehr ich euch liebe. Mein Mann, der mir den Rücken freigehalten hat, mein Sparringspartner fürs Fachliche war, auch nachts um 3 Uhr, wenn ich aus dem Schlaf aufgewacht bin und mir eine Frage nicht aus dem Kopf ging, hat er sie mir beantwortet. Ohne dich gäbe es mich so heute nicht. Mein Fels in der Brandung, Partymeister und Held, der dafür sorgt, dass ich mich auch mal erhole. Ich kann mir keinen besseren Ehemann vorstellen als dich. Danke, dass du mich damals angequatscht hast. Hier bin ich und das dank dir. Ich liebe dich. Ich danke meiner Lektorin, der absolut lieben Anne Beck. Vielen vielen Dank für deine Geduld mit mir. Das Gleiche gilt für Kathrin Hage und Anja Jahn, die geduldig meine Kommentare ertragen haben und sich große Mühe gegeben haben, meine Wünsche in die Tat umzusetzen. Ich danke euch von ganzem Herzen. Der Programmchefin Frau Celestina Filbrandt, danke ich von Herzen, dass sie meine Ideen so offen aufgenommen hat.

Holger Münch, unser Fotograf aus Stuttgart, hat dafür gesorgt, dass wir zwei tolle Fototage in seinem Studio hatten und uns rundum wohlgefühlt haben. Ganz besonders danke ich der lieben Sandra Käfer, mit der ich seit fast 20 Jahren gemeinsame Wege gehen darf. Du bist die Erste, die mir für die Fotos in den Sinn gekommen ist. Schön, dass wir das gemeinsam gerockt haben. Sandra ist eine hervorragende Pilatestrainerin und Ausbilderin. Ihr findet sie unter: www.firstpilates.at in Mattersburg bei Wien.

Ich danke meinem verstorbenen Vater, Pastor Alex Afram, der mir gezeigt hat, dass man mit Beharrlichkeit alles schaffen kann und dass es in den dunkelsten Stunden, wenn man glaubt, dass nichts mehr geht, immer noch Hoffnung gibt. Meine lieben Pflegeeltern, die mich mit 5 Monaten aufgenommen haben und sich um mich gekümmert haben, als wäre ich ihr eigenes Kind.

Dr. Julia Spalteholz, Urologin, Mutter und beste Freundin seit 30 Jahren. Sie hat mir mit Rat und Tat zur Seite gestanden, mit mir geturnt und Modell gestanden. Sie hat nicht nur das Herz auf dem rechten Fleck, sondern einen messerscharfen Verstand und vor allen Dingen auch auf gynäkologische Fragen Antworten, auf die nicht jeder kommt.

Ich danke Katja Studt, die mir meine liebste und beste Freundin geworden ist, die auch mal spontan als Babysitterin eingesprungen ist, wenn ich mal wieder den kitafreien Tag oder einen Brückentag in der Schule vergessen hatte. Was wäre ich bloß ohne meine BFF.

Die eloquenteste Selflove-Bloggerin auf diesem Planeten und ultra-tantra nerdige Sandra von Zabiensky. Einer meiner liebsten Menschen und Yogasistawithattitude (#YSWA). Seit 14 Jahren sind wir miteinander verbunden, deine Rapkünste sind legendär. Ein dickes Dankeschön für all deine Ratschläge und dein großes Herz. Die fast täglichen Telefonate mit dir sollen niemals aufhören. Keiner stellt Fragen so wie du und gibt so auf den Punkt gebrachtes Feedback.

Kleini, seit 20 Jahren fester Bestandteil meiner Girl-Gang, keiner organisiert Hochzeiten so gut wie du. Ist so strukturiert und verliert nie den Überblick. Schön, dass es dich gibt.

Für die musikalische Untermalung der Videos hat meine liebste Anke Hauerwaas von MOVE YA! Lifestyle Kontor GmbH (www.move-ya.de) gesorgt. Wer hätte vor 20 Jahren gedacht das aus uns Partygirls mal Mütter, Geschäftsfrauen und liebste Freundinnen werden?

Ein großes Dankeschön geht an die liebe Elena, Gründerin von minividuals. Die wunderschönen und nachhaltig produzierten Kinderteppiche und Kissen aus dem Buch findet ihr unter www.minividuals.com. Dass wir so tolle Outfits hatten und uns vor der Kamera so wohlgefühlt haben, das verdanken wir Lululemon Deutschland und ganz besonders dem Lululemon Store in Hamburg. Vielen Dank für die stetige Unterstützung. www.lululemon.com

Und last but never the least meine Mom, Carin Hoffmann. Du bist die Mutter die ich nie gehabt habe. Danke, dass du immer an mich glaubst, mir vertraust und immer für mich da bist. Du bist die Queen des guten Stylings und sorgst dafür, dass ich meine heißgeliebten Sportklamotten auch mal gegen was »Richtiges« eintausche.

Stichwortverzeichnis

Bibliografische Information der Deutschen Nationalbibliothek
Die Deutsche Nationalbibliothek verzeichnet diese Publikation in der Deutschen Nationalbibliografie; detaillierte bibliografische Daten sind im Internet über http://dnb.d-nb.de abrufbar.

Programmplanung: Celestina Filbrandt
Projektmanagement: Kathrin Hage
Redaktion: Anne Beck
Bildredaktion: Christoph Frick, Anja Jahn

Umschlaggestaltung und Layout:
CYCLUS Visuelle Kommunikation, Stuttgart

Bildnachweis:
Umschlagfoto: CYCLUS Visuelle Kommunikation, Stuttgart, modifiziert nach LightField Studios Inc. / Alamy Stock Photo
Fotos im Innenteil sowie in der Anzeige (S. 182): Alle Bilder bis auf die nachfolgend genannten stammen von Holger Münch, Stuttgart.
Autorenfoto, S. 7 (oben und Mitte links), 53, 61, 115, 148, 169: Malte Babion;
S. 7 (Mitte rechts): Sven Laabs;
S. 7 (unten links): Adele Marschner
Zeichnungen: Grafikbüro Schaaf, Germersheim; Gay & Sender, Bremen; mit Übernahmen aus: Schünke M, Schulte E, Schumacher U. Prometheus. LernAtlas der Anatomie. Illustrationen von M. Voll und K. Wesker. Stuttgart: Thieme

1. Auflage 2019

Printed in Germany

Satz: Fotosatz Buck, Kumhausen
Gesetzt in Adobe InDesign CS6
Repro: Fotosatz Buck, Kumhausen
Druck: AZ Druck und Datentechnik GmbH, Kempten

Gedruckt auf chlorfrei gebleichtem Papier

ISBN 978-3-432-10731-8 1 2 3 4 5 6

Auch erhältlich als E-Book:
eISBN (ePub) 978-3-432-10732-5

Besuchen Sie uns auf facebook!
www.facebook.com/mama.mag.trias

Lassen Sie sich inspirieren!
www.pinterest.com/triasverlag

Liebe Leserin, lieber Leser,

hat Ihnen dieses Buch weitergeholfen? Für Anregungen, Kritik, aber auch für Lob sind wir offen. So können wir in Zukunft noch besser auf Ihre Wünsche eingehen. Schreiben Sie uns, denn Ihre Meinung zählt!

Ihr TRIAS Verlag

E-Mail Leserservice
Kundenservice@trias-verlag.de

Lektorat TRIAS Verlag
Postfach 30 05 04
70445 Stuttgart
Fax: 0711 89 31-748

Anzeige

Vom Wochenbett zum Workout
Fit nach der Schwangerschaft

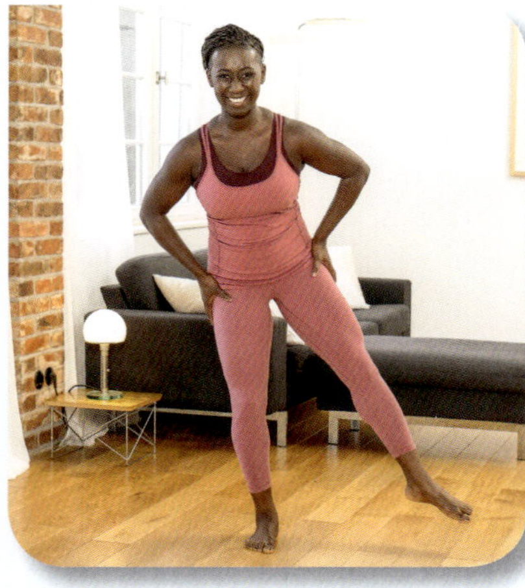

Begleitend zum Buch, habe ich alle Übungen in einem Online-Videokurs für dich aufgenommen. Hier findest du zusätzliche Bewegungsanweisungen sowie alle Übungen aus dem Buch detailliert erklärt und zum Mitmachen. Das Training mit den Videos motiviert, zusätzlich dranzubleiben, und unterstützt dich auf dem Weg zu einer starken Körpermitte.

Den Kurs findest du unter:
https://thecenter.tv/wochenbettzumworkout

Besuche mich auf meinem Blog »THE CENTER – Fitness, Health & Family – a (virtual) space to help Moms reclaim their physical & emotional center« unter www.thecenter.tv und in den sozialen Medien:

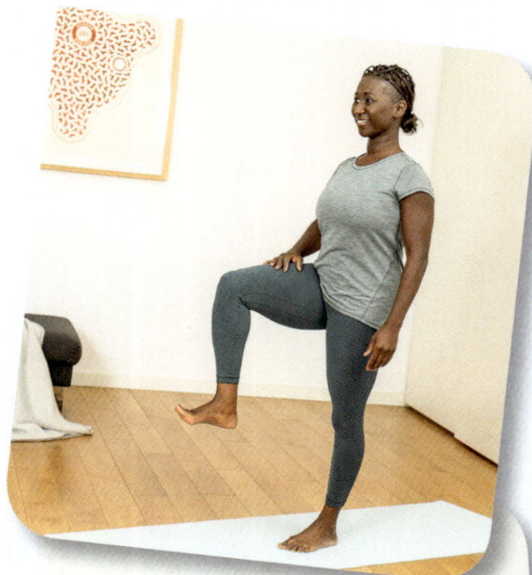

juliana_afram

thecenter.tv

YouTube https://thecenter.tv/youtube

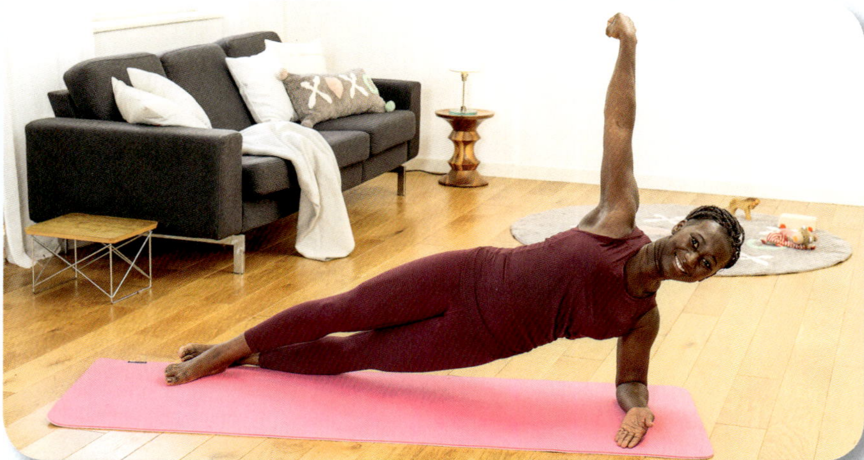

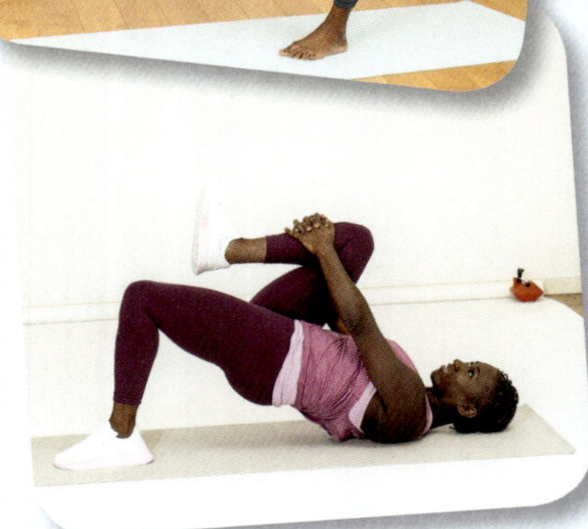

Foto: © Ina Zabel / TRIAS

Seien Sie einfach **gut zu sich**

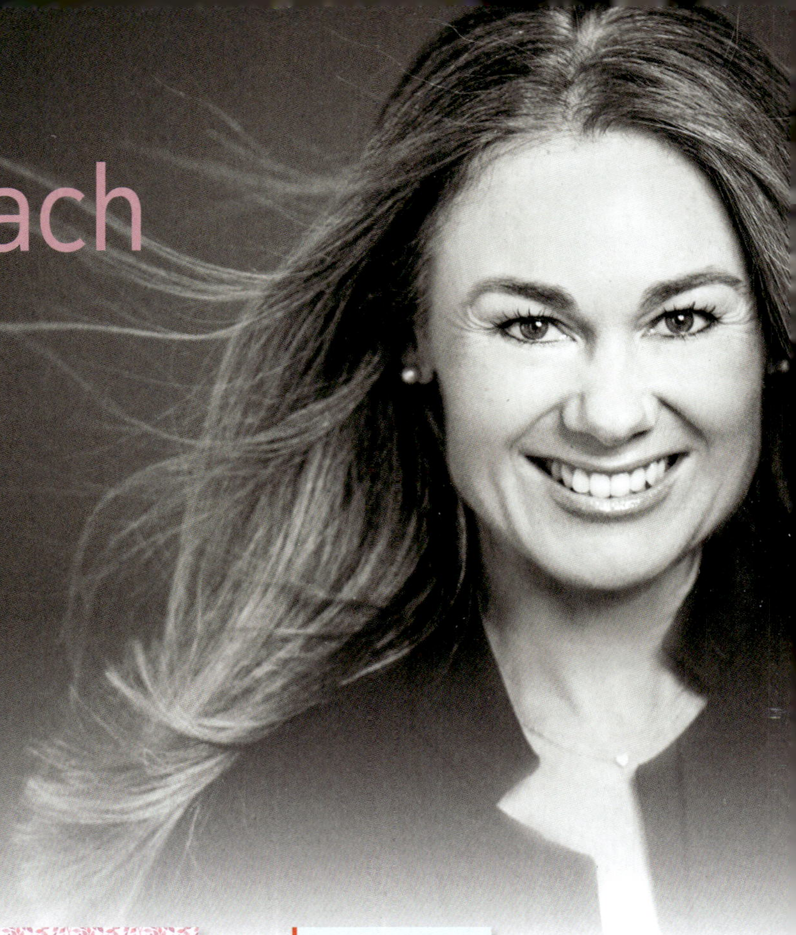

Was jede Frau wirklich wissen sollte

Bestsellerautorin Dr. Libby Weaver zeigt Ihnen, wie Sie sich rundherum vital, gesund und schön fühlen. Vertrauen Sie auf die Weisheit Ihres Körpers und finden Sie Ihre emotionale Balance.

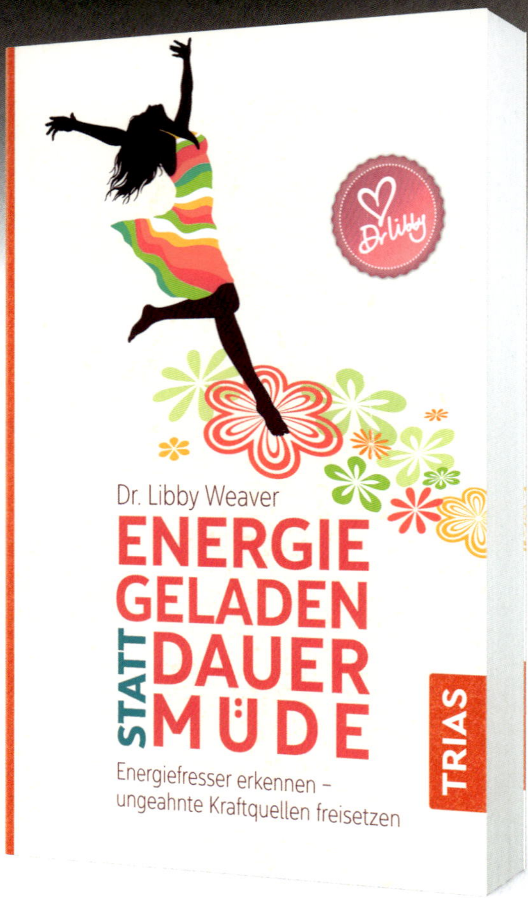

Dr. Libby Weaver
Energiegeladen statt dauermüde
€ 16,99 [D] / € 17,50 [A]
ISBN 978-3-432-10430-0

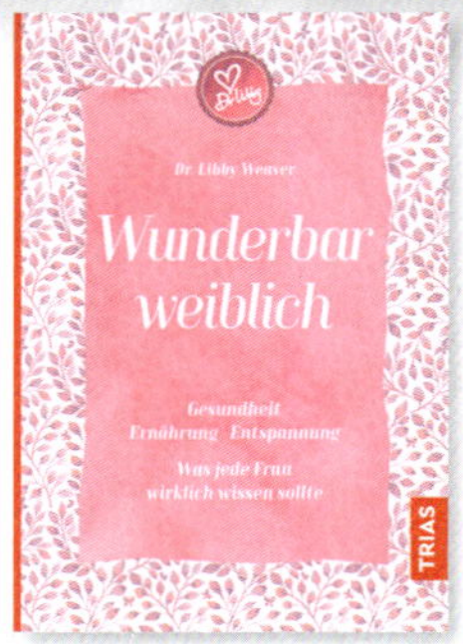

Dr. Libby Weaver
Wunderbar weiblich
€ 19,99 [D] / € 20,60 [A]
ISBN 978-3-432-10518-5

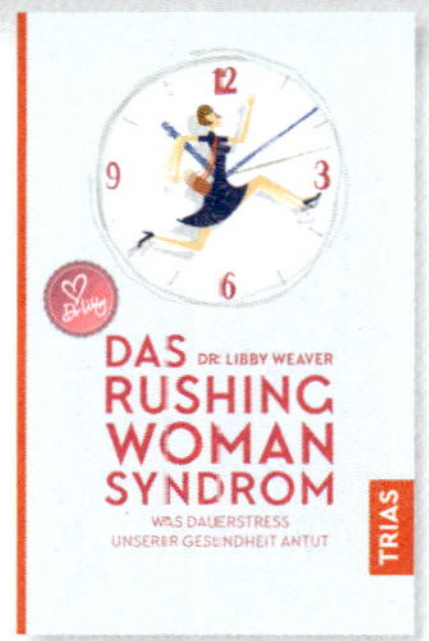

Dr. Libby Weaver
Das Rushing Woman Syndrom
€ 19,99 [D] / € 20,60 [A]
ISBN 978-3-432-10433-1

Alle Titel auch als E-Book

Bequem bestellen über
www.trias-verlag.de
versandkostenfrei
innerhalb Deutschlands

TRIAS